中老年常见骨关节病防治

主 编

陈东银 田 径 李立新

副主编

包海燕 夏漾辉 严 泉 李继铭

编著者

杨永平 唐 云 金 源 孟宪红

石惠娟 吴 娟 夏永莲 周利军

周晰溪 高 靖 王 恺 黄 茜

寸丽云 李之润 侯精武 张立群

尹 红 王正惠 李志娟 杨 娟

金盾出版社

内 容 提 要

本书简要介绍了人体常见的骨关节结构与功能,骨关节病的概念,疼痛的评估方法,镇痛类药物使用方法与注意事项,各种物理疗法的操作及注意事项;详细介绍了常见中老年骨关节病的病因,临床表现,诊断与鉴别诊断,西医治疗及中医治疗,推荐了中医辨证治疗、中成药治疗、中医推拿、针灸、拔罐、民间偏方、秘方、医疗体育等多种治疗方法。书中力求做到重点突出,图文并茂,通俗易懂,可操作性强,适合基层医务人员阅读参考。

图书在版编目(CIP)数据

中老年常见骨关节病防治/陈东银,田径,李立新主编.—北京:金盾出版社,2017.2(2019.8重印)
ISBN 978-7-5186-1036-5

Ⅰ.①中… Ⅱ.①陈…②田…③李… Ⅲ.①中年人—关节疾病—防治②老年人—关节疾病—防治 Ⅳ.①R684

中国版本图书馆 CIP 数据核字(2016)第 255359 号

金盾出版社出版、总发行
北京太平路 5 号(地铁万寿路站往南)
邮政编码:100036 电话:68214039 83219215
传真:68276683 网址:www.jdcbs.cn
北京军迪印刷有限责任公司印刷、装订
各地新华书店经销
开本:850×1168 1/32 印张:11 字数:276 千字
2019 年 8 月第 1 版第 3 次印刷
印数:7 001~10 000 册 定价:35.00 元

一、基础知识

（一）人体骨关节结构与功能

骨骼是人体支撑工具，骨与骨联结及肌肉又统称为运动器官，人类的运动器官是从事生产劳动和其他活动的器官。构成运动器官的骨与骨联结是人体的支架，同时也是肌肉附着的地方。人体在神经系统活动及调节下，通过肌肉的收缩及舒张，就能牵动骨骼产生各种运动。

运动器官的功能有多种，除了产生运动以外，还有支持体重、构成人体基本外形及保护脑髓和内脏的重要功能。运动器官的一些骨的突起、凹沟、肌肉的腱和隆起能够在体表看得出、摸得到。在医疗实践中把它们称之为体表标志。对于确定内脏器官的位置、大小和范围，表明神经血管的径路，确定手术切口及针灸穴位等治疗，均具有一定的应用价值。

1. 骨的构造 成年人的骨骼共有 206 块，借骨联结串联起来构成骨骼。骨按其形状可分为长骨、短骨和扁骨。长骨两端膨大称为骺，中间为柱状体称为骨干。成年以前，干、骺之间有一层软骨，称为骺板或骺软骨，成年以后形成骺线。长骨干内中空，容纳骨髓，故称髓腔（图 1-1）。人体的四肢骨多属长骨，能够容纳多数长肌附着，在复杂灵活的运动中起杠杆作用。骨又分为多种构造，如下所述。

（1）骨膜：附贴于骨的表面，是一层致密结缔组织薄膜，内含丰富的血管、神经，对骨的发育成长及损伤后骨的再生起重要作用。

（2）骨皮质：是指骨膜下发白、质硬的一层，密质分布于骨的表面,硬如象牙,在长骨骨干上最厚。但有毛细血管通过,称之为滋养管,具有保护和支撑骨的作用。

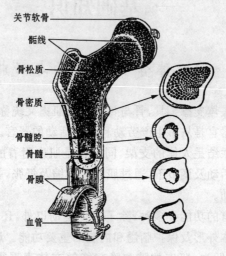

关节软骨
骺线
骨松质
骨密质
骨髓腔
骨髓
骨膜
血管

图1-1　骨的构造

(3)骨松质:骨松质主要分布于骨骺和短骨内部,松如海绵而富有弹性。实则由无数交叉排列的骨小梁组成。这种小梁的安排完全符合身体的重力和有关肌肉牵引的方向,有助于骨承受最大限度的压力。

(4)骨髓:骨髓充满在长骨干的髓腔和骨松质的间隙内,可分红骨髓及黄骨髓两种。红骨髓松软而富含血液,具有重要的造血功能。黄骨髓主要是脂肪组织,没有造血能力。胎儿及新生儿时期骨内仅有红骨髓。以后随年龄的增长逐渐为黄骨髓代替。人至成年,只在扁骨、短骨和长骨的骨骺内保留有红骨髓。

骨的血管相当丰富。骨的动脉供应主要有三种形式:即滋养动脉、骨膜毛细血管网及关节动脉网。滋养动脉多在一定的部位穿通密质进入骨髓腔或松质。骨膜毛细血管位于骨膜的深层,作

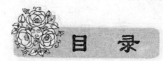

六、腰椎小关节紊乱

七、髋关节骨质增生

八、滑膜炎与膝关节骨质增生

九、踝关节骨质增生

十、足跟部骨质增生

十一、类风湿关节炎

十二、痛　风

为血供的补充,仅营养骨密质的表层。至于关节动脉网,它是随着次级骨化中心的建立而出现的,主要分布于骨骺。从发生的角度来看,每一骨化中心都有它本身的血管,在骨化阶段为骺软骨所分割。待骨化完成后,彼此间的吻合也随而建立起来。滋养动脉进入长骨骨干的孔道称为滋养管,一般皆倾斜穿通骨干,但管壁光滑而整齐,在观察四肢X线平片时不要误认为骨折线。

从化学成分看,骨质由有机质和无机质混合而成。有机质主要是骨胶原,使骨具有韧性和弹性。无机质主要是钙的盐类和水,使骨具有硬度和脆性。两种成分的比例随年龄和营养条件而改变。成年人,有机质与无机质的比例约为1∶2。儿童的骨有机质较多,年龄越小,有机质的比例也越大。因此,幼年的骨弹性和韧性较大;老年的骨硬度和脆性较大,受外力打击或激烈运动时容易发生骨折。

2. 关节结构　　关节是人体各骨骼的主要连结方式,关节主要由3个部分构成(图1-2)。

(1)关节面:关节面一般为一凹一凸的形态,因为凹凸的结构有利于关节的稳定,减少关节脱臼(或称脱位)的概率。关节表面是软骨组织,具有一定的弹性和韧性,能承受较大的压力和冲击力。

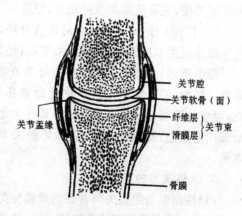

图 1-2　人体关节示意图

(2)关节软骨:关节软骨覆盖在关节面上,主要为透明软骨,随着年龄的增长,关节软骨逐渐变薄。关节软骨使关节面保持平滑,减少关节活动时的摩擦和损伤。

(3)关节囊:关节囊为一个封闭结构,作用是把关节包裹起来,连成一个整体,保持关节在运动时的稳定。关节囊分为内外两层。

①内层为滑膜层,表面覆以滑膜组织,滑膜组织分泌滑液,具有保护关节、减轻关节软骨的摩擦及缓冲、吸收热能的作用。同时,滑液是关节软骨主要的营养来源,对于维持关节软骨的完整性起重要作用。

②外层为纤维层,厚而坚韧,是维持关节稳定,发挥关节功能的重要结构。

(4)关节腔:关节囊内的空间就是关节腔。关节腔形态不一,腔内有少量透明的关节液,称为滑液。滑液有润滑和营养关节软骨的作用。

(5)关节盘:由纤维软骨构成的关节盘(也叫软骨板)呈板状,中部较薄,边缘较厚。关节盘像一个缓冲垫圈,位于两个骨骼关节面之间,可减少关节骨骼之间的冲击和震动。膝关节内的关节盘叫作半月板,它可使膝关节更稳定、更灵活。

(6)关节盂缘:关节盂缘为纤维软骨环,附着于关节凹侧边缘,其作用是使关节凹侧加深,加大关节面,使关节活动时更加稳定。

综上所述,关节的损伤及病变与关节各部分的结构有密切的联系。例如,关节面不平整或软骨面破坏,就容易产生骨性关节炎;滑液分泌减少及关节液成分的某些变化,可造成骨失去营养供给或代谢紊乱;而滑液分泌过多,可使关节屈伸活动受限及出现疼痛。

3. 人体关节的类型

(1)按照参与组成关节骨骼的数量分类:关节可以分为单关节和复关节。单关节由两块骨骼构成,一块骨骼为关节窝,另一块为关节头,如肩关节,手指、足趾的小关节等都属于单关节;复关节由两块以上的骨骼构成,共同完成关节的活动,如肘关节、腕关节、膝关节及踝关节等。

(2)按照关节面的形状分类:主要分为以下几种关节(图1-3)。

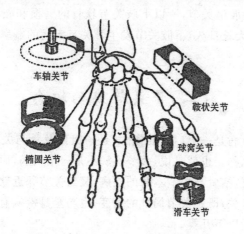

图1-3 人体关节类型示意图

①滑车关节。又称屈戍关节,关节面为滑车状,只能做一个方向的活动,如手指小关节、肘关节。

②车轴关节。关节面呈圆柱状,关节面位于骨的侧方,运动时关节围绕骨长轴做旋转运动。前臂旋转时,尺、桡骨头连结处就做这种运动。

③鞍状关节。相对的两个关节面呈马鞍状,彼此互成交叉结合,相对的关节面有两个方向的活动度,如拇指的腕掌关节。

④球窝关节。关节头部呈球状,而关节窝较浅,接触面积小。关节可在多个方向上灵活地运动,如肩关节。

⑤椭圆关节。两侧关节面都呈椭圆形,关节可在多个方向上运动,但不如球窝关节灵活,如腕关节。

(3)按负重与非负重分类:人体的关节还可分为负重(持重)关节和非负重关节。例如,髋关节、膝关节、踝关节及足部关节为负重(持重)关节；肩关节、肘关节、腕关节及手部关节在一般情况下为非负重(持重)关节。由于人在活动时下肢关节承受体重的压力相对大于上肢诸关节，所以下肢关节软骨的磨损和破坏概率明显多于上肢，天长日久，下肢关节发生骨关节疾病的概率要多于上肢关节。

(二)骨关节病的概念

骨关节病是一个广泛的概念，是一组累及骨与关节及邻近组织疾病的总称。也就是说，关节疾病不是一个疾病，而是一组疾病的总称；既包括骨与关节本身的疾病，又与关节邻近软组织损伤和异常改变有关；既是关节局部的病变，也与全身疾病有关。关节疾病主要包括以下几类。

1. 骨关节炎 又称骨关节病、退行性骨关节病、骨质增生等。它是一种常见、慢性、多发性、持续进展的关节病变。主要表现为关节软骨受损，软骨下骨板及关节边缘病变，患者出现关节疼痛、肿胀、肌肉萎缩、功能障碍等症状和体征。该病多见于 50 岁以上的中老年人群。

2. 滑膜炎 滑膜是关节囊的内层，淡红色，薄而柔润，由疏松结缔组织组成。关节腔内的所有结构，除关节软骨、半月软骨板以外均为滑膜所包裹。滑膜分泌滑液，在关节活动中起重要作用。引起滑膜炎的主要原因有关节创伤、感染、受潮、受凉、疾病（如关节结核）、运动过度等，主要表现为关节疼痛、肿胀、功能障碍等。由于膝关节内滑膜组织较多，面积大，所以滑膜炎多见于膝关节。中老年人由于存在骨关节退行性变，导致膝关节滑膜水肿、渗出和积液等。青壮年多因急性创伤和慢性损伤导致关节内积液、积血，表现为急性创伤性滑膜炎或慢性滑膜炎。

3. 肌腱活动障碍 肌腱滑动是关节活动的基础，在关节附近,肌腱常被腱鞘、支持带、骨-纤维管道所限制,以加强其稳定性。当肌腱与腱鞘等组织过度摩擦,出现充血、水肿后,肌腱滑动就会受限,从而出现疼痛和肢体运动障碍。常见的疾病有狭窄性腱鞘炎、扳机指等。

4. 卡压、嵌顿症 指神经、肌腱、筋膜在特殊姿势状态时,这些组织对神经、筋膜产生了卡压或嵌顿,出现神经损伤或组织筋膜的症状和体征,即为神经卡压或嵌顿症。不同的神经组织,卡压或嵌顿时出现不同的临床表现,常见的疾病有腕管综合征、跗管综合征,以及腰背筋膜、臀部筋膜、脂肪组织等损伤。神经、肌腱、筋膜离开了原来位置(传统医学称筋出槽),局部出现不同的症状。

5. 无菌性炎症 引起人体的炎症可有感染性炎症和无菌性炎症两大类。当人体受到病原微生物(如细菌、病毒等)感染并引起人体产生渗出、坏死和增生等炎症反应时,统称感染性炎症。如果是物理等因素引起组织的炎症反应,统称无菌性炎症。在人的骨关节部位,常有肌肉的附着点存在,当肌肉频繁收缩和舒张,带动肢体或关节运动时,肌肉的附着点就会受到应力作用。当该应力在局部过于集中时,就会导致组织局部应力集中现象,其结果是使局部产生炎症反应,出现疼痛、肿胀、功能障碍等现象。网球肘就是因肱骨外上髁屈肌腱应力集中所产生的。

6. 其他疾病 如果人体某些器官、组织、细胞出现异常或病变,则可影响骨与关节的正常功能。

(三)骨关节病的诊断

1. 临床表现

(1)年龄和性别:许多骨关节病与患者年龄有密切联系,如小儿很少有关节炎,而多见于中老年人患膝关节骨关节炎,这与中老年人关节的退行性改变有关。该病女性多于男性,可能与中老年女性内分泌改变、骨质疏松症、体重变化等因素有关,而年轻人群很少出现该病。

(2)职业:职业与关节疾病的发生有着明显联系,通过对患者的职业及工作特点的了解,有助于疾病的诊断。如长期从事体力劳动者,膝关节、髋关节骨关节炎的发生率要明显高于非体力劳动者。某些职业或活动(运动)方式常引起特有疾病,如网球运动员及某些以肘关节屈伸活动为特征的职业者常发生肱骨外上髁炎(网球肘)等。

(3)诱发因素:部分关节疾病有明显的诱发因素。例如,关节的疼痛、肿胀常与过度活动及气候变化有关;创伤引起的关节疾病常有明确的外伤史和疼痛点等。

(4)临床特点:不同疾病的症状、体征都不尽相同。通过对患者症状、体征的观察,可以了解关节疾病的特点,以利于做出正确的诊断。以关节疾病最常见的症状,功能障碍、疼痛为例,通过对该部关节功能、疼痛部位、性质、特点、伴随症状等因素的判断,有利于疾病的诊断和制订有效的治疗方案。

(5)望诊:关节疾病患者就诊,首先接诊医生观察患者的表情、姿势,就能了解患者的大概病情是属哪方面情况,而后让患者主述后,再对身体进行检查,其基本方法是通过望(观察)、触(触摸)、叩(叩击)、动(活动)、量(测量)、反射等方法对患者进行全面体检,了解患者的感觉、运动和反射功能,最后多能明确诊断。

(6)身体检查:对患者做全面的身体检查是诊断和治疗关节疾病的基础。身体局部出现的症状和体征经常是全身某些疾病的反映。反之,身体其他部位异常可表现为局部的功能障碍,疼痛或不适。所以,只有对患者做详细的身体检查,才能做到早防早治,杜绝误诊误治。

2. 实验室检查

(1)血红蛋白测定:正常参考值男性为 120~160 克/升,女性为 110～150 克/升。年老体弱者、类风湿关节炎等患者的血红蛋白常低于正常值。

(2)红细胞计数:正常参考值男性为 $(4.0～5.5)×10^{12}$/升,女性为 $(3.5～5.0)×10^{12}$/升。如果患者存在贫血情况,红细胞计数可低于正常值。

(3)白细胞计数:正常参考值为 $(4.0～10.0)×10^9$/升。白细胞计数可判断患者是否存在感染,并鉴别感染性炎症和无菌性炎症。

(4)血小板计数:正常参考值为 $(100～300)×10^9$/升。病变活动期血小板计数略有增高。

(5)红细胞沉降率(简称血沉):正常参考值男性为 0～15 厘米/小时,女性为 0～20 厘米/小时,病变活动期血沉加快。

(6)C-反应蛋白测定:正常值≤10 毫克/升。该指标在病变活动期升高,缓解期下降。通过观察该指标的变化,有助于判断疾病的变化和治疗效果。

(7)抗链球菌溶血素 O(简称抗"O")试验:正常值<1:400。病变活动期该指标升高或滴度上升。

(8)类风湿因子试验:正常值 1:5。80% 左右的类风湿关节炎患者类风湿因子高于正常值。类风湿因子数值或滴度越高,类风湿关节炎存在的可能性越大;类风湿因子数值或滴度越高,峰值出现越早,说明病变有加重的趋势。同时,该指标还可以作为判断治疗效果和预后的参考指标。

(9)血清尿酸测定:正常参考值男性为 0.21～0.44 毫摩/升,女性为 0.15～0.35 毫摩/升。血清尿酸超过正常值时称为高尿酸血症。在 37℃、pH 值 7.4 条件下,如果血清尿酸超过 0.38 毫摩/升时,则易形成结晶物而沉积在人体的组织中,导致痛风的发生。痛风急性发作期血尿酸常超过 0.42 毫摩/升,缓解期可以正常。

(10)关节液检查:正常关节液外观为微黄色透明,有较高的黏稠度。中性粒细胞占 0％～25％，无任何结晶。当关节腔出现炎症或脓肿时，细胞数量可明显升高，外伤性关节损伤时关节液中可发现血液和脂肪颗粒；血性关节液还可见于血友病等出血性疾病；痛风性关节炎患者关节液中存在尿酸盐结晶，假性痛风性关节炎患者关节液中可发现焦磷酸钙结晶。在急性化脓性关节炎的关节液中可以培养出病原菌。

3. 影像学检查

（1）肌电图检查：肌电图的基本原理是通过记录神经肌肉的生物电流来判断神经肌肉的功能状态，达到诊断疾病的目的。肌电图可以确诊神经卡压性质的疾病，如腕管综合征、跗管综合征等。

（2）X 线检查：拍摄骨与关节的 X 线摄片是诊断关节疾病的主要方法。通过拍摄膝关节正、侧位 X 线片，可以显示关节的骨质增生及退行性改变情况。对于其他关节疾病及慢性骨髓炎、骨肿瘤、腱鞘囊肿等疾病，都可拍摄不同部位、不同投照角度的 X 线片来确诊和做鉴别诊断。

（3）CT 扫描：对于怀疑存在骨折、骨破坏、关节内游离体的患者，应做 CT 检查，必要时做 CT 图像的二维、三维重建，了解骨折移位情况，骨破坏的程度，关节内游离体位置等，以便指导治疗。

（4）磁共振成像（MRI）：磁共振检查对于了解软组织状况优于CT 检查。部分骨关节疾病，如肩周炎、肱骨外上髁炎、狭窄性腱鞘炎等可以没有明显的影像学改变。

（5）超声检查：常用的超声检查为 B 超检查。B 超对于囊性病变（如腱鞘囊肿）有诊断价值，可以鉴别肿物的性质，确定肿物的位置、体积、内容物等。血管超声对累及血管病变的诊断和治疗具有指导作用。

上述实验室和影像检查项目仅供参考，根据各种疾病的需要进行不同的检查，如果要全面、准确地诊断某种关节疾病，必须根据实验室和影像诊断学的要求，有针对性地选择实验室检查项目，以明确诊断。

（四）疼痛的概念及评估方法

　　疼痛是机体对疾病的反应和患者对疾病的感受，是最常见的临床症状，是患者就诊的首要原因。疼痛是患者的一种主观表情，是一种体验和对刺激的反应。疼痛按性质可分为锐痛、钝痛、隐痛等；按特征可分为持续痛、间歇痛；按程度可分为轻度疼痛、中度疼痛和剧痛等。骨关节疾病患者的疼痛主要表现为间歇的，轻度至中等强度的钝性疼痛，个别患者由于神经的压迫，可出现剧烈的、持续的疼痛。目前，常用的疼痛程度评估方法有如下几种。

　　1. 口述评分法　　该方法简单易行，但不够精确。首先把疼痛程度分为0～10分，0分为无痛，10分为剧痛。让患者自己叙述疼痛程度，按0～10分标准为自己评分。医师根据患者口述的评分来评估疼痛的程度及治疗效果。

　　2. 视觉模拟评分法　　该方法最为常用，比较灵敏，具有可比性，只要患者精神状态正常，能够配合，基本可信。方法是在一张纸上画一条10厘米长的横线，做成一个"疼痛视觉测定尺"（图1-4）。图a为该测定尺的正面，其左侧为"无疼痛"，右侧为"极度疼

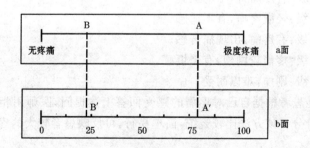

图1-4　疼痛视觉测定尺

痛"。图 b 为该测定尺的反面,将测定尺正面"无疼痛"点设为数值 0,而将"极度疼痛"点设为数值 100,同时在 0 和 100 分之间均匀画成若干等份,分别标以对应的数值。

使用时,让患者看测定尺的正面(a 面),要求其根据自己的主观疼痛的感受,在"无疼痛"与"极度疼痛"之间找出一个符合自己疼痛的感觉点,如 A 点。再根据 A 点的位置,从测定尺的反面(b 面)找到相应的 A′点,人们可以根据 A′点的数值来判定疼痛的程度(以数值来表示)。A′点的数值越大,证明疼痛越剧烈。当患者经过一段时间的治疗后,如果疼痛得到不同程度的缓解,可以再通过"疼痛视觉测定尺"的测定,了解治疗效果。如果使用相同的测定尺,患者将疼痛程度改变为 B 点,则通过测定尺正面(a 面)的 B 点,可以在该尺的反面(b 面)找到一个 B′点,并说出相对应的数值,如果 B′点的数值明显小于 A′点代表的数值,说明患者选择的运动处方有明显的疗效。患者通过 A、B 两点的变化,可以大致评价治疗效果。

在使用"疼痛视觉测定尺"时,应尽可能排除外界的干扰,力求客观准确。在计算数值时,应多次重复测定,以减少误差。

3. 疼痛问答法　将疼痛程度分为 5 级。

0 级:无痛。

1 级:有疼痛,但不严重。

2 级:轻微疼痛,有不适感。

3 级:有疼痛,出现痛苦感。

4 级:疼痛较剧烈,有恐惧感。

5 级:剧痛,难以耐受。

让患者根据自己对疼痛的感受回答上述提问,医师用相应的标准打分。该方法比较笼统,简单易行,可反映患者较大的疼痛程度变化。

4. 面部表情分级评分法　首先给患者提供 6 个典型的人面

部表情脸谱(图1-5)。人面部表情从快乐、悲伤到哭泣,代表患者对疼痛的主观感受。疼痛评估时要求患者选择一张最能够表现其疼痛感受的脸谱,用于代表患者对疼痛的感觉。医师根据疼痛脸谱下方数字判断患者疼痛的程度。由于该方法简单、直观、形象,特别适合于老年人、儿童、文化程度较低、语言能力丧失及认知功能障碍者。

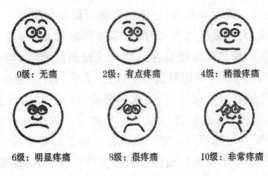

0级:无痛　　　　2级:有点疼痛　　　　4级:稍微疼痛

6级:明显疼痛　　8级:很疼痛　　　　10级:非常疼痛

图1-5　疼痛面部表情评分示意图

对患者疼痛程度进行评估时,还应注意观察患者的表情变化、睡眠状态、情绪波动、饮食改变等因素的变化,才能做出准确的判断。对于中老年人,由于其生理功能的下降,反应迟钝,往往对疼痛不敏感,所以评估的准确性会受到影响,可采用多种方法、多次评估、交叉印证、综合评价等方法弥补单一方法的不足。

(五)镇痛类药物使用方法及注意事项

本类药物有解热镇痛作用,其中许多药还有抗炎作用。这些药物在化学结构上具有特殊性,亦称为非甾体抗炎药。

1. 阿司匹林(乙酰水杨酸、醋柳酸)

【适应证】　神经痛、肌肉痛、关节痛、风湿性关节炎和类风湿关节炎等。

【用法用量】 用于镇痛时,成年人每次口服 0.3～0.6 克,每日 3 次,必要时可 4 小时,口服 1 次。

【注意事项】

①本品用于解热镇痛时的剂量较小。最常见的不良反应为胃肠道反应,包括恶心、呕吐、上腹部不适及疼痛等现象,停药后可消失;饮酒前后不可服本品,防止损伤胃黏膜而导致出血。

②长期、大剂量应用该药时,可有胃肠道溃疡、出血、穿孔等。活动性溃疡病或各种原因引起的消化道出血的患者;年老体弱及体温在 40℃ 以上者,使用剂量宜小,防止大量出汗引起虚脱。

③有的患者有过敏反应,表现为哮喘(多见,约占过敏反应患者的 2/3),荨麻疹,血管神经性水肿和休克。如果该药血浓度过高,可出现听力下降、耳鸣、肝功能及肾功能下降等反应。

④本品禁用于血友病或血小板减少症患者,出血体质者;有阿司匹林或其他非甾体抗炎药过敏史者,尤其是出现哮喘、血管神经性水肿或休克患者禁用。

⑤大量服用或误服大量本品,可引起急性中毒,表现为头痛、眩晕、耳鸣、视力减退、呕吐、出汗、高热脱水、昏迷等。

2. 阿司匹林赖氨酸盐(赖氨酸阿司匹林)

【适应证】 发热及轻、中度的疼痛,如上呼吸道感染的发热,手术和创伤后疼痛、关节痛及神经痛等。

【用法用量】 用 4 毫升注射用水或生理盐水溶解该药,肌内注射或静脉注射。成年人每次 0.9～1.8 克,每日 2 次。

【注意事项】

①短期使用该药不良反应较少,偶有轻微胃肠道反应(如胃部不适、恶心、呕吐),用量较大时可引起消化道出血,长期应用消化性溃疡发病率较高。禁用于活动性消化道溃疡或其他原因引起的消化道出血患者。

②本品可抑制凝血酶原的合成,延长出血时间。长期使用可抑制血小板聚集,发生出血倾向。严重肝功能损害、低凝血酶原血症、维生素 K 缺乏、血小板减少者等均需避免应用本品,手术前 1 周也应停用。

③长期应用本品可出现转氨酶升高、肝细胞坏死及肾损害,及时停药可恢复。

④少数患者用药后出现皮疹、荨麻疹、哮喘、血管神经性水肿或黏膜充血等过敏反应。其中哮喘较多见,而且多发于 30 岁以上的中年人,于服药数分钟后产生呼吸困难、喘息,特称"阿司匹林哮喘",严重者可危及生命。

⑤有哮喘及其他过敏性反应史的患者、葡萄糖-6-磷酸脱氢酶缺乏者、痛风患者应慎用。

⑥肝功能减退时可加重肝毒性反应,加重出血倾向;心功能不全或高血压患者,大量用药时可能引起心力衰竭或肺水肿;肾功能不全时有加重肾毒性的危险。

3. 阿司匹林精氨酸盐(爱茜灵)

【适应证】 发热、头痛、肌肉痛、关节痛、痛经等。

【用法用量】 成年人每次肌内注射 1 克(以阿司匹林计),每日 1～2 次,或遵医嘱。

【注意事项】

①较常见的不良反应为恶心、呕吐、上腹部不适或疼痛等胃肠道反应。少见的不良反应为胃肠道出血或溃疡,支气管痉挛性过敏反应,皮肤过敏反应,肝肾功能损害。

②少数患者用药后出汗较多,注意给药剂量,以免引起虚脱。

③有出血症状的溃疡病或其他活动性出血的患者,血友病或血小板减少症者及哮喘患者禁用。

④患有溃疡或胃炎、痛风、心功能不全及高血压、肝功能减退等患者慎用。

⑤长期大量用药时应定期检查红细胞比容、肝功能及血清水杨酸含量。

⑥对本品过敏者禁用。孕妇、哺乳期妇女慎用。

4. 二氟尼柳（二氟苯水杨酸）

【适应证】 肩周炎、类风湿关节炎、骨关节炎，以及各种轻、中度疼痛。

【用法用量】 饭后口服，成年人每次 0.5 克，每日 2 次，或遵医嘱。每日维持剂量不应超过 1.5 克。

【注意事项】

①部分患者有恶心、食欲缺乏、腹痛、腹胀、便秘和腹泻胃肠道反应。活动期消化性溃疡患者禁用。

②中枢神经系统反应极少发生，主要有眩晕、头痛、嗜睡、失眠及耳鸣，症状较轻，很少需要中断治疗。

③个别患者用药后出现肾功能损害，并引起药物蓄积；严重肝、肾功能损害患者禁用。

④对本品或其他非甾体抗炎药过敏者（包括阿司匹林）禁用。

⑤有出血时间延长倾向者和有消化道疾病史患者慎用；心功能不全，高血压或其他有体液潴留倾向的患者慎用；肝、肾功能不良患者应用本品时，应使用较低剂量，并严密观察，以避免药物蓄积进一步损害肝肾功能。

⑥老年患者由于肝、肾功能发生减退，易发生不良反应，应慎用或适当减量使用。

5. 对乙酰氨基酚（扑热息痛）

【适应证】 缓解轻、中度疼痛，如肩周炎疼痛、关节疼痛、神经痛、偏头痛等。本品还可用于对阿司匹林过敏、不耐受或不适于应用阿司匹林的患者。

【用法用量】 每次口服 0.3～0.6 克，每日 0.6～1.8 克。每日剂量不宜超过 2 克，每个疗程不宜超过 10 日。

【注意事项】

①常规剂量下,对乙酰氨基酚的不良反应很少,偶尔可引起恶心、呕吐、出汗、腹痛、皮肤苍白等;少数病例可发生过敏性皮炎(皮疹、皮肤瘙痒等),粒细胞缺乏,血小板减少,贫血及肝、肾功能损害等。

②酒精中毒、肝病、肾功能不全患者慎用或禁用。

③对本品过敏者,出现皮疹、荨麻疹等过敏反应时,应立即停药。

④因疼痛服用本品时,如果疼痛没有减轻或持续加重,或有新症状出现或出现红斑或水肿,则可能是严重症状的先兆,要立即请医生诊治。

⑤使用对乙酰氨基酚有时对其他疾病的诊断有干扰作用。例如,糖尿病患者做血糖测定时,如果应用葡萄糖氧化酶/过氧化酶法测定时,血糖数值可能偏低。痛风患者做血清尿酸测定时,可能出现数值偏高或假阳性结果。长期应用该药物的患者,凝血酶原时间、血清胆红素浓度、血清乳酸脱氢酶浓度及血清转氨酶浓度均可增高。

⑥老年患者由于肝、肾功能发生减退,本品半衰期有所延长,易发生不良反应,应慎用或适当减量使用。

6. 贝诺酯(扑炎痛)

【适应证】 急性肩周炎、慢性肩周炎、风湿性关节炎、类风湿关节炎、痛风性关节炎,以及感冒发热、头痛、神经痛、手术后疼痛等。

【用法用量】 疗程不超过 10 日,成年人每次口服 0.5～1.5 克,每日 3 次;老年人用药每日不超过 2.6 克,疗程不超过 5 日。

【注意事项】

①胃肠道反应较轻微,可有恶心、胃烧灼感、消化不良、便秘,也有报道引起腹泻者。

②可引起皮疹及嗜睡、头晕、定向障碍等神经精神症状。

③长期用药可影响肝功能，有可能引起药物性肾病；有交叉过敏，对非甾体抗炎药过敏者对本品也过敏。严重肝、肾功能不全，非甾体抗炎药过敏者禁用。

④本品仅为对症药物，因此在服本品3日后仍发热或服本品10日后仍疼痛者，必须就医检查或在医生指导下方能作为抗风湿药物较长期应用。

⑤孕妇及哺乳期妇女慎用；老年人用药时剂量应减少，疗程不宜长于5日。

7. 吲哚美辛（消炎痛）

【适应证】 缓解各种关节炎、肩周炎及软组织损伤引起的疼痛和肿胀。亦可用于治疗偏头痛、痛经、手术后疼痛、创伤后疼痛等。因本品不良反应较大，不宜作为治疗关节炎的首选药物，仅用于其他非甾体抗炎药治疗无效或不能耐受的患者。

【用法用量】 片剂首次剂量为口服25～50毫克，继之每次25毫克，每日2～3次，饭时或饭后立即服用（可减少胃肠道的不良反应）。治疗关节炎疼痛时，可逐渐增加每日剂量至100～150毫克，但每日剂量不超过150毫克，分3～4次口服。控释胶囊每次75毫克，每日1次；或每次25毫克，每日2次。乳胶剂涂搽疼痛部位，每日2～3次。

【注意事项】

①可出现胃痛、恶心、反酸等症状，严重者出现溃疡、胃出血及胃穿孔。

②可有头痛、头晕、焦虑及失眠等，严重者可有精神行为障碍或抽搐等。

③可出现血尿、水肿、肾功能不全，在老年患者可出现一过性肾功能不全。

④可有各型皮疹，最严重的为大疱性多形红斑综合征。

⑤造血系统受抑制而出现再生障碍性贫血,白细胞减少或血小板减少等。

⑥可有过敏反应、哮喘、血管性水肿及休克等,与阿司匹林有交叉过敏性,对后者过敏者不宜用本品。

⑦为减少药物对胃肠道的刺激,本品宜于饭后服用或与食物或制酸药同服。

⑧本品在体内吸收过程受机体昼夜节律的影响,早晨 7 时服药比晚间 7 时服药吸收好,作用维持时间长。

8. 双氯芬酸(双氯灭痛、扶他林)

【适应证】 肩周炎疼痛及各种关节炎、痛风、急性外伤、骨折、手术后引起的急性疼痛。

【用法用量】 注射液每次 75 毫克,每日 1 次,必要时每日 2 次,于两侧臀部分别肌内注射,疗程不超过 2 日。年老、体弱的高热患者酌情减量,或遵医嘱。双氯芬酸钠片剂(扶他林肠溶片)每次 25～50 毫克,每日口服 2～3 次。双氯芬酸钠软膏(扶他林乳胶剂)可通过皮肤吸收,每日 3～4 次,每次用量根据疼痛面积而定,涂于疼痛部位的皮肤,轻轻揉搓,疗程 7～14 日。

【注意事项】

①心、肝、肾功能损害患者慎用。偶见胃肠道系统反应,如上腹部疼痛、恶心、呕吐、腹泻、腹胀、消化不良等。对活动性胃肠道溃疡或出血患者禁用。

②偶见中枢神经系统反应,如头痛、头晕等。偶见皮疹及肝转氨酶升高。血液系统反应包括血小板减少、白细胞减少、粒细胞缺乏、溶血性贫血、再生障碍性贫血,均极罕见,发生率为百万分之一。本品可以抑制血小板聚集,延长出血时间,故有出血时间延长疾病的患者慎用。

③使用期间出现眩晕或其他中枢神经系统紊乱时,应避免驾驶车辆或操作机器。

④扶他林乳胶剂不可用于有皮肤损伤或开放性损伤的部位，不可口服和接触眼睛和黏膜。

⑤对本品、阿司匹林或其他非甾体抗炎药过敏者禁用。

⑥孕妇及哺乳期妇女禁用。

9. 双氯芬酸二乙胺凝胶（扶他林软膏）

【适应证】 缓解局部的疼痛及炎症，如肩周炎、腱鞘炎、滑囊炎、外伤等引起的疼痛。

【用法用量】 根据疼痛部位的面积将本品适量涂布于皮肤表面，并轻轻揉搓，每日 3～4 次，每日总量不超过 15 克(3/4 支)。

【注意事项】

①局部使用本品而导致全身性反应的情况较少出现。若将其用于较大范围的皮肤并长期应用，不能完全排除引起全身性反应的可能性。

②偶然出现过敏或非过敏性皮炎，如丘疹、皮肤发红、水肿、瘙痒、小水疱、大水疱或鳞屑等。

③个别患者可会出现全身性皮疹，过敏性反应(如哮喘发作、血管神经性水肿)，光过敏反应等;肝、肾功能损害者慎用。

④对本品及其成分(异丙醇、丙二醇)或其他非甾体抗炎药过敏者禁用。

⑤本品只适用于完整的皮肤表面，忌用于破损皮肤或开放性创口，由于局部应用也可全身吸收，故应严格按规定剂量使用，避免长期大面积使用。

⑥本品仅供外用，禁止接触眼睛和黏膜，切勿入口。

⑦将本品放置于儿童不易接触的地方，以免儿童误用。

10. 甲芬那酸片（甲灭酸）

【适应证】 轻度及中等度疼痛，如手术后的疼痛、肩周炎等软组织疼痛及骨骼、关节疼痛。适用于 1 周内短期服用。

【用法用量】 用于治疗疼痛时，成年人剂量开始口服 0.5 克，继续口服剂量为 0.25 克,每 6 小时 1 次,1 个疗程用药不超过 7 日。

【注意事项】

①阿司匹林或其他非甾体抗炎药过敏者对本品可有交叉过敏反应。对阿司匹林过敏的哮喘患者,本品也可引起支气管痉挛。

②胃肠道反应较常见,如腹部不适、胃烧灼感、食欲下降、恶心、腹痛、腹泻、消化不良等。严重者可引起消化性溃疡。本药宜于饭后或与食物同服,以减少对胃肠道的刺激。

③精神抑郁、头晕、头痛、易激惹、视物模糊、多汗、气短、睡眠困难、过敏性皮疹等不良反应少见。

④不宜长期应用,一般每次用药疗程不应超过 7 日。

⑤用药期间一旦出现腹泻及皮疹,应及时停药。

11. 甲氯芬那酸(抗炎酸钠、甲氯灭酸)

【适应证】 类风湿关节炎、骨关节炎及其他原因关节炎的关节肿痛,并可缓解肩周炎等其他疾病所致的轻、中度疼痛,以及软组织损伤所致的肌肉、骨骼疼痛。

【用法用量】 每次口服 50～100 毫克,每 4～6 小时 1 次,但每日总量不得超过 400 毫克。

【注意事项】

①最常见的不良反应是胃肠道症状,如腹泻、腹痛等,并与用药剂量平行,长期服用者甚至有 2.8% 出现消化道溃疡、出血。哮喘、消化性溃疡、肝肾功能不全患者禁用。

②少见不良反应有口干、口腔炎、食欲减低、便秘、皮肤瘙痒、耳鸣、肝肾功能受损、水潴留等;对阿司匹林及其他非甾体抗炎药过敏者禁用。

③偶见不良反应有精神抑郁、手足发麻、剥脱性皮炎、多形性红斑、结节性红斑、粒细胞减少、贫血、血小板减少、血清病样反应等。

④阿司匹林可降低本品的生物利用度,不宜同服。

⑤本品与其他非甾体抗炎药之间可能存在交叉过敏,有支气管痉挛、过敏性鼻炎或荨麻疹的患者慎用。

⑥急需镇痛时可空腹服,吸收快。长期用药宜用一满杯水送服,以免药品停留在食管引起局部刺激。长期用药须定期随诊。

12. 舒林酸(天隆达)

【适应证】 类风湿关节炎、退行性关节病及软组织疾病(如急性肩周炎和腱鞘炎)引起的疼痛。

【用法用量】 成年人常用量为每次口服 150～200 毫克,每日早晚各 1 次;最大剂量为每日 400 毫克,持续 7～14 日,然后减少剂量。

【注意事项】

①胃肠道不良反应包括上腹痛、腹胀、消化不良、恶心、腹泻、便秘、食欲缺乏等,发生消化道溃疡者较少;活动性消化性溃疡者或曾有溃疡出血或穿孔史者禁用。

②中枢神经系统不良反应主要有头晕、头痛等。

③其他不良反应偶见皮疹、瘙痒、耳鸣、水肿等。

④用药期间应定期监测粪便隐血、血常规、肝肾功能。

⑤对本品或其他非甾体抗炎药有过敏者禁用。

⑥口服本品应与流质或食物同时服用。

13. 萘普生(甲氧萘丙酸、消痛灵)

【适应证】 对于缓解肩周炎引起的轻度至中度疼痛具有肯定疗效,可缓解风湿性和类风湿关节炎、骨关节炎、强直性脊柱炎、运动系统(如关节、肌肉及腱)疾病引起的疼痛。

【用法用量】 成年人首次口服 0.5 克,必要时经 6～8 小时再口服 0.25 克或遵医嘱,每日剂量不超过 1.25 克。

【注意事项】

①主要不良反应为胃肠道轻度和暂时不适,表现为胃烧灼感、消化不良、胃痛或不适、便秘、恶心及呕吐等。少见皮肤瘙痒、呼吸

短促、呼吸困难、哮喘、耳鸣、下肢水肿、头晕、嗜睡、头痛、视物模糊或视觉障碍、听力减退、腹泻、口腔刺激或痛感、心悸及多汗等。

②胃肠出血、过敏性肾炎、肾病、肾乳头坏死、肾衰竭、荨麻疹、过敏性皮疹、精神抑郁、肌肉无力、出血或粒细胞减少及肝功能损害等较少见。

③对本品或同类药有过敏史，对阿司匹林或其他非甾体抗炎药引起过哮喘、鼻炎及鼻息肉综合征者均应禁用；胃、十二指肠活动性溃疡患者禁用。

④有凝血机制或血小板功能障碍、哮喘、心功能不全或高血压、肝肾功能不全者应慎用。

⑤长期用药应定期进行肝、肾功能，血常规及眼科检查，须根据患者对药物的反应而调整剂量。

14. 布洛芬（异丁苯丙酸、异丁洛芬）

【适应证】

①缓解类风湿关节炎、骨关节炎、脊柱关节病、痛风性关节炎、风湿性关节炎等各种慢性关节炎的急性发作期或持续性的关节肿痛。

②治疗非关节性的各种软组织风湿性疼痛，如肩周炎、腱鞘炎、滑囊炎、肌肉痛及运动后损伤性疼痛等。

③减轻及缓解急性的轻、中度疼痛，如手术后疼痛、创伤后疼痛、劳损后疼痛，原发性痛经、牙痛、头痛等。

④对成年人和儿童的发热有解热作用。

【用法用量】

①用于肩周炎疼痛的治疗时，每次 0.2～0.4 克，每隔 4～6 小时 1 次，口服。成年人最大限量一般为每日不超过 2.4 克。

②用于抗风湿疼痛治疗时，每次 0.6～0.8 克，每日 3～4 次，口服。

【注意事项】

①消化道主要不良反应包括消化不良、胃部烧灼感、胃痛、恶心、呕吐等，出现于16％长期服用者，一般不需停药，继续服用可耐受。少数患者(＜1％)可出现胃溃疡和消化道出血现象，亦有溃疡穿孔者的报道。

②神经系统不良反应少见，如头痛、嗜睡、晕眩、耳鸣等，出现在1％～3％患者。

③肾功能不全不良反应很少见，多发生在有潜在性肾病变者；但少数服用者可出现下肢水肿。

④其他少见不良反应有皮疹、支气管哮喘发作、转氨酶升高、白细胞减少等。

⑤用药期间如出现胃肠道出血，肝、肾功能损害，视力障碍，血象异常，以及过敏反应等情况，应立即停药。

⑥对阿司匹林过敏的哮喘者，本品也可引起支气管痉挛，应禁用。

⑦用于晚期妊娠妇女可使孕期延长，引起难产及产程延长，孕妇及哺乳期妇女不宜用。

15. 酮洛芬(优洛芬、酮基布洛芬)

【适应证】　各种关节炎、肩周炎等各种疼痛，亦可用于缓解痛经、牙痛、手术后痛、癌性疼痛等。本品尚有一定的中枢性镇痛作用。

【用法用量】

①治疗疼痛时，成年人常用量为每次口服50毫克，6～8小时1次，必要时可增至每次75毫克，每日最大量为200毫克；或每次100毫克，每日2次，口服。为避免对胃肠道刺激，应饭后整个胶囊吞服。

②治疗关节炎时，连续用药2～3周可达最佳疗效。

【注意事项】

①胃肠道反应较常见，如胃部疼痛或胀气、恶心、呕吐、食欲缺

乏、腹泻、便秘等,严重者可出现上消化道溃疡、出血及穿孔。

②偶见过敏反应,如过敏性皮炎、皮肤瘙痒、剥脱性皮炎、喉头水肿、支气管痉挛(过敏性)等;哮喘患者用药后症状可加重。

③心功能不全、高血压、肾功能不全、肝硬化患者,用药后可加重水钠潴留,甚至导致心、肝、肾衰竭。

④老年患者应用本品时药物排出速度可减低,导致血药浓度升高及半衰期延长,因而需注意剂量调整。尤其是 70 岁以上者,开始可用半量,如无效且耐受好,可逐渐增加至常用量,但应密切监护。

16. 芬布芬(联苯丁酮酸)

【适应证】 类风湿关节炎、风湿性关节炎、骨关节炎、脊柱关节病、痛风性关节炎及肩周炎等疼痛的治疗。还可用于牙痛、手术后疼痛及外伤性疼痛。

【用法用量】 成年人常用量,每日 0.6~0.9 克,分 1~2 次口服,每日总量不超过 0.9 克。多数患者晚上顿服 0.6 克即可。

【注意事项】

①对本药有过敏者,同其他非甾体抗炎药有交叉过敏反应,应禁用。

②本品主要不良反应为胃肠道反应,表现为胃痛、胃烧灼感、恶心,少数出现严重不良反应包括胃溃疡、出血,甚至穿孔。头晕、皮疹、白细胞数轻度下降等,个别患者血清转氨酶轻度升高,但停药 1 周后即可恢复正常。

③消化性溃疡、严重肝肾功能损害患者禁用。

④阿司匹林引起哮喘者,哺乳期妇女慎用。

17. 吡罗昔康(炎痛喜康)

【适应证】 缓解各种关节炎及软组织病变的疼痛。

【用法用量】 成年人每次 20 毫克,每日 1 次,口服;或每次 10 毫克,每日 2 次,饭后服用。

【注意事项】

①对本品过敏、消化性溃疡、慢性胃病患者禁用。

②恶心、胃痛、食欲缺乏及消化不良等胃肠道不良反应最为常见,服药量超过每日 20 毫克时胃溃疡发生率明显增高,有的合并出血,甚至穿孔。

③偶有中性粒细胞减少、嗜酸粒细胞增多、血尿素氮增高、头晕、眩晕、耳鸣、头痛、全身无力、水肿、皮疹或瘙痒等。

④肝功能异常、血小板减少、多汗,皮肤淤斑、脱皮,视物模糊、眼部红肿、高血压、血尿、低血糖,精神抑郁、紧张及失眠等不良反应少见。

⑤对于有凝血机制或血小板功能障碍的患者、哮喘患者、心功能不全或高血压患者、肾功能不全患者、老年人应慎重使用。

⑥本品不宜长期服用,如需长期用药者应定期复查肝、肾功能及血常规。

18. 尼美舒利(美舒宁)

【适应证】 慢性关节炎症、手术和急性创伤后疼痛的治疗,对软组织炎症、外伤后炎症及疼痛也有一定的疗效。

【用法用量】 成年人每次 0.05～0.1 克,每日 2 次,餐后服。根据疼痛的程度可以增加到每次 0.2 克,每日 2 次。老年患者的服药量应严格遵照医生的规定,医生可以根据情况适当减少以上所列的剂量。

【注意事项】

①对本品、阿司匹林或对其他非甾体类药过敏者禁用。

②消化道活动性出血性溃疡患者,严重肝、肾功能障碍患者禁用。

③本品耐受性好,少数患者可有胃灼热、恶心、胃痛,但症状都很轻微、短暂,很少需要中断治疗。如出现视力下降,应停止治疗,进行眼科检查;极少情况下,患者服药后出现过敏性皮疹。

19. 非诺洛芬(苯氧布洛芬)

【适应证】 肩周炎、各种关节炎、强直性脊柱炎、痛风性关节炎及其他软组织疼痛;亦用于痛经、牙痛、损伤及创伤性痛等。

【用法用量】 成年人镇痛每次口服 0.3～0.6 克,每日 3 次,4 周为 1 个疗程,每日最大剂量为 3.2 克。

【注意事项】

①胃肠道不良反应最为常见,包括恶心、呕吐、胃烧灼感、便秘、消化不良等。极少数患者可有胃溃疡、出血和穿孔。

②偶有头痛、头晕、困倦、下肢水肿等不良反应,有白细胞、血小板减少,血清转氨酶一过性升高,一般停药后可恢复正常。

③过敏性皮疹、皮肤瘙痒亦有发生。

④对阿司匹林或其他非甾体抗炎药过敏者,本品可能有交叉过敏反应。对阿司匹林过敏的哮喘患者,本品也可引起支气管痉挛禁用。

⑤患有哮喘,心、肾功能不全,高血压,血友病或其他出血性疾病,消化道溃疡的患者慎用。

⑥本品可使患者出血时间延长,血钾浓度增高,血清碱性磷酸酶、乳酸脱氢酶及氨基转移酶升高;还可影响血液的测定结果(假性升高)。

20. 萘丁美酮(萘力通、萘普酮)

【适应证】 肩周炎及运动性损伤、扭伤和挫伤等软组织疼痛,类风湿关节炎、骨关节炎及创伤性疼痛。

【用法用量】 成年人常用量为每次 1.0 克,每日 1 次,睡前口服。每日最大剂量为 2 克,分 2 次服。体重不足 50 千克的成年人每日 0.5 克起始,逐渐上调至有效剂量。

【注意事项】

①肠道不良反应有恶心、呕吐、消化不良、腹泻、腹痛和便秘;上消化道出血患者应禁用。每日口服萘丁美酮 2 克的腹泻发生率

增加。

②神经系统不良反应表现有头痛、头晕、耳鸣、多汗、失眠、嗜睡、紧张和多梦。

③少见或偶见的不良反应有黄疸、肝功能异常、焦虑、抑郁、感觉异常、震颤、眩晕、大疱性皮疹、荨麻疹、呼吸困难、哮喘、过敏性肺炎、蛋白尿、血尿及血管神经性水肿等，应慎用或禁用。

④肾功能不全者应减少剂量或禁用。

⑤有心力衰竭、水肿或有高血压者应慎用本品。

⑥在餐中、餐后或晚间服用本品的吸收率可增加。

21. 氯唑沙宗/对乙酰氨基酚胶囊

【适应证】 肩周炎和各种急性软组织损伤性疼痛。

【用法用量】 口服，每次 2 粒，每日 3～4 次，疗程 10 日。

【注意事项】

①本品有轻度的嗜睡、头晕、头痛、恶心等不良反应。

②对氯唑沙宗或对乙酰氨基酚过敏者禁用。

22. 氯唑沙宗

【适应证】 各种急、慢性软组织（肌肉、韧带、筋膜）损伤，挫伤，运动后肌肉劳损引起的疼痛及由中枢神经病变引起的肌肉痉挛、慢性筋膜炎等。

【用法用量】 饭后服用，成年人每次 0.2～0.4 克，每日 3 次；疼痛严重者可酌情加量。

【注意事项】

①以恶心等消化道症状为主，其次是头昏、头晕、嗜睡等神经系统反应，一般较轻微，可自行消失或在停药后缓解。个别患者可出现荨麻疹、心悸、胸闷、头晕等，停药后很快消失。

②对氯唑沙宗过敏者禁忌使用。

③肝、肾功能损害者慎用，与吩噻嗪类、巴比妥类衍生物等中枢抑制药及单胺氧化酶抑制药合用时，应减少本品用量。

23. 布桂嗪（强痛定）

【适应证】　本品为中等强度的镇痛药。适用于炎症性疼痛、神经痛、关节痛、外伤性疼痛、手术后疼痛，以及癌症引起的疼痛等。

【用法用量】　成年人每次口服 30～60 毫克，每日 90～180 毫克；疼痛剧烈时用量可酌增。

【注意事项】

①少数患者可见有恶心、眩晕或困倦、黄视、全身发麻感等不良反应，停药后可消失。

②本品为国家特殊管理的麻醉药品，必须严格遵守国家对麻醉药品的管理条例，按规定开写麻醉药品处方和供应、管理本类药品，防止滥用。本品存在药物依赖性，不可滥用。

24. 依托度酸

【适应证】　缓解关节炎、肩周炎、软组织损伤引起的各种疼痛，也可用于以上疾病的长期治疗。

【用法用量】

①治疗急性疼痛的推荐剂量为 200～400 毫克，需要每 6～12 小时口服 1 次，每日最大剂量 1 200 毫克。体重在 60 千克以下者，每日最大剂量应＜20 毫克/千克体重。

②治疗慢性疼痛（如肩周炎、关节炎）的推荐剂量为每日 0.4～1.2 克，分次口服，每日最大剂量＜1 200 毫克，体重在 60 千克以下者，每日最大剂量＜20 毫克/千克体重。

【注意事项】

①活动期消化性溃疡或有出血病史患者禁用。

②在阿司匹林或其他非甾体药物治疗期间出现哮喘、鼻炎、荨麻疹或其他过敏反应者禁用。

③依托度酸的耐受性较好，大多数不良反应轻微而且短暂，主要表现有腹痛、乏力、发热、便秘、腹泻、胃炎、呕吐、皮肤瘙痒、皮

疹等。

④对于长期服用本品者,即使没有任何胃肠道不适症状,仍然应时刻警惕胃肠道溃疡和出血的危险。特别是有消化道溃疡病史,以及吸烟、饮酒等因素可以增加其危险性。

⑤依托度酸可以导致血尿、肾炎、肾功能不全等,因此有肾功能损害的患者应慎用。

据报道,在依托度酸治疗的患者中约 1‰出现丙氨酸氨基转移酶或天门冬氨酸氨基转移酶的明显升高(正常上限 3 倍或以上)现象。当患者出现肝功能异常的症状或体征时,应仔细评估,以期发现肝功能严重损害的早期征象。

(六)封闭疗法

封闭疗法是将局麻药和激素类药物的混合液(无化学反应)注射于疼痛和病变部位,利用局麻药的镇痛作用和激素类药物的抗炎作用,达到缓解疼痛,抑制炎症反应,促进疾病愈合的一种治疗方法。

1. 常用治疗方法

(1)疼痛点封闭:疼痛点封闭是常用的封闭治疗方法。疼痛点(或称为压痛点)通常是病变所在的位置,因此寻找疼痛点非常重要。局部的、浅表的疼痛点可用甲紫或手指甲尖重压痕迹做标记的方法确定。再进行常规皮肤消毒药,待进针的部位皮肤干燥后,在标记点的中心进针,并回抽无血液方可注入药物。如果疼痛点位置较深,除了做局部压迫以外,还要注意解剖特点、肢体运动、体表征象及影像学检查等多种方法来确定病变及封闭位置。

(2)肌腱、韧带、骨膜封闭:人体活动时,肌腱、韧带的起止点及骨膜常为应力集中的区域。由于该局部长期受到应力的牵拉,局部可出现瘢痕、充血、水肿、炎症细胞浸润、组织粘连等病理反应,从而产生疼痛、肿胀等临床症状。封闭治疗可减轻局部炎症反应,从而缓解局部疼痛。

(3)神经封闭:神经封闭方法又分为神经干封闭和神经根封闭两大类。神经干封闭主要针对神经卡压症的患者,通过将药物注射于被卡压的神经干周围,减轻神经周围组织的粘连,减轻或消除神经水肿,达到治疗疾病、缓解疼痛的目的。腕管综合征、梨状肌综合征的封闭治疗属于神经干封闭治疗。神经根封闭治疗主要用于脊柱疾病(如颈椎病、腰椎间盘突出症)缓解疼痛的治疗,其基本方法是将药物精确地注射到脊髓神经根附近,起到阻滞疼痛传导、解除神经水肿等作用。

(4)椎管封闭:将药物直接注入椎管,缓解脊髓神经受压迫、肿胀、粘连,称为椎管内封闭。常用的封闭位置有腰椎管封闭和骶管封闭,主要用于脊髓原因引起的疼痛及不适的患者。

(5)腱鞘封闭:因肌腱和腱鞘过度磨损而产生的一组疾病统称为狭窄性腱鞘炎。治疗狭窄性腱鞘炎的方法之一就是将药物注入腱鞘内,以消除肌腱或腱鞘的充血、水肿、炎症反应等。

(6)关节腔封闭:关节创伤、关节退行性改变等都可引起疼痛、肿胀、功能障碍等,关节腔封闭可以缓解疼痛、肿胀。常见的有膝关节封闭、髋关节封闭、肩关节封闭等。

2. 常用药物

(1)麻醉类药物

①普鲁卡因。用于封闭疗法的浓度为 $0.25\% \sim 0.5\%$,注射到疼痛及组织损伤部位。

●制剂:注射用盐酸普鲁卡因每支 150 毫克。普鲁卡因维生素 C 注射液每支 20 毫升,内含普鲁卡因 50 毫克,维生素 C 100 毫克。

●用法:用于浸润治疗时,每小时量不可超过 0.75 克;用于阻滞治疗时,每次量不可超过 1 克。

●注意事项:不可与葡萄糖注射液配伍使用,以免降低药理作用。用药前要做皮肤过敏试验，过敏者禁用。

②利多卡因。局麻作用较普鲁卡因强，维持时间增加1倍，为封闭疗法常用药物。

●制剂：盐酸利多卡因注射液每支0.1克（5毫升），0.4克（20毫升）。

●用法：局部浸润封闭治疗浓度为0.25%～0.5%，每小时用量不超过0.4克；硬膜外封闭治疗浓度为1%～2%，每次用量不超过0.5克。

●注意事项：此药严禁注入血管内，注射前必须做皮肤过敏试验。

③罗哌卡因。药理作用与普鲁卡因类的其他药物相同，作用时间较长。

●制剂：甲磺酸罗哌卡因氯化钠注射液每支10毫升。

●用法：局部浸润镇痛治疗时用0.2%浓度的溶液；硬膜外封闭治疗时用0.5%～1%浓度溶液，一次最大剂量为200毫克。

●注意事项：用药前要做皮肤过敏试验，过敏者禁用。

④丁哌卡因。丁哌卡因的局麻作用为利多卡因的4倍，具有血液中浓度低、作用时间长、安全可靠等特点。

●制剂：注射液每支12.5毫克（5毫升），25毫克（5毫升），37.5毫克（5毫升）。

●用法：浸润封闭时用0.1%～0.25%溶液；神经传导阻滞封闭时用0.5%～0.75%溶液，每次最大剂量为200毫克，每日最大剂量为400毫克。

●注意事项：此药严禁注入血管内，注射前必须做皮肤过敏试验。

（2）糖皮质激素类药物

①氢化可的松。具有抗炎、消除组织肿胀、镇痛、改善组织微循环状况、影响机体免疫功能等作用，是封闭治疗的主要药物。

● 制剂:氢化可的松注射液每支 25 毫克(5 毫升),100 毫克(20 毫升);醋酸氢化可的松注射液每支 125 毫克(5 毫升);注射用氢化可的松琥珀酸钠每支 50 毫克。

● 用法:做关节腔封闭注射,每次 1～2 毫升(每 1 毫升含药 25 毫克);做腱鞘内注射,每次 1 毫升。

● 注意事项:对本药过敏者禁用。

②泼尼松龙。具有抗炎、抗过敏和调节免疫作用,常用于局部封闭疗法。

● 制剂:醋酸泼尼松龙注射液(混悬液)每瓶 125 毫克,泼尼松龙磷酸钠注射液,每支 20 毫克(1 毫升)。

● 用法:将其混悬液用于关节腔或软组织封闭治疗,每次用药 5～50 毫克,用药量依据关节腔大小及封闭区域大小而定,注意无菌操作。

● 注意事项:对本药过敏者禁用。

③甲泼尼龙。抗炎作用较强,其混悬剂分解缓慢,作用时间持久。供肌内及关节腔内封闭注射。

● 制剂:甲泼尼龙醋酸酯混悬注射液(局部注射)每支 20 毫克(1 毫升),40 毫克(1 毫升)。

● 用法:用于关节腔或软组织封闭治疗,每次 10～40 毫克。

④地塞米松。具有抗炎及抗过敏作用,常用于封闭治疗。

● 制剂:地塞米松磷酸钠注射液每支 2 毫克(1 毫升),5 毫克(1 毫升)。

● 用法:用于软组织封闭治疗,每次 2～6 毫克。

⑤倍他米松。抗炎作用较地塞米松强,常用于封闭治疗。

● 制剂:复方倍他米松注射液(得宝松注射液)每支 1 毫升。

● 用法:用于关节腔封闭治疗时,可用复方倍他米松注射液 1～2 毫升;用于软组织封闭治疗时,可用该注射液 1 毫升。

⑥曲安奈德。抗炎及抗过敏作用较强、较持久,常用于封闭

治疗。

●制剂:曲安奈德注射液(混悬剂),每支 40 毫克(1 毫升)。

●用法:用于骨关节疾病封闭治疗时,将该药 10～20 毫克与 0.25％盐酸利多卡因注射液 10～20 毫升混合,注入关节腔或病灶内,每周 1～2 次,4～5 次为 1 个疗程。

(3)其他药物:玻璃酸钠为关节滑液的主要成分,在关节腔内起润滑作用,减少组织之间的摩擦,缓冲应力对关节软骨的作用,保护关节软骨,促进关节软骨的愈合与再生,缓解疼痛,增强关节活动度。

●制剂:透明质酸钠注射液(玻璃酸钠注射液),每支 2 毫升。

●用法:可单独用于关节腔内封闭注射,或与盐酸利多卡因注射液配合进行关节腔封闭治疗,每次 2 毫升,5～7 日 1 次。

3. 封闭疗法操作及注意事项

(1)局麻药的应用剂量控制在安全极限范围内,防止出现不良反应。普鲁卡因成年人每次限量不超过 1 克;利多卡因成年人每次限量不超过 400 毫克;丁哌卡因成年人每次限量不超过 200 毫克;罗哌卡因成年人每次限量不超过 200 毫克。

(2)在进行封闭治疗前,应仔细询问患者有无药物过敏史,对体质过敏者不宜应用封闭疗法。应用麻醉药前要用普鲁卡因做皮肤药物过敏试验。

(3)封闭操作前检查注射器及药品的有效期,包装完整与否,消毒是否合格,以确保用药安全。

(4)封闭操作时,要确认进针点未进入血管内。方法是推注药物前回抽活塞,如无血液进入针管,说明穿刺针位于血管以外;如果有血性液体进入针管,说明穿刺针进入了血管,应退回封闭针,改变进针方向或角度和进针深度。在确认穿刺针位于血管外,方可推注药物。

(5)在推注药液的过程中,注意患者有无不良反应,如有应停止封闭治疗,拔出针管,令其卧床休息,注意观察血压、表情、面色等症状变化。一般症状休息后即可得到缓解,无须特殊处理。对于出现严重不良反应的患者应立即进行抢救,给予吸氧、镇静、升血压等处理。可肌内注射地西泮(安定)5~10毫克,苯巴比妥钠0.1~0.2克;盐酸麻黄碱10~30毫克,静脉滴注,以维持血压;如出现呼吸、心搏骤停,则立即进行现场心肺复苏治疗。

(6)激素类药物做封闭治疗前应明确诊断。糖皮质激素类药物仅适用于非感染、无菌性病变,禁止应用于感染化脓性疾病、特殊感染性疾病(如结核病)、肿瘤性疾病等。不正确的应用该类药物会导致感染扩散、肿瘤转移的严重后果。

(7)在应用激素类药物做封闭治疗时,应注意药物说明书规定的范围之内,每种疾病封闭治疗的剂量详见有关章节,不可超剂量用药。此外,还要注意封闭治疗的疗程,每隔3~5日封闭1次,3~5次为1个疗程,无论封闭治疗效果如何,短期内都不要再次选择封闭疗法。

(8)虽然激素类药物对一些无菌性炎症疾病的治疗有效,但要充分考虑到激素的不良反应。因为糖皮质激素能抑制机体炎症反应,可导致感染扩散;因此,高血压、糖尿病、胃溃疡、十二指肠溃疡、活动性肺结核、心力衰竭、骨质疏松、急性化脓性炎症、精神疾病等患者及孕妇应禁用或慎用封闭疗法。

(9)应用糖皮质激素类药物实施局部封闭治疗时,要特别注意无菌操作和严格消毒,防止引发化脓性感染或细菌感染扩散。特别是在做关节腔封闭注射时,如果消毒不严格,引起关节腔感染,后果十分严重。所以,封闭治疗时要严格消毒,封闭针刺的局部要用无菌敷料加压包扎或覆盖,并嘱咐患者3日内严禁着冷水,防止进刺的局部被污染,要保持局部清洁、干燥、卫生。

(10)对年老体弱患者,选穴宜少。注意药物的配伍禁忌、不良反应和过敏反应,并向患者做好解释工作。注射前要准确寻找压痛点(阿是穴)和阳性反应点。一般药液不注入关节腔内,如误入可引起红肿,疼痛,甚至发热等反应;也不要注入血管,因为麻醉药有一定的毒性,麻醉药进入血管后随血液进入心脏,可使心搏骤停。孕妇不宜做腰骶部注射,因为腰骶部神经丛有支配子宫的神经,当针刺刺激腰骶丛神经时,容易导致流产。

(七)物理疗法

物理疗法简称"理疗",是利用人工和各种天然的物理因素(如声、光、电、冷、热、磁、机械等)作用于人体,以达到治疗和预防疾病的目的。理疗是治疗关节疾病,缓解疼痛最有效的常用方法之一,具有效果肯定、简单易行和安全可靠等特点。

1. 基本原理

(1)消炎作用:理疗可以使机体组织局部出现充血,局部组织内血流量和血流速度增加,代谢加快,从而明显地改善局部组织的营养状况,增加白细胞的活性,起到消除局部炎症的作用。

(2)镇痛作用:许多理疗方法,如电疗、磁疗、超声波等作用于人体时,可使人体神经系统的兴奋性、传导性改变,使其对炎症造成的疼痛刺激的反应性下降,达到镇痛、镇静的目的。同时,部分关节疾病的疼痛和不适常常与肌肉紧张和痉挛有关。通过理疗,可以明显缓解肌肉的紧张和痉挛,从而达到缓解疼痛的目的。

(3)兴奋作用:关节疾病患者除了存在神经受刺激而兴奋性增加以外,还有许多患者表现为神经麻木,感觉下降,肌肉无力或萎缩等症状。通过各种理疗方法,如超短波、紫外线及低频电疗法等,对神经产生刺激作用,使神经和肌肉的兴奋性增加,达到治疗疾病的目的。

(4)其他作用:如低频电流的刺激作用能够引起肌肉的收缩运

动,从而达到预防肌肉萎缩及促进肌肉新陈代谢的作用;高频电流作用于组织,可产生内源性的温热效应,达到促进局部炎症消退、改善血液循环的目的。

2. 操作方法

(1)直流电疗法:直流电具有扩张血管,促进局部血液循环,改善组织营养和代谢状态,抑制细菌生长等作用。

①上肢疾病。包括肩周炎、肱骨外上髁炎、狭窄性腱鞘炎、腕管综合征等。

●方法一:将两个电极分别置于病部位远近端(图1-6),电流量10~20毫安,每次25~45分钟,每日2次,15~20次为1个疗程。

●方法二:将两个电极对置于发病局部(图1-7),电流量15~20毫安,每次30~45分钟,每日2次,15~20次为1个疗程。

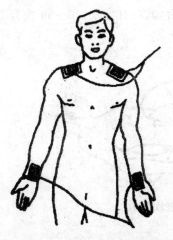 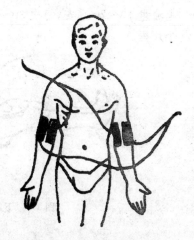

图1-6 上肢电极放置法①   图1-7 上肢电极放置法②

●方法三:将两个电极分别置于手的掌侧和背侧,用于治疗腕部及手部疾病(图 1-8),电流量 10～20 毫安,每次 30～40 分钟,每日 2 次,15～30 次为 1 个疗程。

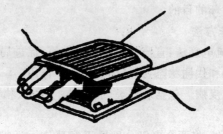

图 1-8　上肢电极放置法③

②下肢疾病。包括髋、膝、踝、足等骨关节炎,痛风性关节炎、类风湿关节炎,强直性脊柱炎等。

●方法一:将两个电极分别置于髋关节远端和近端(图 1-9),电流量 10～20 毫安,每次 30～50 分钟,每日 2 次,15～30 次为 1 个疗程。

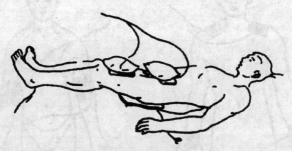

图 1-9　下肢电极放置法①

●方法二:将一个电极置于髋关节前方(即大腿根部),另一个电极垫于臀部(图 1-10),电流量 15～20 毫安,每次 30～50 分钟,每日 2 次,15～30 次为 1 个疗程。

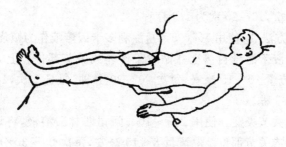

图 1-10　下肢电极放置法②

●方法三:将两个电极分别置于大腿和小腿部,使膝关节位于两个电极之间,电流量 10～20 毫安,每次 30～40 分钟,每日 2 次,15～20 次为 1 个疗程。

●方法四:将两个电极分别置于踝关节的内外侧或前后侧(图1-11)。电流量 10～20 毫安,每次 20～40 分钟,每日 2 次,15～20次为 1 个疗程。

(2)直流电离子导入疗法:利用药物离子自身带有一定数量正或负电荷的特性,在直流电场的作用下,使其按一定的方向移动,经过皮肤、黏膜进入人体,达到治疗疾病的目的。

①关节疼痛

●方法一:使用 2%～5%盐酸普鲁卡因溶液作为镇痛药物,将该溶液浸于滤纸衬垫之上,贴于肢体疼痛部位或疼痛的关节部位,两个电极分别放置于肢体疼痛部位的两

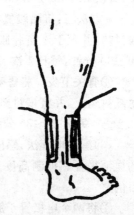

图 1-11　踝部电极放置法

侧或关节的正面及背面。电流量 10～15 毫安,每次 20～30 分钟,

每日1次,10～20次为1个疗程。

●方法二:使用1%～5%盐酸利多卡因溶液作为镇痛药物,将该溶液浸于滤纸衬垫上并贴附于疼痛或关节部位。上方放置电极,电流量10～15毫安,每次20～30分钟,每日1次,10～20次为1个疗程。

②关节炎症。使用2%～10%阿司匹林酸溶液,将该溶液置于疼痛或关节部位。电流量8～15毫安,每次20～30分钟,每日1次,10～20次为1个疗程。

③创伤性水肿

●方法一:胰蛋白酶溶液10毫克,将浸有该溶液的衬垫置于关节部位或水肿部位。电流量8～15毫安,每次20～30分钟,每日1次,10～15次为1个疗程。

●方法二:使用透明质酸酶50～100单位配成溶液,将浸有该溶液的滤纸衬垫置于疼痛及肿胀的关节部位。电流量8～15毫安,每次20～30分钟,每日1次,10～15次为1个疗程。

●方法三:将醋酸氢化可的松25毫克配成溶液,将该溶液浸入衬垫,并置于疼痛肿胀的关节部位。电流量8～15毫安,每次20～30分钟,每日1次,10～15次为1个疗程。

④骨关节炎。将每毫升含5毫克的氢化可的松注射液吸附于滤纸衬垫上,并将该衬垫置于膝关节的前方和后方。电流量8～12毫安,每次20～30分钟,每日1次,10～15次为1个疗程。

(3)感应电疗法:感应电疗法具有兴奋肌肉,促进肢体及肌肉的血液循环和抑制高度兴奋的神经,达到松弛肌肉,缓解疼痛等目的。

①将两个电极置于肢体局部,并将电极与仪器连接。

②调节仪器参数、操作输出旋钮,逐渐增加治疗电流输出强度,使患者自感治疗部位出现麻刺感和微弱烧灼感,同时观察肢体的肌肉收缩。强刺激可使肌肉出现剧烈的明显的强直收缩;中等

刺激可使肌肉出现明显收缩,但无强直收缩现象;弱刺激时,肌肉不出现可视的收缩现象,但有明显的刺激感觉。

③治疗频率为每分钟 15～50 次,治疗时间每次 5 分钟,可休息 5～10 分钟重复治疗,每日 2 次,反复治疗 3～4 次。

④适用于肢体肌肉萎缩,神经损伤引起的肌肉无力,肌肉或软组织粘连,肢体肿胀、腰部肌肉痉挛等。

(4)间动电疗法:将 50 赫兹的交流电整流后叠加在直流电上构成的一种脉冲电流,用这种电流来治疗骨科疾病的方法称为"间动电疗法"。

①肢体疼痛。将小圆形电极(直径 1.6～2.6 厘米)放在疼痛局部,脉冲电流加至患者自感有"震颤感"为止。每次每部位 6～8 分钟;急性损伤每日 1 次;慢性损伤每次 10～15 分钟,每日或隔日 1 次,10～15 次为 1 个疗程。

②肌肉萎缩。使用 2 个圆形电极(根据肌肉萎缩的部位酌情选择电极的大小),分别放置于肌肉的起止点(腰背部肌肉萎缩可将电极分别置于颈部和腰骶部位;上臂肌肉萎缩可将电极放置于肘部和腕部;大腿肌肉萎缩可将电极放置于大腿根部和膝关节前上方;小腿肌肉萎缩者可将电极放置于膝关节后方和小腿后方)。电流量直流电 2～4 毫安,使患者局部有震颤感或麻刺感,每次 3～6 分钟,每日 1～2 次,10～15 次为 1 个疗程。

③关节肿胀。使用 2 个圆形电极,一个置于肿胀部位,另一个置于同侧肢体的一端。电流量 2～4 毫安,患者局部有麻刺感,每次 8 分钟,每日 1～2 次,10～15 次为 1 个疗程。

(5)音频电疗法:应用频率在数千赫兹的交流电治疗疾病的方法称为"音频电流疗法"。音频电流疗法具有镇痛、消炎、消肿、增加组织局部的血流量,改善组织局部微循环等作用。对于肩周炎、网球肘、筋膜炎、退行性骨关节炎等具有良好的治疗作用。

①将浸湿的衬垫置于疼痛或肿胀的部位,衬垫上方置放电极。

②将治疗电流强度调节到患者能够耐受的震颤感为止。几分钟后,如果患者感到电流刺激产生的身体震颤感减弱或消失,则继续增加电流的强度,直至震颤感再次出现。治疗时间为每次20～30分钟,每日1次;如果肿胀明显,可增加至每日2次。如果疼痛明显缓解,可改为隔日1次,10～15次为1个疗程。每个疗程间可休息2～3日。

(6)短波电疗法:利用短波电流治疗疾病的方法称为"短波电疗法",基本原理是利用电流磁场的变化在人体内产生感应电流,从而使组织产生发热效应,造成病变局部组织温度升高,缓解疼痛的目的。

①上肢疼痛。根据疼痛部位将电缆电极绕成圆形线圈状置于肩部及上肢各部位(图1-12)。治疗剂量为微热量或温热量,每次治疗时间为15～30分钟,每日或隔日1次,10～20次为1个疗程。

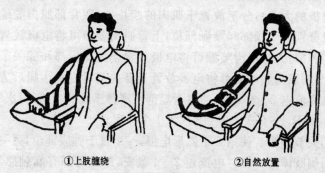

①上肢缠绕　　　　　　　②自然放置

图1-12　上肢短波电极放置法

②下肢疼痛。将电极置于疼痛的部位(图1-13)。治疗剂量为微热量或温热量,每次治疗时间为20～40分钟,每日1次,10～30次为1个疗程。

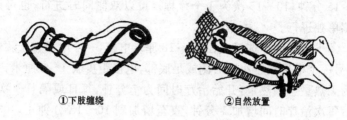

①下肢缠绕　　　　　　②自然放置

图1-13　下肢短波电极放置法

③骨关节炎。将电缆电极环绕于疼痛关节及患侧下肢。治疗剂量为微热量至温热量，每次治疗时间为20～40分钟，每日或隔日1次，10～15次为1个疗程。

④注意事项。患者体内如有金属异物（如心脏起搏器、人工关节假体，治疗骨折的钢板螺丝钉等）禁止应用该疗法，以免体内的金属物体在感应电流的作用下产生发热反应，造成组织损伤。治疗中如果感到皮肤不适或有灼热感时，应立即关闭仪器，停止治疗，及时寻找原因并妥善处理。

（7）超短波电疗法：超短波疗法是利用电磁感应原理使病变局部产生热效应，达到缓解疼痛、治疗疾病的目的。

①肩关节疼痛。使用直径8～12厘米电极置于肩关节前、后方，电极距皮肤1～3厘米，剂量为无热量至微热量，每次治疗时间10～15分钟，每日1次；4～6次后改为隔日1次，10～15次为1个疗程。

②肘关节疼痛。使用直径6～10厘米电极置于患侧肘关节两侧，电极距皮肤1～2厘米，剂量为无热量至微热量，每次治疗时间10～15分钟，每日或隔日1次，10～15次为1个疗程。

③腕及手部疼痛。使用直径6～9厘米电极置于腕关节屈侧和伸侧，或将直径为6～8厘米的电极置于手的掌侧和背侧，电极距皮肤1～2厘米，剂量为无热量至微热量，每日或隔日1次，每次

10～15分钟,10～15次为1个疗程。可以双侧同时进行,也可以单侧单独进行。

④下肢疼痛。选择直径14～18厘米电极,一个电极置于腰骶部,另一个电极置于小腿后侧或足底部,电极距皮肤1～3厘米,剂量为无热量至微热量,开始治疗时间为7分钟,每日或隔日1次,然后每次治疗时间增加1分钟,直至增加到10～15分钟止,10～15次为1个疗程。

(8)红外线疗法:利用红外线产生的热效应,对发病部位进行加热,达到镇痛,消除肿胀的方法称为"红外线疗法"。

①软组织疼痛。将红外线灯对准疼痛部位。选择适当的治疗功率。手足及关节部位软组织比较薄,可选择200～400瓦的治疗功率;而大腿、骨盆、肩关节、髋关节等部位肌肉及软组织比较厚,应选择800～1 000瓦的功率。每次治疗时间20～30分钟,每日1～2次,10～20次为1个疗程。

②关节疾病(如骨关节炎、滑膜炎、韧带损伤等)。将机器对准关节部位,红外线灯距关节处皮肤40～60厘米,治疗功率1 000瓦,每次治疗时间20～30分钟,每日1～2次,10～20次为1个疗程。

③肢体疼痛。治疗肢体疼痛时,应将红外线灯对准疼痛部位,距皮肤40～50厘米,以局部有明显的温热感为佳。每次每部位治疗时间10～20分钟,每日1～2次,疼痛减轻后可隔日1次,10～20次为1个疗程。此外,临床常用的一些膏药、贴剂(如伤湿止痛膏、麝香壮骨膏、狗皮膏等)也可与红外线疗法配合使用,以提高疗效。

(9)超声波疗法:固定法用于局部较小范围的病变或疼痛,可将探头固定在被治疗的部位进行治疗,特点是操作简便,所用剂量小(每平方厘米<0.6瓦)。移动法将探头在发病区域内不断移动进行治疗,适用于面积较大的病变,使用剂量也较大,如将探头沿坐骨神经、臂丛神经干移动来治疗上、下肢的放射性疼痛。

①关节疼痛。患者坐位或侧卧位,将探头置于关节部位,也可将探头紧贴关节并慢慢移动。治疗剂量为每平方厘米 1～2 瓦,每次 10～20 分钟,每日 1 次或每周 2～3 次。

②肘关节、腕关节、手足部疼痛。由于肘关节、腕关节及手足等部位皮肤表面呈不规则形态,所以当探头放置于不规则的皮肤表面时,不可能做到完全紧贴体表。这样,在进行超声波治疗时会出现较大的能量损失,从而影响治疗效果。为了克服上述问题,可以将一个橡皮手套内装满水,再将口扎紧,做成一个简易的“水囊”。治疗时将该“水囊”放置于肘、腕及手足等皮肤高低不平的部位,再将探头放在水囊上。治疗剂量为每平方厘米 0.5～1 瓦,每次 5～15 分钟,每日 1 次或每周 2～3 次,12～15 次为 1 个疗程。

(10)微波疗法

①膝关节疼痛(骨关节炎、肩周炎、肱骨外上髁炎、类风湿关节炎、痛风性关节炎、滑膜炎及膝关节积液等)。将微波辐射器对准病变的关节,距皮肤 10～15 厘米,剂量 1～2 级,每次治疗 10～15 分钟,每日或隔日 1 次,5～20 次为 1 个疗程。如果患者双膝同时治疗,可选择矩形或马鞍形辐射器,使双膝关节同时进行治疗。

②肩部疼痛(肩周炎)。患者坐位,暴露肩部皮肤,使用圆形辐射器对准患侧肩关节(图 1-14)。辐射器距离皮肤 10 厘米,治疗剂量 50～80 瓦,每次治疗 10～15 分钟,每日 1 次,5～15 次为 1 个疗程。

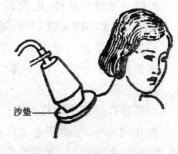

沙垫

图 1-14 微波隔沙疗法

③上肢疼痛(肱骨外上髁炎)。将患者上肢、手及腕部平放于桌面,辐射器对准疼痛的部位,距离皮肤 10～12 厘米,剂量 20～60 瓦,每次治疗时间 15～25

分钟,每日 1 次,10～15 次为 1 个疗程。

(11)石蜡疗法:利用加热后的石蜡作为温热递质,将热能传导至人体,达到缓解疼痛、治病保健的目的,称为石蜡疗法,简称"蜡疗"。

石蜡疗法的多种多样,有蜡盘法、蜡浴法、蜡袋法、刷蜡法、蜡垫法等。由于石蜡制作比较复杂,在家庭治疗中不容易普及,所以向大家推荐"蜡袋法"。

准备几个薄的透明聚乙烯袋,将石蜡装入聚乙烯袋中(以袋的1/3 容量为佳),排出空气后使用塑封机封口,这就制成了蜡袋,以备使用。患者在治疗前将备用的蜡袋置入热水中加热,使其温度达到 50℃～60℃,再将加热的蜡袋贴敷于颈、肩、腰、腿疼痛的部位。蜡袋的外复盖塑料膜,起保温作用,每次贴敷时间 30～40 分钟。如果蜡袋温度下降较快或未达到理疗的温度或疗效,可以在治疗的过程中更换新的蜡袋,以维持局部较高的治疗温度。每日治疗 1～2 次,10～15 次为 1 个疗程。

3. 注意事项

(1)治疗部位的皮肤应保持清洁和完整。

(2)除直流电疗法外,电极不可直接与皮肤接触,防止皮肤灼伤。衬垫不可太干或太湿,不能随意移动。

(3)治疗前要询问患者体内是否有金属之类,如起搏器、金属异管、钢板等金属异物。因金属异物是导体,可致局部烧伤,甚至更严重的后果。

(4)在操作物理电治疗时有电流大小,电流大时它可以产生电击伤、烧伤或惊吓,对物理电治疗产生恐惧;电流量小时又没有治疗效果,所以在治疗时,所有的电开关和输出量的开关都应关在零位,治疗时先开电开关,再开输出开关,由小逐渐开到使患者能接受为止,再略加大一点点即可,尤其是首次治疗,更应如此,切禁工作时疏忽大意错开电源开关和输出开关,以免造成不必要的痛苦。

（5）心脏病患者禁忌将电极置放于心前区附近，以免对心脏产生不良影响。

（6）电极与电极连接的夹子、导线等不可与皮肤直接接触，以免造成皮肤灼伤。

（7）患者行微波治疗时，如穿着的衣裤为非棉毛织品（如尼龙或易燃化纤织品），必须脱去，防止在治疗过程中发生自燃。部分患者治疗前可能使用了一些外用药物（如药膏、狗皮膏等），微波治疗前应将其洗净，防止微波导致外用药过热，特别是含有油脂的外用药过热烧伤皮肤。

（8）在治疗时，患者的体位一定要舒适，自然。医生要随时询问患者有否不适，治疗效果如何，如果有效应该坚持治疗，如效果不好，医生应调整治疗方法。

（9）治疗时不能让患者睡觉、看报纸、触摸金属等，以防意外。

（10）治疗完毕时要先关输出开关，再关电源开关，以便为下次开机做好准备（这属操作程序，少做无用功）。

（八）针灸疗法

针灸就是通过针刺、艾灸刺激腧穴和经络，疏通气血，扶正祛邪，调整机体阴阳虚实，而达到治疗疾病的目的。腧穴，是脏腑经络气血通达于体表的特定部位。腧穴与经络，是古代医家在砭刺、针刺、艾灸、按摩后所产生的酸、麻、重、胀、热、凉等感应（称"气感"）的基础上逐步发现与形成的。因此，针灸临床必须以脏腑经络学说为依据，辨证施治，确定合理的腧穴配方，施以相应的针灸方法，才能奏效。

1. 针刺疗法

（1）针刺操作方法

①患者取舒适体位，利于正确取穴与操作，治疗中嘱患者不要

移动体位,以防引起滞针、弯针、断针。

②针刺前术者应将手洗净,选准穴位,用 75％酒精消毒。

③根据针刺穴位及治疗需要,选择适当长度及粗细的针,并注意检查,凡发现针尖倒钩、变钝、生锈、针柄松动等情况,均应更换新的针具。

④进针时针尖应迅速通过皮肤,然后逐渐刺入,待有针感(酸、麻、胀等)后,按病情施行手法。

⑤留针时间一般为 10～20 分钟。

⑥出针时,先将针体轻轻捻转向上提起,至皮下后即迅速拔出。针眼出血者,用无菌棉球轻压针眼,注意核对针数,防止遗留在患者身上。

⑦针刺治疗过程中,穴位出现酸、麻、胀,以及经络传导感,即为得气,常可收到很好的疗效。为了得气,医者应按经络方向准确取穴,进针深度适度,还可运用提插、刮针柄、捻转、弹针等手法促使得气。针法每日 1 次,每次主穴与配穴宜选 3～5 个,可交替使用,每穴施针法 1～2 分钟,12～15 次为 1 个疗程,疗程之间休息3～5 日为宜。

(2)注意事项

①应熟悉重要器官相对应的穴位与周围组织的解剖关系,切实掌握针刺深度与方向,尤其是颈、胸壁较薄,容易刺破胸膜造成气胸。

②针刺应避开血管与瘢痕。

③进针手法要轻柔,对初次接受针刺者,手法不宜过重,以免发生滞针、晕针、断针,以防止发生意外。

④遇过劳、过饱、大汗和饥饿等情况,暂不针刺,或休息后或进食后再针刺。

⑤术前认真做好检针工作,对有弯曲、锈蚀等不合要求的针具应剔除不用,修整后再按针的分类装入盒内,经高压消毒后备用。

⑥患者在疲劳、精神紧张时不宜接受针刺治疗(特殊情况例外),体弱者不宜用过强针刺刺激。

⑦凡皮肤有感染、溃疡、瘢痕、肿块,以及有出血倾向,高度水肿的部位,均不宜针刺。

⑧患者的胸腹、腰背部不宜直刺与深刺,以免误伤内脏。孕妇的下腹、腰骶部及合谷、三阴交、会阴等敏感穴位不宜针刺,以防发生流产。

⑨起针时应核对所刺穴位及用针数,以免遗留在患者身上发生意外。

⑩针具用完后,先高压或煮沸消毒后再行选针和检针,检针时要用软布把针体擦亮,保持干燥,以防生锈,然后装入针盒内消毒备用。

2. 电针疗法

(1)患者俯卧在治疗床上,取舒适体位。

(2)选择合适的穴位,同时在主穴与配穴各选 1 个穴,主穴为正极,配穴为负极。

(3)针刺有针感后,即将电针机两条输出线分别接在主穴和配穴的(红为正极,黄为负极)针柄上。事先检查电针机各输出旋钮是否在"0"位,将波型开关拨至所需波档,调整频率,接通电源,然后缓慢调节输出电位器,至所需电流强度。治疗结束时先将输出电位器缓慢退至"0"位,关闭电源开关,取下导线,拔针。

(4)根据病情选用适当波型与频率,镇静、镇痛、消炎可选用较高频率的密波、疏密波;兴奋神经及加强肌张力可选用较慢频率的疏波、断续波、锯齿波。

(5)电流强度一般由小到大,以患者能耐受为宜。治疗中,还可以适当加大电流强度。

(6)治疗时间一般为 20～30 分钟,每日 1 次,10～15 次为 1个疗程。

（7）尽可能正极为主穴，负极为配穴，以保证治疗效果。

（8）严格按机器操作规程，以免因突然强电流刺激，引起断针及其他事故，造成患者情绪紧张。

（9）治疗中如电流输出量时大时小，时断时续，常因导线接触不良，应及时修正。

3. 艾灸疗法 适用于肩周炎、颈椎骨质增生、腰椎退行性变、关节、肌肉损伤等。其治疗方法如下。

（1）操作方法

①艾灸。指导患者自然摆好体位，选择所治疗穴位。体位选择要以能较长时间治疗为原则。

②艾条温和灸。将艾条的一端点燃，对准应灸的腧穴部位或患肢，距皮肤2～3厘米，进行熏烤（图1-15），使患者局部有温热而无灼痛为宜，一般每个穴位灸5～7分钟，至皮肤出现红晕为度。

③温针灸。毫针留针过程中，将纯净细软的艾绒捏在针尾上，或用艾条插在针柄上点燃施灸（图1-15）。

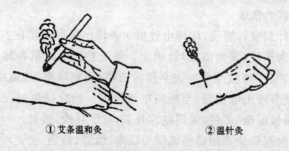

①艾条温和灸　　　　　　②温针灸

图 1-15　温和灸

④艾炷直接灸。将灸炷直接放在穴位皮肤上（图1-16），点燃顶端，燃至患者有灼热感即取下，另换一壮，一般连续灸3～5壮。间接灸即在艾炷下放姜片（图1-17）、蒜片、附子饼、盐等施灸，灸法同上。

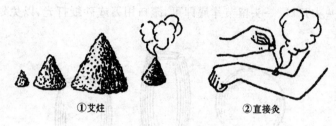

①艾炷　　　　　　　　　②直接灸

图 1-16　艾炷直接灸法

（2）注意事项

①掌握热度，防止烫伤，尤其对局部皮肤知觉减退及昏迷患者。

②做好防护，以防艾火掉下烧伤皮肤与烧坏衣褥。

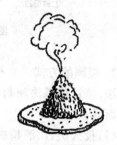

图 1-17　隔姜间接灸法

③艾炷灸容易起疱，应注意观察，如已起疱不可擦破，任其自然吸收；如水疱过大，用 75％酒精消毒后用注射器将疱内液体抽出，外涂甲紫或 2.5％碘酊，再用敷料保护，以防感染。

④一般每日 1～2 次，10 次为 1 个疗程。常与体针疗法配合使用。

（九）拔罐疗法

拔罐疗法是根据经络理论以罐为工具，利用燃烧排除罐内空气，造成负压，使罐吸附于病变部位，产生温热刺激，以促进局部血液循环，加速新陈代谢，改善营养状况，促使组织愈合。适用于颈椎骨质增生、神经痛、关节病、肌肉劳损等。

1. 罐的种类　罐的种类很多，如竹罐、铜罐、陶罐和玻璃罐等（图 1-18）。这些罐可以购买，亦可制成就地取材等。竹罐很容易做,一头开口,一头留节作底即可,罐口用刀或砂纸打光,以免划伤皮肤。

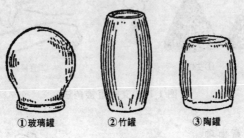

①玻璃罐　②竹罐　③陶罐

图 1-18　火罐的种类

2. 拔罐的方式　有投火法、闪火法、走罐法、抽气法、药罐法、推罐法、留针拔罐法和刺络拔罐法等。这些方法要因病、因人、因部位而异。

(1)投火法:用酒精棉球(纸片)燃烧后投入罐内,随即将罐子扣在病变部位上即可(图1-19)。

(2)闪火法:用镊子夹住燃烧的棉球,在罐子内壁划一圈,随即抽出棉球,迅速将罐口扣在疼痛部位上,即可(图1-20)。

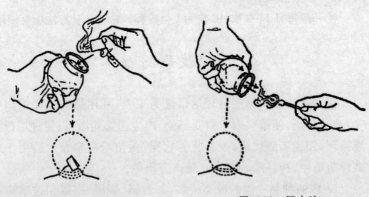

图 1-19　投火法　　　　　图 1-20　闪火法

(3)抽气法:可将青霉素空瓶磨去瓶底,打光钝口,紧扣在疼痛部位,再用注射器从橡皮塞内抽出瓶内空气即可吸紧(图1-21)。

(4)药罐法:用去底的青霉素空瓶装入配制好的药液半瓶,紧扣在疼痛部位,再用注射器从橡皮塞内抽出空气,即可使瓶口吸紧。

(5)走(推)罐法:先在治疗的区域涂上一层润滑油(凡士林或食用油),将罐吸住后,操作者双手扶住罐向上下推动6~10次,至皮肤出现青紫色即可(图1-22)。

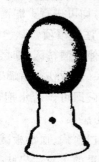

图1-21 抽气罐示意图

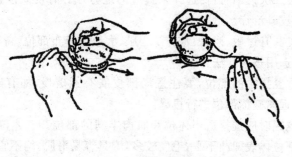

图1-22 走罐法

(6)留针拔罐法:将毫针柄裹酒精棉球,刺入穴位留针,棉球点燃后,将火罐罩紧,产生负压即可吸紧皮肤。

(7)刺络拔罐法:在病变的部位用酒精消毒,待酒精挥发后,用梅花针叩击,待皮肤出现潮红即可拔罐。拔罐后,留罐10~20分钟即可取罐。取罐时不可硬拔,以免拉伤皮肤,可用一手指在罐口边缘处往下压,使罐口与皮肤出一小缝,空气进入,罐子便自然落下。

3. 治疗部位 主要在头、项部、颈椎两侧夹脊穴、风池、风门、大椎、曲垣、天宗、天柱、大杼、白劳穴、肩部和上肢压痛点（阿是穴）、肩井、曲池、合谷穴，如骨质增生影响头颈部单侧或双侧上肢痛者等，均可进行火罐治疗。

4. 注意事项

①使用酒精闪火时，棉球只能少蘸酒精，否则吸力太大，易造成烫伤。若烫伤或留罐时间过长而皮肤起水疱时，敷以消毒纱布，防止擦破即可。若水疱较大者，以消毒针放出水液，涂以甲紫药水，以防感染。

②白血病、血小板减少性紫癜症、出血性过敏性紫癜症、心力衰竭严重的全身性皮肤病、恶病质患者等均不可拔罐，妊娠4个月以上孕妇亦不宜拔罐。

③第二次拔罐时，要选择未拔过的地方拔。有皮肤破损的部位，禁用拔罐治疗。

④皮肤有过敏、溃疡、水肿及心脏、大血管分布部位，高热抽搐者，不宜选用拔罐疗法。

⑤重复拔罐的部位，要注意局部皮肤有无破损，如有破损部位，要稍远离破损部位进行拔罐。

⑥拔罐时应选择适当体位和肌肉丰满的部位。若体位不当，或拔罐部位体表凹凸不平，毛发较多，罐具容易滑脱，均不宜选用。

⑦要根据所拔部位的面积大小，选择大小适宜的罐具。

⑧拔罐治疗时，应进行严格消毒，防止感染。拔罐时要保持室温适宜，防止受凉；拔罐后亦应避免受凉，风吹，注意局部保暖。

⑨起罐时，一只手夹住罐具，一只手拇指或食指从罐口旁边按压，使气体进入罐内即可。切不可用力猛拔，以免损伤皮肤。

（十）推拿疗法

推拿疗法是通过按、压、摩、扳等手法作用于人体部位和特定穴位,以调节人体的生理或病理状态,达到防病治病目的的方法。推拿具有疏经通络,行气活血,舒筋健骨等功效,是治疗关节疾病的基本方法。适宜于治疗关节疾病的推拿手法很多,各有所长,各具特色,临床中可根据病情的不同,有针对性地选用,并可与药物治疗、运动疗法、针灸疗法、拔罐疗法等治疗手段相互配合,以提高临床疗效。

1. 推拿手法

(1)揉法:揉法是用手掌置于需要治疗部位,用手掌带动该处的皮下组织做轻揉缓和的环旋动作的一种推拿手法。具有调气和血,疏经通络,理筋松肌,活血化瘀,消肿止痛之功效,可有效地缓解疼痛及不适。施治时,用前臂带动手掌掌根部运动,称为掌根揉法(图1-23);用手掌的大、小鱼际部位推拿时,称为鱼际揉法(图1-24);用腕关节带动手指做推拿时,称为指揉法(图1-25)。实施揉法时,手部着力部位要吸定于治疗部位,并带动深层组织做回旋转动,要求动作要均匀、协调、有节律,揉动的幅度要适中,不宜过大或过小。

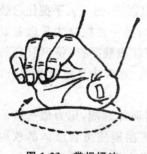

图1-23 掌根揉法

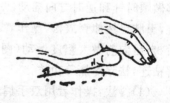

图1-24 鱼际揉法

(2)拿法:拿法是用手指的指腹夹紧治疗部位,将肤肌提起,并做轻重交替而连续的揉捏动作的一种推拿手法。该法刺激较强,常在施以拿法后再揉摩该治疗部位,借以缓解疼痛,主要用于

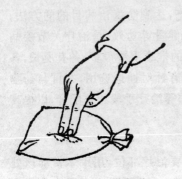

图 1-25　指揉法

颈项、肩背、四肢关节及软组织疼痛的治疗。具有舒经活络，调和营卫，消肿止痛等功效。施治时要求手掌空虚，动作协调，捏拿的方向与肌肤垂直，以手指的指腹部夹住要治疗部位，指腹着力，夹紧皮肤及深部肌肉，用力缓和适中。常用拿法为三指拿法（图 1-26），即用拇指与食指、中指拿捏住局部软组织并垂直牵拉，反复连行。

（3）摇法：操作者用双手分别握住需治疗关节的近端或远端，做关节的被动运动，称之为摇法。例如，治疗肩周炎常用摇肩法。摇肩法可分为两种：一种是患者取坐位，患肢伸

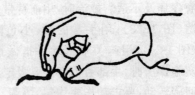

图 1-26　三指拿法

直放松，操作者一只手按住患肩上方以固定，另一只手握住患肢腕部做顺时针和逆时方向摇动（图 1-27）；另一种摇肩法是患者取坐位，患肢自然伸直放松，操作者双手握住患肢手指，将患肢自前向后、自后向前做大幅度运动（图 1-28）。摇肩法具有滑利关节，松解粘连，祛除疼痛等功效。

（4）抖法：操作者用双手握着患者肢体远端，用力做连续的小幅度上下抖动为抖法（图 1-29）。该方法能使患者肢体的软组织产生轻微的颤动，有调和气血，放松肌肉和松解关节的作用。例如，治疗肩周炎时，治疗师双手握住患者的手腕做连续、小幅度、均匀、快速地上下抖动，并使肩关节抖动的幅度达到最大范围。在抖动过程中，可以瞬间加大抖动幅度 3～5 次。治疗者也可在牵引患侧上肢的基础上进行抖动治疗。抖动幅度由小而大，频率要快，每

分钟约300次。

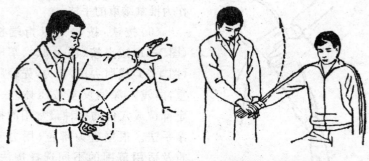

图 1-27　摇肩方法①　　　　图 1-28　摇肩方法②

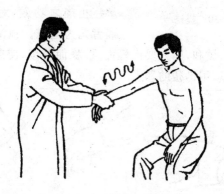

图 1-29　抖法

　　(5)搓法:搓法是用两手掌面夹住肢体一定部位,相对用力做快速地来回搓揉动作的一种推拿手法(图 1-30)。搓法有指搓、鱼际搓及掌搓之分,其中以掌搓法较为常用。治疗关节疾病时,治疗者双手夹住患者肢体,边搓揉边上下移动;也可直接搓揉关节。搓揉时双手用力要平衡连贯。当患者气血凝滞较重时,手法开始要重,以后逐渐减轻。搓动要快,移动要慢。搓揉时由慢速开始,逐渐加快,至结束时又逐渐减慢。搓揉法具有通经活络,活血止痛,

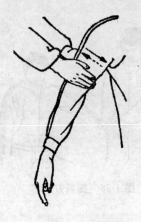

图 1-30 搓法

调和气血,舒筋解痉之功效,一般作为推拿结束的手法。

(6)按法:按法是以指端按(图 1-31)或点按(图 1-32)、掌按(图 1-33)或肘尖按,着力,先轻后重,由浅入深地反复按压体表一定部位或穴位的一种最常用的推拿手法。根据着力部位、用力轻重及适用范围的不同选择按法。指按法具有开通闭塞,疏通经络,解痉止痛之功效,对颈肩背部酸痛者尤为适宜。施治时要垂直按压,动作协调、缓和,用力要由轻而重,稳而持续,使刺激充分透达组织深部,切忌用迅猛的暴力。

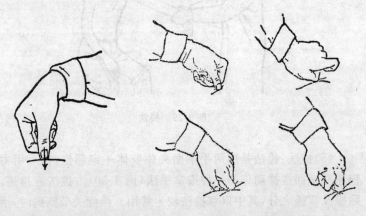

图 1-31 指端按法   **图 1-32 点按法**

(7)擦法:擦法是用手掌紧贴皮肤,以全掌或大鱼际、小鱼际着力下压,并做上下或左右直线往返摩擦,使之产生一定热度的一种推拿手法。以全掌着力摩擦者称掌擦法,以大鱼际着力摩擦者称鱼际擦法,以小鱼际着力摩擦者称侧擦法。

(8)擦法:擦法是用手背近小指侧部分或小指、无名指、中指的掌指关节突起部分,附着于体表施治部位,运用腕关节的屈伸外旋的连续往返转动,使产生的压力轻重交替而持续

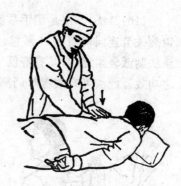

图 1-33 掌按法

不断地作用于治疗部位上的一种推拿手法(图 1-34)。该法刺激力量较强、刺激面积较大,能舒筋通络,祛风散寒,活血化瘀,解痉止痛,是治疗肩背部疼痛常用手法之一。

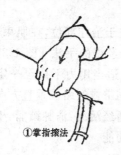

①掌指擦法

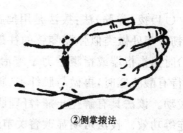

②侧掌擦法

图 1-34 擦法

(9)拍法:拍法是指手指自然并拢,掌指关节自然微屈,使掌心凹成"空掌",用空掌平稳而有节奏地拍打体表治疗部位的一种推拿手法(图 1-35)。该法具有调和气血,疏通经络,舒理肌筋,缓解肌肉痉挛等功效。拍法主要用于肩背、腰骶及四肢等部位的治疗,能有效缓解疼痛不适等症状。操作者的动作要柔,具有节律性,用力适中,切忌施以暴力。

（10）摩法:摩法是用手掌面或手指的指腹在体表一定部位上,以腕关节连同前臂做环形移动摩擦的一种推拿手法(图1-36)。该法刺激轻柔缓和,具有舒筋活络,祛风散寒,行气活血,消肿止痛之功效。此法可有效缓解局部酸痛不适。

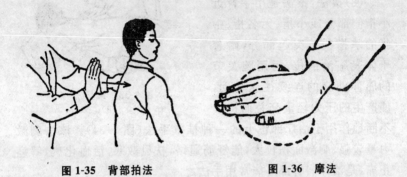

图1-35　背部拍法　　　　　　　图1-36　摩法

（11）拨(弹筋)法:拨法是用拇指深按于治疗部位,在肌束、肌腱、韧带等处做类似弹拨琴弦的往返拨动经络的手法(图1-37)。施治时拇指指端或指腹着力于施治部位,适当用力下按至一定深度,待有酸胀感时,再做与肌纤维、肌腱、韧带或经络成垂直方向来回拨动。该法具有解痉止痛,舒理肌筋,通经活络,消肿镇痛,松解粘连等功效。拨法可明显改善关节运动功能。

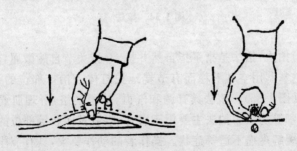

图1-37　拨(弹筋)法

2. 注意事项

(1)推拿疗法的禁忌证:患者在疾病急性发作期间,不宜进行推拿治疗,以免发生不良后果。通常情况下,严重内科疾病,如严重心、脑、肺部疾病等应慎用或禁用推拿疗法;传染病(如肝炎、结核病等)及某些感染性疾病(如丹毒、疖疮、脓肿形成、骨髓炎等)禁用推拿疗法。肿瘤及伴有出血倾向的血液病患者也禁用推拿治疗。皮肤病患者、妊娠期妇女等也不宜应用推拿疗法。此外,年老体弱、久病体虚,以及过饥过饱、酒醉之后不宜或慎用推拿疗法。

(2)选择适宜的推拿手法:治疗关节疾病常用的推拿手法有揉、拿、摇、抖、搓、按、推、摩、弹等方法,应根据患者的病情、体质等情况,选择与之相适应的手法和穴位,施治时手法应力求轻柔和缓,动作宜轻、慢,节律要均匀,保持适宜的用力强度,用力不宜过大,切忌用重力或蛮力。自我推拿应在医生的指导下,在了解注意事项并掌握操作要领后进行。

(3)注意防寒保暖:在推拿治疗中要注意保护局部组织,慎用强力牵拉的手法及超过生理运动范围的手法,以免造成局部软组织损伤。要注意保暖,避免受风寒侵袭,寒冷季节推拿时应注意室内温度,以防受凉感冒等。

(4)注意与其他疗法配合应用:在推拿治疗的同时,还应注意与药物治疗、针灸、理疗、运动、熏洗、拔罐等治疗方法配合,以充分发挥综合治疗的优势,提高临床疗效。

十一、医疗体育运动疗法

医疗体育是将体育运动为医学治疗服务,通过人体主动或被动的运动,达到治病健身目的的治疗方法称为"医疗体育疗法"。医疗体育疗法包括主动运动,如主动的躯体运动、跑步、跳跃、行走、体操、游泳、武术等运动方式;也包括被动的肢体运动,如医师或治疗师对患者施行的按摩、推拿、牵引及器械运动等。

"运动处方"是医师根据患者的年龄、性别、身体状况、医学检查结果,以及身体器官的功能状况,用处方的形式制订适合患者病情的运动内容、运动方式、运动强度、运动时间及频率,并提出运动中的注意事项,达到科学的、有计划的康复和治病目的。

对于骨关节疾病患者,医师可能根据疼痛的部位,疼痛特征及疼痛持续时间等因素为患者制订运动处方,患者可以在医师的指导下,按照运动处方的要求进行治疗和康复。

1. 运动目的 运动处方的目的各有不同。有的运动处方用于竞技能力的提高,有的运动处方用于预防保健目的,还有的运动处方用于疾病的治疗和康复。主要是通过运动达到增强体质,治疗疾病的目的。

2. 运动项目 人们通常把运动项目分为5类。对于关节疾病的患者,运动处方主要选择第2~4类项目为主。

(1)第一类:以增强耐力为主的运动项目,主要有跑步、跳跃、游泳、滑冰、滑雪、划船及室内的健身器械、活动平板、部分球类等。

(2)第二类:以增强体力为主的运动项目,主要有哑铃、弹力器、体操器械,以及徒手完成的仰卧起坐、俯卧撑、腰背肌锻炼等。

(3)第三类:以改善机体柔韧性为主的项目,主要有健身操、广播操、太极拳、武术等。

(4)第四类:以社区健身器械为方法的室外健身项目,主要有扭腰器、健腹器、踏步器、大转盘、摸高器等。

(5)第五类:以竞赛为目的的运动项目,主要有乒乓球、羽毛球、田径、自行车、拳击、艺术体操等。

3. 适宜人群 每种运动项目针对的人群是不同的。对于患者有高血压、糖尿病及心脑血管疾病的中老年人,一般不要选择以力量为主的运动项目,而应该选择第二类和第四类运动项目。因为这些项目运动量相对较小,主要提高机体的耐力、柔韧性和放松性为主。中老年患者选择这些运动项目比较安全、舒适。对于年轻人群,可以选择力量和以竞赛为特点的运动项目。而对于女性及儿童,则应该考虑选择第二类和第三类的运动项目。建议患者在选择运动处方时,应该征求医务人员的意见,同时自己也应该了解一些医学和健身常识,保证运动安全。

4. 运动强度 确定运动强度最简单、最实用的方法是根据患者运动前后的心率数值的变化来掌握,并以此来调整运动强度。患者只要学会摸脉搏,数心率,计算出"运动适当心率数值"就可以掌握运动量。

(1)计算患者运动适当的心率数值:运动适当心率数值(次/分)=170-年龄数(岁)。该计算方法未考虑除年龄以外的其他因素影响,也未考虑患者的个体差异。

例如:某患者年龄70岁,"运动适当心率数值"为170-70(岁)=100(次/分)

(2)计算出按年龄预计最高心率数值:按年龄预计最高心率数值(次/分)=220-年龄数(岁)。

例如:某患者年龄70岁,"按年龄预计最高心率数值"为:220-70(岁)=150(次/分)

(3)计算出运动适当心率数值:运动适当心率数值(次/分)=安静心率+(按年龄预计最高心率数值-安静心率)×60%。

例如:某患者年龄为70岁,安静心率为80次/分,按年龄预计最高心率数值应为150次/分(220-70=150)。根据上述公式可以计算出70岁左右的患者进行运动疗法时的"运动适当心率数值"为90次/分左右。计算过程是:80+(150-80)×60%=90(次/分)

对于年老体弱和心肺功能不全的患者,在计算运动适当心率数值时,可将公式中的60%改为50%或40%。当然,上述计算的数字只是调整患者运动量的一个参考标准,在实际运动过程中还应根据患者实际情况灵活应用。

(4)心率计算法:将患者按体质强、中、弱分开,分别控制运动强度。此方法适用于患有心血管疾病、高血压、肺心病、肺气肿等疾病的中老年人。分组的依据如下。

运动后心率(次/分)－安静时心率(次/分),＜60 为强度。

运动后心率(次/分)－安静时心率(次/分),＜40 为中度。

运动后心率(次/分)－安静时心率(次/分),＜20 为弱度。

(5)运动强度百分比分组法

①计算公式

$$\frac{[运动后心率(次/分)－运动前心率(次/分)]\times 100\%}{运动前心率(次/分)}$$

②评估标准。运动后增加心率数值在 71％者为大运动强度,运动后增加心率数值在 51％以上者为中等运动强度,运动后增加心率数值＜51％以上者为小运动强度。此方法对于高血压、冠心病及年老体弱者比较适用。

5. 运动持续时间　运动持续时间的长短与运动强度密切相关。运动强度越小,则运动持续的时间可越长。反之,剧烈运动不会持续较长的时间。中老年患者一般选择持续时间长、强度低的运动方式,而年轻患者可选择持续时间较短,但强度大的运动方式。健康中年人可选择较长时间、中等强度的运动方式,而体质弱的人则应选择小强度的运动方式。一般来说,患者进行运动时,耐力运动时间要求达到 15～30 分钟,其中达到适当心率数值的时间应在 5～15 分钟,才能达到治病健身的目的。运动疗法持续时间的选择要因人而异,应根据患者的全身反应及心率数值的变化来决定。有的学者认为,运动时心率数值达到 150 次/分左右并持续 5 分钟以上才有健身效果。日本体育中心的学者建议采用 3 种中等运动量的锻炼时间:15 分钟为 70％的运动强度;30 分钟为 60％的运动强度;60 分钟为 50％的运动强度。

6. 运动频度　运动频度包括每周进行运动疗法的次数。对于选择小运动量的患者或年老体弱者，一般选择每日运动 1 次，但间隔时间不应过长。如果每次运动疗法间隔时间为 3~4 日，疗效就会明显下降。

7. 注意事项

（1）中老年人运动要注意时间，早晨不能太早，老年人起床早但不能起床就外出运动，尤其是冬季，天还不亮，看不清道路容易发生危险；秋冬季早晨雾蒙蒙，空气质量不好，易被污染。在陌生的地方，不宜跑步运动，因道路高低不平容易发生意外。早餐前运动容易出现低血糖；餐后 30~60 分钟方可运动，最好的运动时间是 9:00~10:00，17:00~19:00 时间段。

（2）中老年人对运动的地点要熟悉，同时要注意车辆少，人员不能太多，有山有水有森林或草的地方，才适宜中老年人晨练。如果不熟悉环境，或不知道路平整否，跑步时高一脚低一脚，很容易扭伤踝部或跌倒，因此在选择跑步的地方时，一定要了解地形地势。

（3）中老年人往往伴随有各种疾病或机体异常情况，如心血管病、脑血管病、糖尿病、高血压等，应该在有效控制和治疗疾病的前提下进行运动疗法，不可盲目进行。因为不同部位的疼痛决定了机体的耐受性不同，患者应该在医师的指导下选择和进行运动治疗。

（4）中老年人往往存在关节疼痛，韧带钙化、老化，肌肉萎缩等情况，使肢体的活动范围受限。运动时应遵循渐进的原则，从小运动量、小运动强度、小运动频率开始，逐渐加大运动量，使身体有个适应的过程，以防关节、肌肉损伤。

（5）运动前先进行 10~15 分钟的慢走、慢跑和肢体伸展运动等。突然的、大剂量的运动容易造成身体受伤。运动结束后，要做放松运动 3~5 分钟。如果在运动时突然出现身体不适或疼痛加剧等情况，应立即停止运动，去医院检查。常见的内科疾病是心脑血管的异常,常见的外科疾病是肢体、软组织(肌肉、韧带等)损伤。要特别提醒的是,过度的腰部运动,可能造成腰椎的压缩性骨折,这种现象在中老年人群中较常见。

(6)中老年人的身体状况决定了只适合从事比较平缓的运动项目。对于剧烈运动项目应避免,防止因运动造成血压波动、呼吸急促、肢体疼痛等情况发生。

(7)中老年人在运动时最好结伴进行,因为大家在一起活动可以互相照顾,如有意外,可以得到及时的帮助和救治,比较安全。

(十二)药物敷贴疗法

药物敷贴疗法是治疗关节疾病常用的疗法。该方法以中医学整体观念为基础,内病外治,综合治疗,辨证施治,取得了良好的疗效。敷贴疗法主要是通过药物自身的作用,局部刺激作用,以及经络调节作用而起效的。临床应用时应根据患者不同疾病、不同证型,按药物性味、归经及作用进行辨证选药。药物通过皮肤渗透进入体内,在局部产生药物高浓度,直接发挥药物自身的治疗作用。利用药物在渗透过程中对穴位的刺激,可产生温经通络,活血化瘀,行气活血,祛湿散寒的作用,从而通过经络调整起到补虚泻实,平衡阴阳的作用。同时,药物可通过皮肤由表及里,循经络传至脏腑,调节阴阳气血,扶正祛邪,起到整体治疗的作用。

1. 敷贴药物种类

(1)西药:将合成的化学药品置于或敷贴于疼痛部位。常用药物有扶他林软膏等。

(2)中成药:将中药提取加工后以"膏药"或"外用药液"的方式敷贴于皮肤表面。常用的膏药有伤湿止痛膏、麝香壮骨膏、关节祛痛膏、奇正消痛贴等。常用的外用药液有万花油、消肿液、红花油等。中成药敷贴疗法具有使用方便,简单易行等特点,广泛用于临床治疗。

（3）中草药：通过应用中医理论对患者进行辨证，确定治则和方剂。将组成方剂的中草药加工后，敷贴于疼痛局部，达到内病外治的效果。

2. 注意事项

（1）在敷贴治疗时，应注意局部的皮肤要完好无损，而且在敷贴之前要清洁皮肤。

（2）在敷贴后一定要固定好，因固定过紧会影响皮肤组织血液循环，过松药物会流出来，甚至污染了周围环境、衣物。

（3）有的患者敷贴之后局部出现皮肤瘙痒，这是一种过敏反应，轻者局部皮肤出现红肿，重则表皮剥脱性，此时应停止治疗，改用其他治疗。同时，局部重新消毒处理。

（十三）中药加热疗法

1. 中药热熨疗法　药物热熨是将中药研成细末，经锅炒热之后，装入事先准备好的布袋内，扎好袋口，将药袋置于痛点或穴位上。热将药性带入局部皮肤、肌肉内，使局部血管扩张，血流增加，起到治疗作用。

（1）适应证：腰骶椎骨质增生、腰背（骶）部酸痛不适、腰部活动受限、强直性脊柱炎、腰椎关节退行性变、关节病、急（慢）性腰肌劳损、肌纤维组织炎、无菌性炎症、坐骨神经痛等。

（2）治疗方式：患者可仰卧或俯卧在治疗床上，将炒热的药包置于患者的腰部阿是穴、夹脊、环跳、殷扶、委中、承山等穴位上，交替放置，腰部与下肢用毛毯盖好以保温。

（3）制作与用法

①续断、香附、独活、红花各 30 克，透骨草 60 克，草乌 15 克，食盐 500 克，陈醋适量。把透骨草、续断、香附、独活、红花和草乌

共研为细末,与食盐一起放锅内炒热,温度达 60℃～70℃时滴入 3～5 滴陈醋,装入布袋内,扎好袋口,置入痛点或穴位上,并用棉制品保温。每日 2 次,15 日为 1 个疗程,1 剂药可使用 3～5 日。

②牡丹皮 10 克,赤芍 10 克,川乌 6 克,食盐 10 克。上药共捣烂,研细末,用白酒 10 毫升炒热,速放纱布袋内。将药袋置腰、臀及下肢的痛点或穴位上。

③土鳖虫 10 克,木通 10 克,胡椒 8 克,赤芍 10 克,防风 10 克,没药 10 克,川芎 8 克。上药共研细末,1 剂分 3 份备用。治疗时,取上述药末,加入 75％酒精和醋(比例为 1：2)调成糊,按治疗部位大小,先将药糊涂在纱布上,厚度约 0.5 厘米,再把药物纱布覆盖在治疗部位,使药糊接触皮肤,然后在其上方放置加热物体(如热袋、热蜡饼),用红外线或白炽灯泡照射,或红外电暖器等照射均可。照射距离根据个人而定,药物可反复多次使用,每次使用前需用 75％酒精和醋调和,调和后置疼痛点或穴位上。一般 5～8 次后需更换新药。

(4)注意事项

①急性损伤一般在 24 小时后方可做热疗。

②诊断不清楚者,不可做药物热熨治疗,以防病情加重。

③要注意保护皮肤,谨防烫伤,每次做热熨治疗前在药袋上盖 1～2 层干毛布。

2. 中药包热敷疗法　药包热敷法是将药物煮热,用布包裹敷于患处或穴位而治疗疾病的方法,属热敷法范畴。它借助温热之药力,通过皮毛、腧穴、经络作用于机体,以祛风除湿,温阳散寒,行气活血,通络止痛,从而达到治疗疾病的目的。

(1)适应证:腰骶椎骨质增生、腰背(骶)部酸痛不适、腰部活动受限、强直性脊柱炎、腰椎关节退行性变、关节病、急(慢)性腰肌劳损、肌纤维组织炎、坐骨神经痛等。

(2)治疗方式:患者可俯卧或仰卧在治疗床上,将煮沸好的药包置于患者的腰部阿是穴、夹脊、环跳、殷扶、委中、承山等穴位;或分两组,交替放置,腰部与下肢用毛毯盖好以保温。

(3)常用药方

①当归尾、桑枝、牛膝、乳香、没药、川芎、天南星、杜仲各 10克,草乌、姜活、独活、桂枝各 6 克。上药均研细末,装入事先备好的 8 厘米×10 厘米布袋内,分装 4～5 袋,扎紧袋口。

②川乌、独活、牡丹皮、雷公藤、牛膝、伸筋草、续断、羌活各 12克,自然铜 4 克,姜皮 4 克。上药均研细末,装入事先备好的 8 厘米×10 厘米布袋内,分装 4～5 袋,扎紧袋口。

(4)用法

①用砂锅或铝锅,置入中药包,并放入小量的水,能淹盖药包为度,煮沸 10 分钟,即取出药包凉至 40℃～50℃,以稍烫为准,置于上述穴位上。

②每次 30～40 分钟,每日 1～2 次,15～20 次为 1 个疗程。

(5)注意事项

①药包温度不能太烫,以防烫伤皮肤,如有烫伤水疱,应给予早期处理,下次该局部不能再热敷治疗。

②煮沸的中药水不能倒掉,留下次煮药包时再用,每剂中药可连续使用 10 次。

3. 中药液热敷疗法 药液热敷法是将药物煮熬,用毛巾、纱布或大块布蘸取药液,敷于患处,以治疗疾病的方法。它属热敷的一种,具有疏风除湿,通经活络,散结止痛等作用。

(1)适应证:腰骶椎骨质增生、腰背(骶)部酸痛不适、腰部活动受限、强直性脊柱炎、腰椎关节退行性变、关节病、急(慢)性腰肌劳损、肌纤维组织炎、坐骨神经痛等。

(2)治疗方式:患者可俯卧在治疗床上,令患者解开衣裤,操作者将毛巾蘸上煮好的药水,拿起毛巾,稍拧干(以不滴药水),以四层毛巾置于患者的腰部、患侧的臀部、大腿、小腿后侧,并用塑料布盖在毛巾外面,再用毛毯保温。约10分钟更换热毛巾,以此反复操作4~6次。每日1~2次,每次40~60分钟,15~20次为1个疗程。

(3)常用药方与用法

①当归、陈皮、白芍、姜黄、宽筋藤、松节、海桐皮、防风、伸筋草各20克。用铝锅放入中药,放入3000毫升水,煮熬40分钟后,保温备用。

②归尾、续断、荆芥、防风、艾叶、干姜、威灵仙、川椒、桑枝、桂枝、红花、乳香、郁金、桃仁各50克,川芎、草乌、细辛、三棱各20克。用法同上。

(4)注意事项:同中药包热敷疗法。

4. 中药熏蒸疗法 药物熏蒸法亦称蒸气浴疗法,是利用药物煮沸或天然矿泉蒸气来熏蒸肌肤,以达到治疗腰肌劳损的一种方法(图1-38)。该疗法能够促进机体的新陈代谢,驱邪而不伤正,是内病外治,由内透表,舒筋通络,发汗而不伤营卫的好方法。此法简便易行,无痛苦,老少皆宜,患者易于接受。此法可分为全身和局部两种治疗。

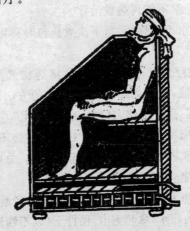

图1-38 中药熏蒸疗法

(1)适应证:腰椎间盘突出症、腰骶椎骨质增生、腰背(骶)部酸痛不适、腰部活动受限、强直性脊柱炎、关节病、急(慢)性腰肌劳损、肌纤维组织炎、坐骨神经痛等。

(2)治疗:患者仰卧在熏蒸治疗床上,腰、骶部对准床下为蒸气盆或大铁锅,锅内置治疗的药物,盆或锅上有木条让蒸气上升作用于肌肤。每次30~60分钟,每日1~2次,10~15次为1个疗程。

(3)制作与用法

①锅内放配制的中药,加入水,煮沸,产生药物蒸气,作用于人体病变部位。熏蒸室内温度维持在40℃~50℃。每次20~40分钟,每日1~2次,15~20次为1个疗程。治疗时仅选1个处方即可。

②也可用天然地热,或用一定量的天然矿泉水。将药放入,形成热蒸气,两端搭起木档,上面留有缝隙(小孔),木档或竹网上面覆盖5厘米青松针,在上面进行熏蒸,治疗方法、时间依患者而定。可选用中药或老陈醋400毫升,将药袋煮沸,取出约50℃。

③将陈醋2 000毫升倒入蒸气盆或铁锅,温度达到37℃~50℃,给予恒温。

处方1:宽筋藤500克,透骨草、益母草各500克,麻黄、桂枝各300克,蛇床子200克,石菖蒲300克,通草、大血藤各500克,荆芥、威灵仙、莪术各200克,土牛膝300克,生马钱子100克。

处方2:雷公藤、路路通、鸡血藤、桑寄生各500克,爬山虎、透骨草、石菖蒲各250克,生草乌100克,大茴香、防风、独活、木瓜、豨莶草、海风藤各200克。

处方3:透骨草、伸筋草各500克,木通、海桐皮、桑寄生、白芥子各300克,威灵仙、生川乌各250克,独活、豨莶草、皂角刺各200克,牛膝300克,桂枝150克。

(4)注意事项

①如果熏蒸室密封时,应注意通风换气,保持室内温度在

37℃～45℃。

②治疗时注意防止烫伤与蒸气灼伤。

③治疗后应在室内休息 30～60 分钟,同时注意保温,预防感冒,适量补充淡盐水、果汁等。

④治疗期间不断观察患者反应或与患者交谈,发现问题,应及时解决。

⑤治疗中发现过敏者,不宜继续治疗。

⑥活动性结核病、重症高血压、贫血、心脏病等患者及孕妇禁此疗法。

⑦局部有破损炎症时,不宜进行本项治疗。

(十四)沐浴疗法

1. 分类　利用水的物理性质,以多种方式作用于人体病变部位,达到治疗疾病目的的方法称为沐浴疗法。沐浴疗法的形式有多种多样,根据水温分为冷水擦浴、温水浴及热水浴;根据治疗方式分为擦浴、冲洗浴、浸浴、淋浴、游泳等;根据水的性质分为矿泉浴、热泥浴、热沙浴、日光浴、海水浴、中草药浴、蒸气浴等;根据水作用于人体的部位分为全身浴、半身浴、手浴、足浴、坐浴等。

2. 原理　沐浴治疗疾病的基本原理是通过水的物理作用,刺激机体增加血液循环速度,增加血液比重,增加血液中血红蛋白含量及血细胞的数量等,使组织中氧含量增加,代谢加快,有利于消除或减轻机体的病理过程,解除肌肉痉挛,达到缓解疼痛的目的。

3. 注意事项

(1)对于年龄比较大的患者,应选择适当的水疗温度。水温应保持在 38℃左右,以自感舒适为宜。不宜选择低温水疗,以免诱发感冒、肺炎等其他疾病。但是,过高的水温也可能造成患者血管过度扩张,循环血量不足及短时间脑缺氧,而出现头晕眼花、视物不清、站立不稳、眼前发黑,甚至晕厥等症状。

(2)水浴时室内有大量水蒸气的存在,可使空气中氧含量明显下降。如果患者不注意浴室内的通风,可能因缺氧而出现胸部憋闷,呼吸困难等表现。对于年老体弱及有心血管疾病的患者,可能因此而诱发心血管疾病的发作。所以,建议在浴室内安装换气扇,保持浴室内空气清新和流通。

(3)注意浴盆的清洁和消毒,目的是防止交叉感染。每次水浴后要将浴盆擦洗干净,再用消毒液擦洗 1~2 遍。如果没有消毒液,也可用洗衣粉、去污粉、洗涤液进行彻底清洗。

(4)心肺功能不全或失代偿患者,活动性结核病患者,恶性肿瘤患者,有出血倾向及体质衰弱的患者,均不宜选择水疗。

(5)在进行浴疗时要注意安全,地上有水以防滑倒,出浴后要补充水分并休息 10~20 分钟后,再离开浴场以防感冒。

6. 常用治疗方法

(1)矿泉浴疗法:本疗法是指用矿泉浴来达到治疗疾病的目的。有条件者可坚持每天淋浴、浸泡治疗,不但对肩周炎、骨关节炎有益,而且对全身都有益。适用于肩周炎、肌肉劳损、关节病、慢性腰肌劳损等。

矿泉浴的治疗机制是利用矿泉水的特性。温度在其中起到重要作用,适宜的温度能使末梢血管扩张、脉搏加快,使大脑皮质抑制的扩散,降低神经系统的兴奋性;浮力使人的体重变轻,有利于肢体运动障碍的功能活动;人体受水压作用,使四肢血液返回躯干,使回心血容量增加,心排血量增加,促进血液循环和代谢加快,有利于病变部位代谢增强;由于有温度、浮力、压力等机械压迫效应,使矿泉水中的无机盐、微量元素对人体皮肤刺激,形成温度效应和化学刺激效应。这些效应的综合作用可起到镇静、镇痛,改善血液循环,调节神经系统等综合作用。腰肌劳损患者在发病时有不同的运动障碍,经过矿泉浴的温度、浮力和水的静压力的作用,可使运动器官负担减轻,肢体灵活,以达到运动锻炼的综合治疗目的。

矿泉浴一般在按摩、牵引和其他治疗后进行,效果会更好,水温应高于 40℃ 以上,以出汗为止(不宜大汗淋漓),并要注意补充水分,每次 20~30 分钟,每日 1~2 次,15~20 次为 1 个疗程。

(2)热泥疗法:热泥疗法是利用海泥、湖泥和矿泉泥等泥类,加温后敷于躯体以达到治疗目的的一种方法。淤泥有特殊的理化性质,由无机盐、有机物、泥浆、泥生物(包括微生物在内)所组成,并含有微量放射性物质。其具有良好的可塑性及黏滞性,比热及热容量较小,导热系数较大。泥的治疗以热作用为介体,起到温热、机械、化学的综合作用。适用于肩周炎、关节骨质增生、急(慢)性腰肌劳损、腰椎病、腰椎退行性变、关节病等。

泥疗具有明显的温热作用,在局部温热作用的影响下,温度升高,毛细血管扩张,血液和淋巴循环增强,提高了新陈代谢,皮肤及组织的营养得到改善,组织再生功能增强,促进慢性炎症、水肿、粘连、浸润、渗出等病理性产物的消散、吸收,并提高机体防御能力,从而促使组织功能的康复。淤泥有良好的可塑性和黏滞性,对组织可产生压迫和摩擦作用,促进血液、淋巴液的回流,而发挥其治疗作用。泥中的各种盐类、微量元素、有机物、胶体物质、气体等被皮肤吸收或附着于体表,作为刺激物。另外,泥中的放射性物质,对机体产生放射性辐射与电离辐射,含抗菌物质时具有抗菌作用。

(3)氡泉浴疗法:氡是镭在放射性蜕变过程中产生的一种弱放射气体,性质稳定,质量比空气重,易溶于类脂中,稍溶于水,水温越高溶解度越低,容易从水中逸出。氡在蜕变过程中不断放出 X 线,产生一系列子代产物,放出具有生物学作用的 α 射线和 β 射线、γ 射线。氡的半衰期为 38 天,氡的子代产物在 30 天后放射性剂量甚微,所以氡泉浴疗法不易引起放射病。氡及其 α 射线和 β 射线、γ 射线(其中主要是辐射),可以使水分子电离,组织细胞中氢氧根和过氧化氢等氧化物增加,并进一步激活机体蛋白质分子中巯基等活性基因,从而使体内多种酶类、核酸等蛋白质分子的活性或结构发生改变,增强机体的物质代谢过程;可使中枢神经系统的抑制过程加强,产生镇静、镇痛和催眠的效应;可使皮肤内血管活性物质释放,心脏排血量增加,改善血液循环;使免疫功能障碍者提高细胞免疫功能,白细胞增加,白细胞吞噬能力增强,血液中异嗜凝集抗体、溶血素和白细胞凝集素等免疫物质增多。此外,氡泉浴还有脱敏、消炎、调整内分泌,特别是生殖腺等功能。

我国的氡泉分布较广,如辽宁汤山、鞍山汤岗子、吉林抚松大营子、西安临潼、广东从化、甘肃武山、云南腾冲等温泉都属于氡泉。

水温保持在 37℃～45℃,每次 20～45 分钟,每日 1～2 次,15～20 次为 1 个疗程。可行全身浸浴、坐浴或局部浸浴。治疗方法与注意事项同矿泉浴疗法。

(4)热沙浴疗法:夏季利用海滩沙、河滩沙或沙漠沙作为介体,向机体传热而起治疗作用,热沙掩埋亦称沙浴疗法。

①热沙的温热作用、机械刺激(沙的重量及锋利的尖角)作用和其他温热疗法作用相同,主要为增强代谢和排汗作用。对痛风性关节炎有舒筋止痛的作用,治疗时可伴有心率、脉搏、呼吸加快,但一般患者都能耐受。

②热沙浴适用于肩周炎,关节骨质增生,腰肌劳损(急性、慢性),下肢疼痛,滑膜炎,肌腱炎及滑囊炎等。

③一般用于沙浴的沙粒直径最好在 0.25 毫米左右,经日晒或人工加热至 40℃～50℃,即可做治疗。热沙浴分为全身治疗与局部治疗。

●全身治疗。患者躺在选好的沙上,并用热沙将四肢掩埋,除头面、颈、胸、上腹部外,掩埋厚度为 10～20 厘米,每次治疗时间为 30～60 分钟。治疗结束后,用清水冲洗,在阴凉处休息 20～30 分钟。在海滨进行沙浴与海水浴、日光浴相互配合,效果更佳。20次～30 次为 1 个疗程。

●局部治疗。准备棉被、床单和油布,患者腰部埋 10～15 厘米厚的热沙,用棉被等包好,至冷却为止;或在沙滩上挖一与身体大小相似的沙坑,将身体卧下后,用热沙掩埋即可。每次 30～60 分钟,每日 1 次,20～30 次为 1 个疗程。

④气候炎热时,不要做热沙浴治疗,以防中暑;正中午时,要佩戴护目镜;汗过多时,要及时补充淡盐水等。对慢性炎症,心、肾功能不全,肿瘤,高热,身体虚弱,结核等忌做热沙浴。

(5)日光浴疗法:日光浴疗法是利用天然的日光照射身体的某一部位或全身,用来治疗疾病的一种方法。在春秋战国的《黄帝内经》、唐代著名医学家孙思邈的《千金要方》、清代医家赵学敏的《本草纲目拾遗》等名著中曾专门列了"太阳火"一节来论述日光浴疗法的作用,能"除湿止寒,舒经络。瘤冷以体曝之,则血和而病去"。历代医家和民间用日光治病的例子也不胜枚举。

据近代物理学研究,日光中有肉眼看不见的富含热作用的红外线、紫外线和可见光等。日光灯中的紫外线能将皮肤中 7-脱氢固醇变成维生素 D,从而可改善钙、磷代谢,有利于钙在骨质中沉积,从而避免骨质脱钙、骨质疏松。红外线能提高局部温度,扩张血管,促进新陈代谢和组织再生,提高机体免疫功能,并有消炎镇痛作用等。腰肌劳损患者适合于夏日的上下午时间做局部或全身日光照射,对疾病的康复非常有益。

①轻者可裸露肩部、四肢,在室外活动,散步、做操、下棋、慢跑等,夏秋季 9:00～11:00,16:00～18:00 在室外进行日光浴,可戴墨镜、小帽、护眼和防中暑等。

②腰肌劳损病情稳定者,可在树荫或在凉棚下休息。

③可坐轮椅在室外活动,但不可在日光浴时看报或看书或睡眠,以防中暑等。

④日光浴适用于肩周炎、关节骨质增生、腰肌劳损(急性、复性)、滑膜炎、滑囊炎等。

⑤患者取舒适体位,暴露患部或四肢,每次40~60分钟,每日1~2次,10~20日为1个疗程。

(6)中草药浴:中草药浴的基本原理是根据中医对患者疾病的辨证施治,确定中草药的配方,再将这些中草药制成煎剂后,加入浴盆中进行全身浸泡的一种水疗方法。

将中草药入锅加水,微火煎煮30~40分钟,制备成1500~2000毫升的药物溶液,过滤去渣后备用。每次进行浴疗、局部浸泡时,在浴盆中加入浸浴液200~300毫升,混匀即可。

可用于中草药药浴的配方较多,许多中西医专家都有自己独特的辨证施治方法和配方,建议患者应根据自己的病情,请中医专家进行辨证,开出适合自己的药浴配方,以便取得更好的疗效。

(7)喷淋浴疗法:喷淋浴是应用水的温度及压力等因素,冲击人体来辅助治疗疾病的一种方法。常用的喷淋浴方法是直喷浴。直喷浴开始时水温在33℃~35℃,然后在喷淋治疗的过程中逐渐将水温降至25℃~28℃。每次5~10分钟,每日1~2次,10~15次为1个疗程。直喷浴的特点是机械作用强,温度适宜,对于骨关节及软组织疼痛等有一定的辅助治疗作用。

(8)盐水浴疗法:将食盐或矿盐加入淡水中进行水疗的方法称为盐水浴。其方法是在200升的水中加入2000~4000克食盐,配成1%~2%的盐水,并用此水进行全身浸泡治疗。治疗时建议水温为38℃~42℃,每次治疗时间为10~30分钟,每日或隔日1次,15~20次为1个疗程。盐水浴能使皮肤血管迅速扩张,血液循环加快,有效地缓解关节疼痛。

(9)松脂浴疗法:首先应制备"松脂浸膏",其配方为:食盐1000克,酒精15毫升,纯松节油5毫升,雪松油5毫升,荧光素1.5克。将上述物质混合搅拌,装入瓶中备用。也可制备"松脂粉"，其配方为海盐 10 千克，松脂油 50 毫升，桉叶油 50 毫升，松节油 50 毫升，碳酸氢钠 5 千克，酒精 150 毫升，氨水 150 毫升，荧光素 15 克。将上述物质混匀，装入瓶中备用。在进行松脂浴前，将上述制备好的"松脂浸膏"或"松脂粉"50～75 克加入浴盆水中，搅拌均匀，保持水温在 38℃～42℃，治疗时间为 20～30 分钟，每日或隔日 1 次，15～20 次为 1 个疗程。松脂浴对于关节疼痛，活动受限及软组织渗出、粘连等多种疾病具有一定的辅助治疗效果。

(10)松节油浴疗法：在浴盆中加入一定量的松节油调制而成。方法是开始进行松节油浴时，松节油的用量为 10～15 毫升，以后每次进行松节油浴时，松节油的用量增加 5 毫升，最终每次松节油的用量达 35～40 毫升。松节油的作用是刺激血管扩张，增加组织中的血液量及加快血流速度，改善局部新陈代谢，达到辅助治疗疾病的目的。治疗水温在 37℃～38℃，每次治疗时间为 10～15 分钟，每日或隔日 1 次，10～15 次为 1 个疗程。松节油浴适用于关节疼痛类疾病，对于四肢血液循环障碍的患者有一定的疗效，严重高血压患者禁用。

二、颈椎骨质增生

(一)病　因

颈部上有头部,较重,双眼周围环视,而随意运动;下有胸部,较固定;中间颈部椎体多而灵活,可行前屈、后仰、左右侧转。颈椎由 7 个椎体组成,每个椎体又有多个关节构成。

颈神经有 8 对,颈$_{1\sim4}$前支合成颈丛,颈$_{5\sim8}$和第一胸神经前支合成臂丛。颈神经根常因颈椎间盘退行性变、颈椎骨质增生等原因而受压和摩擦,久之则产生上肢的神经疼痛、麻木、功能障碍,甚至肌肉萎缩。

颈椎骨质增生在早期多无临床表现,其原因是骨刺生长缓慢,同时骨刺还受局部周围组织的限制,如骨刺长在有动脉波动处,骨刺受动脉压力的限制就向旁边生长。而神经无波动与压力,就无限制的生长,时间一久骨刺就可压迫神经通道。颈椎骨质增生颈部神经检查,神经传导受到影响,即出现远端酸、麻、胀、痛等。如遇到外界稍有不良刺激,即出现颈椎病症状。中医称之外邪、风、寒、湿入侵等。骨刺亦绝非无限制生长,生长到一定程度时,它就静止或生长更缓慢。颈椎骨质增生进程由以下因素所决定。

1. 年龄因素　人体就像一部机器一样,随着年龄的增长,机器各部件的磨损也日益增加,颈椎同样会产生各种退行性变化,而椎间盘的退行性变化是颈椎病发生发展中最基本和最关键的基础。另外,颈椎椎体的各个小关节和韧带的退行性变也对颈椎病的发生起着重要的作用。

2. 慢性劳损　所谓慢性劳损是指超过正常生理活动范围的

最大限度的活动带来的损伤，包括以下几点。

（1）工作姿势不当：处于坐位，尤其是低头伏案工作的人群，虽然工作量不大，强度不高，重力不重，但颈椎病发病率特别高，如长时间看（玩）手机者、计算机员、文秘、会计、公务员、电子行业员工、教师容易患此病。

（2）不适当的体育锻炼：超过颈部耐量的活动或运动，如不得法的倒立、翻筋斗等，可加重颈椎的负荷，尤其是在缺乏正确指导下进行，一旦失手造成外伤，则后果更加严重。

（3）睡眠体位不妥：如不良的睡眠姿势、枕头的高度不当或垫的部位不妥，持续时间过长，会造成颈椎旁肌肉、韧带及关节的失调，而波及椎管内组织，加速退行性变过程。另外，反复落枕者患病率也较高。

（4）外伤：在颈椎退行性变失衡的基础，头颈部的外伤容易诱发颈椎骨质增生，稍有诱因即突然发病，而且症状往往较重，如外伤合并骨折、脱位者，则治疗更加困难。

（5）咽喉部炎症：当咽喉部或颈部有急性或慢性炎症时，因周围组织的炎性水肿，很容易诱发颈椎病症状出现，或使病情加重。

（6）发育性椎管狭窄：椎管狭窄者易发生颈椎病，而且预后也相对较差。

（7）颈椎先天性畸形：各种先天性畸形，如先天性椎体融合、颅底凹陷等，都易诱发颈椎病。

（8）代谢因素：各种原因所造成的人体代谢失常者，特别是钙、磷代谢和激素代谢失调者，往往容易导致骨质增生，时间一久即发生颈椎病。

（9）精神因素：从临床实践中发现，情绪不好者，往往会发生颈椎病，甚至加重，而颈椎病加重或发作时，患者的情绪往往更不好，很容易激动和发脾气，颈椎病的症状也更为严重。骨质增生压迫神经常见的部位如下。

①椎管内。增生的骨质位于椎管内,表现为后纵韧带骨化,椎间盘突出后钙化或骨化,椎板增生或黄韧带肥厚等。

②侧隐窝部。侧隐窝位于椎管两侧,是神经根行走的必经之路,如果因骨质增生使两侧侧隐窝狭窄,必然使神经根受压迫,出现疼痛及其他神经刺激症状。

③椎间孔部。椎间孔由上下椎骨的关节共同组成,神经由此经过,如果该部位出现骨质增生,常使神经受压迫,出现临床症状。

(二)临床表现

颈椎骨质增生(异物)刺激了颈椎体间的颈丛神经,主要临床表现为颈部不适、僵硬及颈项、背部、头昏头痛、手指麻木或疼痛,还可出现血压升高、心慌等各种症状。由于颈丛神经内有很多神经分支,分支到头部的即出现头昏;分支到手部,支配拇指和食指的神经为桡神经支、无名指和小拇指为尺神经支、掌面为正中神经支,如出现相应的手指症状,即为那个神经支被骨刺所压迫。

颈椎骨质增生多在颈椎$_{5\sim6}$及颈$_{6\sim7}$为甚。在临床上,颈椎骨质增生以颈$_{5\sim7}$较多见,也较重。新生的骨刺刺激、压迫了神经通道,神经传导受到影响,即远端手指、区域性皮肤,出现酸、麻、胀、痛、肌力下降、上肢功能障碍等。如遇到外界稍有不良刺激,如风、寒、潮湿,即可出现中医所谓的外邪、风寒湿入侵等颈椎病症状。

1. 分型

(1)颈型骨质增生:多因睡眠时枕头高度不合适或睡眠姿势不当,颈椎较长时间弯曲,一部分椎间盘逐渐移向伸侧刺激神经根而引起疼痛,以青壮年较多。其表现为颈项疼痛强直,整个肩背疼痛,僵硬,头部屈转动受限,呈斜颈姿势。如做回头动作时颈项和躯干必须共同旋转。少数患者可出现反射性肩、臂、手部疼痛及胀麻等症状,但咳嗽或喷嚏时无放射性加剧。

（2）神经根型骨质增生：该型骨质增生在早期症状多不典型，颈部活动功能基本正常，随着颈椎骨质增生的增加，患者多有颈、肩、臂部疼痛和手指麻木等症状，且多向上肢或枕部放射。如颈部体位改变尤其是突然旋后时，可诱发症状加重，部分患者前臂及手部肌肉萎缩，感觉障碍，肌力减弱。椎间孔压迫试验及臂丛神经牵拉试验阳性，患椎棘突压痛阳性。颈$_{5\sim6}$是增生好发部位，当骨刺刺激颈$_6$神经根时，沿肩部至上肩外侧和前臂桡侧及腕部疼痛麻木，并放射至拇指和中指，当骨刺刺激颈$_7$神经根时，麻木疼痛沿上述路线至食指与中指，肱二头肌力减弱，肌腱反射异常，肩胛内上角有压痛。

（3）脊髓型骨质增生：多因颈椎骨间嵴骨质增生，颈椎间盘突出或膨出，后纵韧带及黄韧带肥厚、骨化、钙化等原因引起椎管狭窄，刺激、挤压脊髓而致，是颈椎骨质增生中最严重的一种。其主要原因有：一是因骨质增生髓核脱出后形成粘连无法回纳；二是动力因素，主要为椎节的不稳与松动，后纵韧带钙化、椎间盘膨隆，髓核后突，黄韧带前凸，突向椎管对脊髓的致压；三是血管因素，指脊髓血管遭受压迫或刺激时可出现痉挛、狭窄甚至微血栓形成，影响脊髓的血供；四是椎管先天性发育不良等。

脊髓型颈椎骨质增生的临床症状繁多，主要为运动障碍。由于皮质脊髓束受压，或因脊髓前动脉痉挛缺血，四肢肌肉瘫痪，肢体麻木，共济失调，自主神经及括约肌功能障碍和出现病理性神经反射现象。

早期有双侧或单侧下肢发紧、麻木、疼痛、僵硬发抖、无力、腿软或易绊倒。步态笨拙，走路不稳或有踩棉花感。继而出现一侧或双侧下肢麻木、疼痛、烧灼感。手部肌肉无力，发抖，活动不灵活，持物不稳，容易坠落。严重者可有四肢瘫痪，小便潴留或失禁，卧床不起等。

（4）椎动脉型骨质增生：本型较常见，而临床症状较复杂。由于椎动脉供应大脑血液,所以椎动脉供血受阻必定见于内耳、脑干、小脑、间脑、大脑枕叶及脊髓等组织的功能缺损。除大脑额叶外,大半个脑部都可受累,出现各种各样典型或非典型的定位性症状,如头痛、眩晕、耳鸣、耳聋;自主神经或内脏功能紊乱,或出现恶心、呕吐、多汗流涎、心动过缓(心动过速)、胸闷、呼吸节律不均、上肢不适等;运动障碍亦可共济失调,如肌力减弱、不全瘫痪、口齿不清、平衡障碍等;视觉障碍如视雾、一过性幻觉等;皮肤感觉障碍;倾倒发作和意识障碍;精神障碍等。

(5)交感神经型骨质增生:该型临床表现最复杂,症状多变,没有特异的体征,确诊很困难。颈部的交感神经分布很广泛,除分布到颈椎椎管内的脊膜及血管周围外,还分布到头颈部、上胸部及上肢皮肤的汗腺、上肢的血管周围、瞳孔括约肌、眼睑平滑肌、咽部、颈内动脉、颈椎动脉、椎动脉周围及心脏等组织器官。由于颈椎骨刺或颈椎不稳定,不但能刺激脊髓或神经根,还能直接或反射性地刺激交感神经,所以其他类型颈椎骨质增生可以伴有交感神经功能紊乱的症状。其症状有五官及头部症状,周围血管痉挛,肢体发凉或发麻,心率过快或慢,血压忽高忽低,对气候适应能力差,上半部躯干、头部、上肢(甚至很多脏器)均可出现疼痛、感觉异常及腺体分泌等。交感神经型骨质增生的特点为酸困、灼痛、钝痛,产生的部位较深,而且界面模糊不清,并有弥漫性扩散,而不沿神经干路传导等。

(6)食管压迫型骨质增生:此型颈椎体前结缔组织较疏松,由于食管有良好的伸缩性,其缓冲空间较大,故椎体前方骨质增生的骨赘虽然十分多见,但无症状,只是当骨赘长度达到一定程度,超越了食管的代偿能力时,方可感到吞咽困难,多数患者吞咽困难的程度与骨赘大小呈正比。

(7)混合型骨质增生:上述各型骨质增生均是在颈椎退行性变、颈椎骨质增生、骨赘、椎间盘突出等对神经根、脊髓、交感神经或椎动脉等其中某一组织刺激或压迫,而出现的功能受损。但实际上,颈椎退行性变后,在多数情况下神经根、脊髓、交感神经或椎动脉可以有几个组织同时受到刺激或压迫,因此临床上凡有同时存在上述两型以上的症状、体征者,即可诊断为混合型颈椎骨质增生。检查颈部除有明显活动受限、发僵外,病变颈椎棘突、患侧肩胛骨内上角和胸大肌区常有压痛;上肢及手指的感觉减退,可有肌肉萎缩等。

2. 辅助检查

(1)牵拉试验阳性:检查者一手扶患者患侧头部,另一手握患侧上肢,将其外展 90°,两手做反方向牵拉,若有放射性痛或麻木感即为阳性。

(2)压头试验阳性:患者坐位,颈后伸,偏向患侧,检查者以左手托下颌,右手从头顶逐渐下压;或检查者双手掌放于头顶部,依纵轴方向施加压力时,患肢出现放射性疼痛加重为阳性。

(3)椎间孔挤压试验阳性:患者头偏向患侧,术者用左手掌放于患者头顶部,右手握拳,轻轻叩击左手背,患肢有放射性疼痛为阳性。

(4)影像学检查:颈椎骨质增生一般通过 X 线摄片均可发现颈椎变直、排列异常,椎孔、椎间隙不等。如需进一步确诊,也可行CT、磁共振检查,以显现骨质压迫脊髓或脊神经根等情况。

(三)鉴别诊断

1. 颈椎骨质增生与风湿和类风湿相鉴别　实验检查,抽血查血沉、抗"O",即能鉴别风湿和类风湿疾病。

2. 颈椎病骨质增生与肩周炎相鉴别　肩周炎主要表现为肩关节周围疼痛、功能障碍,而无明显麻木,放射性疼痛等。风湿性或慢性劳损性颈肩痛,颈部肌筋膜炎等,均有颈肩疼痛,颈部活动受限和手部麻木。但无放射性疼痛，麻木区不按神经分布，痛点局部封闭治疗后，症状可明显好转。

3. 排除肿瘤 因身体肿瘤转移至头部，多为淋巴系统转移，颈部淋巴管和淋巴结出现反应时，多侵袭颈椎椎体，而颈部出现疼痛，通过 X 线、CT、磁共振等检查，多能发现颈椎病变。

（四）西医治疗

1. 西药治疗

（1）解热镇痛药：对于颈椎骨质增生发作疼痛难以忍受，不能平卧或不能入睡的患者，可适当给予镇痛药物。

①芬必得每次 300～600 毫克，每日 2 次，口服。偶见有食欲缺乏、头痛、耳鸣。有胃、十二指肠溃疡、肝肾功能不全及有出血倾向者慎用，孕妇及哺乳期妇女者禁用。

②布洛芬每次 200 毫克，每日 2～3 次，餐后服用。有恶心、呕吐、胃部烧灼感、眩晕、皮疹等不良反应。

③吡罗昔康每次 10～20 毫克，每日 1 次，饭后服用。有胃溃疡、十二指肠溃疡、肝肾功能不全、出血倾向者慎用，孕妇及哺乳期妇女者禁用。

④双氯芬酸口服每次 25～50 毫克，每日 2～3 次；直肠给药每次 50 毫克，每日 1～2 次。有胃溃疡、十二指肠溃疡、肝肾功能不全、出血倾向者慎用，支气管哮喘者、孕妇及哺乳期妇女禁用。

⑤氟芬那酸每次 200 毫克，每日 3 次，饭后服用。偶见有胃部不适、腹泻、皮疹、蛋白尿、血尿、水肿等不良反应。

⑥吲哚美辛每次 25～50 毫克，每日 3 次，口服。有胃溃疡、十二指肠溃疡、肝肾功能不全、出血倾向者慎用，孕妇及哺乳期妇女者禁用。

⑦索米痛每次 1～2 片，每日 3 次，可连服 3～5 日，饭后服用。

不可长期服用,有人可引起粒细胞减少。

⑧曲马朵胶囊剂每次 50～100 毫克,每日 2～3 次,口服;针剂,肌内注射或静脉注射,每日 1.5～2.0 毫克/千克体重,1 个疗程可达 3 周。

⑨阿司匹林每次 300～600 毫克,每日 3 次,餐后服用。不可长久服用(一般 3～4 个月,停药 3 个月后可再服用)。有胃溃疡、十二指肠溃疡、肝功能不全、肾功能不全及出血倾向者慎用,支气管哮喘者、孕妇及哺乳期妇女禁用。

(2)肌肉松弛与镇静药

①氯唑沙宗每次 200～400 毫克,每日 3 次。不良反应为恶心、食欲缺乏、头晕、嗜睡等,停药后自行消失或缓解。

②艾司唑仑(舒乐安定片)每次 1～2 毫克,睡前服用。重症肌无力患者、孕妇及哺乳期妇女禁用。服药期间不可饮酒、不宜驾车及高空作业等。

③复方氯唑沙宗每次 200～400 毫克,每日 2 次。肝、肾功能不全者慎用,孕妇禁用。

(3)血管扩张、活血药

①桂利嗪每次 25 毫克,每日 3 次,口服。偶有胃肠道不良反应,如恶心,食欲缺乏,嗜睡,皮疹等,停药后消失。

②氟桂利嗪每次 5 毫克,每晚 1 次,口服。有嗜睡、疲惫,皮疹等不良反应,停药后消失。

③硝苯地平每次 10 毫克,每日 3 次,口服。很多人开始用药出现头晕、软弱无力。不可遗漏或任意减药量、延长服药时间,停药宜慢,应监护防止低血压。服药期间不可吸烟,因可降低药效及发生不良反应。

④尼莫地平每次 10 毫克,每日 3 次,口服。严重心血管功能损害和严重低血压者、肝功能不全、肾功能不全者慎用。

上述药物为钙离子拮抗药,不宜交叉服用。

⑤丹参注射液每次 12～20 毫升,加入 5％～10％葡萄糖注射液中,静脉滴注。每日 1 次,12 日为 1 个疗程。

⑥右旋糖酐针剂每次 250～500 毫升,静脉滴注,每日 1 次,12 日为 1 个疗程。

(4)改善脑组织代谢药物

①舒脑宁每次 2～5 毫克,每日 2 次,口服。

②吡硫醇片剂每次 100～200 毫克,每日 3 次,口服;或每次 200～400 毫克,每日 1 次,静脉滴注。

③阿米三嗪/萝巴新每次 1 片,每日 1 次,口服。

④吡拉西坦(脑复康)200～800 毫克,每日 3 次,口服。

⑤脑活素针剂每次 10～30 毫升,加入 5％葡萄糖注射液 250 毫升或生理盐水中,静脉滴注,每日 1 次,连用 10～20 次;以后每周 2～3 次,15 次为 1 个疗程,可以重复几个疗程,至临床症状消失为止。

⑥胞磷胆碱每次 100～200 毫克,每日 1 次,肌内注射,7～10 日为 1 个疗程;每次 200～600 毫克,加入 5％～10％葡萄糖注射液 250～500 毫升中,静脉滴注,每日 1 次,5～10 日为 1 个疗程。

(5)激素类药物:糖皮质激素对炎症有明显的抑制作用,能抑制细菌性炎症和创伤性、过敏性、免疫性、化学性、物理性等因素所致的无菌性炎症。对急性期或神经性炎症,伴有广泛粘连的情况下可短期应用,具有消炎、消肿、脱敏及镇痛作用。避免用药时间长而出现不良反应。

①泼尼松每日 5～10 毫克,维持量为 25～100 毫克,单次服或分次服。

②地塞米松第一周每日 3 次,每次 1 片;第二周每日 2 次,每次 1 片;第三周每日 1 次,每次 1 片;第四周每日 1 次,每次1/2片;最后停药。

③醋酸去炎舒松悬浊液每次 1 毫升,加利多卡因 4～6 毫升,

局部注射用,3～5 日 1 次。

(6)维生素类

①维生素 B_1 每次 20 毫克,每日 3 次,口服。

②维生素 B_6 每次 20 毫克,每日 3 次,口服。

③维生素 B_{12} 每次 1 000 微克,每日 3 次,口服。

④维生素 C 每次 200 毫克,每日 3 次,口服。

⑤维生素 E 胶囊每次 100 毫克,每日 1 次,口服。

(7)细胞免疫、酶及抗过敏类药:左旋咪唑、免疫制剂(如胸腺素、免疫球蛋白)及辅酶 A、三磷腺苷等可改善神经营养,促进神经传导,改善血液循环,提高免疫机制,加速神经功能的恢复。

2. 物理电治疗　物理电治疗的主要作用是降低神经兴奋性,调节自主神经功能,缓解或消除颈椎骨质增生引起的周围肌肉痉挛,改善局部神经和血液循环,消除因病变引起的神经根或其他软组织的炎性水肿和充血,促进组织代谢,加速致痛物质的排泄,对消除或减轻炎症、创伤、肌肉痉挛、代谢性神经性疼痛,均有明显的疗效。治疗颈椎骨质增生的常用物理电疗法有以下几种。

(1)短波电疗法:治疗剂量一般分为微温量、温热量及热量。主要根据患者感觉,辅以氖灯亮度及电流表读数区分。每次 15～20 分钟,每日或隔日 1 次,10～20 次为 1 个疗程。

(2)超短波电疗法:治疗剂量一般分无温量、微温量、温热量及热量。主要根据患者感觉,辅以氖灯亮度及电流表读数等区分。治疗中应经常询问并观察患者反应,如有头晕、心慌或过热时,应立即调整治疗剂量,进行必要的检查与处理。每次 10～15 分钟,每日或隔日 1 次,10～15 次为 1 个疗程。

(3)中波电疗法:电极放置腰部阿是穴及风池、手三里、内关穴。选好电极,铅板电极应压平,微加热。治疗剂量为 3～8 毫安/平方厘米,每次 20～30 分钟,每日 1 次,10～15 次为 1 个疗程。

(4)干扰电疗法:选好两组正负电极妥善固定在治疗部位,并使两组正负电流交叉在病灶处。每次治疗时间为 15~20 分钟,每日 1 次,10~15 次为 1 个疗程。

(5)音频电疗法:电极可置阿是穴或环跳、承山等穴位上。缓慢调节输出旋钮,观察电流表指针,逐渐增加所需治疗强度(以患者耐受为度)。每次 20~30 分钟,每日 1 次,15 次为 1 个疗程。

(6)正弦调制中频电疗法:在腰部和患肢的阿是穴(最痛点)及风池、手三里、内关、曲池、合谷等穴位固定电极。调制频率 10~150 赫兹,调制幅度 0~100%,断续及调制时间 1~6 秒钟均连续可调。连续调制波,输出 10~150 赫兹调制中频正弦电流,用于刺激自主神经节及镇痛。断续调制波,间断输出连调波电流,对神经、肌肉组织有明显的刺激作用。间歇调制波:间歇输出电流在病灶处,电流强度一般以患者能耐受为宜。每次 15~20 分钟,每日 1 次,10~15 次为 1 个疗程。

(7)感应电疗法:电极需用 4~8 层纱布包裹扎紧,温水浸湿。电极放置部位应根据生理解剖部位及经络穴位而定,一般采用固定法或滑动法进行治疗。每次 15~20 分钟,每日 1 次,10~15 次为 1 个疗程。第六颈椎以上用强直流电刺激时,勿做脊椎横行跨越通电,应将两电极置于身体同侧。勿将电极置于皮肤破损或溃疡处,亦不能置于心前区。

(8)直流电疗法:选妥所需电极及衬垫,衬垫应较金属电极边缘宽出 1~2 厘米,厚度至少 1 厘米,用时浸湿,拧至适当湿度。电流强度以衬垫面积计算,并应结合患者耐受量而定。颈椎骨质增生以痛点穴为阳极,手三里或内关穴为阴极固定。每次 15~20 分钟,每日 1 次,15 次为 1 个疗程。

(9)直流电药物导入疗法:衬垫须标有符号,供各种药液(水杨酸钠、草乌、红花等水煎或酒浸泡液等)专用。用时浸湿水并拧干至适当湿度,将药液均匀洒在衬垫上,洒药液面贴于皮肤(或用药液浸湿的纱布、滤纸贴于皮肤,其上放置衬垫),衬垫上再放置电极板。一般每次 20～30 分钟,每日 1 次,每次 10～20 次为 1 个疗程。

(10)超声波治疗法:患者取合适体位,将声头置于治疗部位,根据需要选用连续或脉冲输出,调输出至所需剂量,定好时间。剂量一般为 0.2～0.5 瓦/平方厘米。10～20 分钟,每日 1 次,10～15 次为 1 个疗程。

(11)红外线治疗法:简单的有普通照明用的白炽灯 60～100 瓦均可使用;或特殊专业用,如红外烤灯、卧式烤箱、特定磁波谱治疗仪等大小、形式不等也可使用。在治疗时根据疾病的需要,局部可加针刺或涂搽适当中药涂液(如红花当归酊、自配药酒等),正红花油,云南白药酊等。每次 20～40 分钟,每日 1～2 次,15～25 次为 1 个疗程。

(12)磁场疗法:一般有恒定磁场、脉动磁场、交变磁场、脉冲磁场、旋转磁场、磁按摩等数种。

①恒定磁场疗法。将磁片或磁球直接贴敷在治疗部位或穴位上,用胶布或伤湿止痛膏固定,也可将磁片置于专用袋内,系于治疗部位,贴敷磁片的数量及时间视病情而定。

②脉动磁场疗法。将磁疗机之磁头按单置或对置(视需要而定)固定于治疗部位,接通电源,调节输出旋钮至所需磁场强度。

③交变磁场疗法。选好磁头,将导线连于磁疗机输出端(交流),再将磁头置于治疗部位,接通电源,调至所需磁场强度。

④脉冲磁场疗法。选好磁头,并固定于治疗部位后,依次接通电源,调节脉冲频率及磁场强度旋钮达所需量。

⑤磁按摩疗法。将永磁体固定于电按摩器的治疗头上,在患部进行持续、反复按摩治疗。

⑥磁电法。以磁片作为电极,连接低频或中频电流,在需要治疗的部位进行治疗。磁疗剂量的选择:磁疗时间及疗程,宜根据患者的体质、年龄、部位、病情等而定。

注意磁片勿碰击,以防破裂及退磁。定期(3~6个月)测定磁片磁场强度。所用磁头必须保持良好绝缘。手表勿靠近磁体。

(13)坎离砂疗法:将坎离砂加醋,产生热效应而用于治疗的一种温热疗法。它既有热作用,又具有药物作用。因其热是在化学反应中产生的、带有水分,治疗局部为湿热,有明显的镇痛作用。其中的中药又具有祛风止痛、理气活血、祛风散寒、散瘀消肿的作用。

①适应证。脊椎骨质增生、急(慢)性颈项部肌肉疼痛、关节骨质增生、关节疼痛、关节炎、手术后恢复期等。

②操作方法。坎离砂的组成为净铁末500克,米醋300毫升,防风40克,当归30克,川芎、透骨草各40克。先将中药切成薄片或小节,然后置于米醋和水中加热30分钟,在煎煮时应经常搅拌,待冷却后过滤,将药渣除去备用,将净铁砂(即铁用2号筛过筛而得铁末颗粒,直径约2毫米)放入锅内煅红,时间为1~2小时,当铁末烧红时,取上述中药液500毫升淬入铁末中,并搅拌均匀,迅速用被子盖好,让其自然冷却,干燥后备用。治疗时将坎离砂倒入盆中,用2%醋酸或食用醋搅拌,至全部潮湿,然后分装于布袋内,用浴巾或毛毯包好,待其发热即可应用。充分暴露治疗部位,纱布垫置于疼痛部位,放上沙袋,再盖上棉垫保温。因坎离砂温度可逐渐上升,故应经常测量温度,使之保持治疗的要求温度。如超过允许温度时,可在沙袋下面加纱布垫。治疗温度一般为46℃~52℃,每次20~30分钟,15~20次为1个疗程。休息5~7日可进行下1个疗程。

③注意事项。随着治疗次数的增加,局部温热感觉值亦逐渐递增,故不能完全根据患者自己的感觉来提高温度。坎离砂的最高温度如达不到70℃时,即不能重复使用。坎离砂可重复使用10~15次,但随着使用次数的增加,发热潜伏时间也相对延长。治疗中应随时询问患者的感觉,以防烫伤。患者及工作人员在治

疗时要戴口罩,以防吸入金属粉尘。

(14)封闭(痛点注射)疗法:适用于颈项部有较明显的压痛点,颈项部的肌肉劳损等,有较好的效果。

①痛点注射治疗。用1%普鲁卡因1.5毫升,泼尼松龙或醋酸曲安奈德0.5毫升,做局部封闭。所用针头要细而长,要刺至痛点的深处,当患者感到剧痛时,才表示已达到正确的位置。封闭每3日1次,2~4次为1个疗程。

②穴位注射治疗

● 根据需要,选用20毫升一次性注射器和4~5号注射针头(细、长针头)。

● 根据病情采取不同的选穴方法,如压痛点(阿是穴),风池穴,大椎、颈椎$_{6~7}$椎旁,合谷等穴,或即用拇指或食指指腹以均匀的力量在患部体表进行按压、触摸、滑动,以检查有无压痛、条索状或结节等阳性反应物,以及皮肤凹陷、隆起、色泽的变化等。触诊检查的部位有颈项、背部的腧穴,尤其是原穴、郄穴、合穴等特定穴位或一些经验穴位,效果更好。

● 凡能进行肌内注射的中西药物,均可根据适应证选择应用。药液注入量可根据病情、部位、药物浓度而定。穴位及经络阳性反应点上,一般每点用0.5~2毫升;压痛点、肌肉起点、脊神经根周围及四肢、腰背肌肉丰满处,每点可注射2~20毫升。

● 常用药物有0.25%~0.5%普鲁卡因,1.0%利多卡因,5%~10%葡萄糖注射液,生理盐水,维生素类注射液,中成药制成注射液,以及激素类有醋酸曲安奈德、泼尼松龙等。

● 皮肤常规消毒后,针尖快速刺入皮肤,然后缓慢进针至相应深度,待有酸、胀感时,回抽活塞,如无回血即可推入药液。进针中如出现触电样感觉,说明已刺到神经,应将针退出0.5~1.0厘米,或改向另一方向进针,避开神经注射药液。

● 刺激强度根据病情及耐受程度而定,体壮及痛甚者,用中、强刺激,可快速推药。一般体弱者采用轻刺激,推药要慢。

●针刺深浅,取决于病变部位;注射深浅,浅者注射药物少,深者注射药物多。注射完毕快速拔针,如深部注射时,2/3 药物在深层注射,1/3 药物退针至浅层肌肉注射,完毕后快速拔针,然后用干棉球按压注射部位片刻,并休息数分钟。

●一般每日或隔日注射 1 次,若一次注射量较多者,可每周注射 1～2 次,7～12 次为 1 个疗程。

③注意事项

●严格查对,遵守无菌技术操作。

●注意药物的药理作用,配伍禁忌,不良反应和过敏反应。凡能引起过敏反应的药物,必须先做过敏试验。阴性者方可注射。

●注射时要准确、细致,避免损伤神经。对神经有刺激与损害的药物,避免注射于神经干及其周围。

●初次治疗及年老体弱者,注射部位不宜过多,药量应酌情减少。

(15)交感神经节封闭治疗法:患者取平卧位。选在颈椎痛点棘突上缘平面外侧(患侧)用手指垂压做一标志,常规皮肤消毒,有 1%普鲁卡因做局部麻醉,用 3～5 厘米长针头与皮肤垂直方向刺入,直至触及横突后将针拔出少许并向内斜 15°～20°,再深入 3～4 厘米。到达交感神经节所在处,回抽无回血后,将 20 毫升氧气注入,使之扩散后,然后将 1%普鲁卡因 15 毫升加地塞米松 10 毫克混合后注入。封闭后少数患者可有轻微头晕、出汗等症状,不需要特殊处理。

封闭后卧床休息 30 分钟后就可离去。一般每周封闭 1 次,3～5 次为 1 个疗程。

(16)手术治疗法:对颈椎骨质增生较为明显者,或是颈椎间盘突出者,经系统治疗 6 个月以上症状不见好转,甚至有加重,手部肌肉进行性萎缩者,可以进行手术治疗。

颈椎骨质增生或颈椎间盘突出者,目前多采用微创手术进行手术,因为微创手术定位准,切口小,损伤小恢复快等优点。颈部手术不同于其他部位手术。

(五)中医治疗

1. 中医辨证施治 按照颈椎骨质增生所致临床症状的不同,中医在颈椎骨质增生临床治疗上运用望、闻、问、切四诊及阴阳、寒热、虚实、表里之八纲认真辨证,不可拘泥于一家之说,应因人、依证而异。自古以来,中医辨证就有舍脉从证,或舍证从脉等说法,其意不外乎根据具体症候、病因立法,将其分为 5 型。辨证一旦确立,可选择以下方剂治疗。

(1)风寒湿痹型:患者多以体质弱、风、寒、湿三邪侵犯人体,致使其流注于颈部、肩部及手臂,并痹阻于经络而发病。其风邪常使疼痛走窜,并兼有麻木;寒邪则使疼痛加剧,肌肉拘挛而畏寒;湿邪可致颈僵头沉,肢体倦怠。风寒湿痹型颈椎骨质增生,临床表现以颈部、肩部、上肢窜痛麻木,并以疼痛为主。此外,并有颈项强硬,活动不利,恶寒畏风,以及舌淡,苔薄白,脉多弦紧。

①独活寄生汤。独活、防风、牛膝、秦艽、杜仲、茯苓、白芍各 12 克,当归、桑寄生、党参、熟地黄各 15 克,细辛 5 克,肉桂、川芎、甘草各 6 克。每日 1 剂,水煎分 3 次服,10 剂为 1 个疗程。

②蠲痹汤。麦冬、黄芩、当归、白芷、蔓荆子各 15 克,羌活、独活、防风、苍术、菊花、生姜各 12 克,川芎、甘草各 6 克,细辛 5 克。每日 1 剂,水煎分 3 次服,10 剂为 1 个疗程。

③三痹汤。独活、肉桂、生地黄、秦艽、白芍、甘草各 10 克,细辛 5 克,川芎 6 克,党参、当归各 15 克,茯苓、防风、杜仲、牛膝、黄芪、续断各 12 克。每日 1 剂,水煎分 3 次服,10 剂为 1 个疗程。

④羌活胜湿汤。羌活、蔓荆子、独活各 15 克,藁本、防风各 12

克,川芎、甘草各 6 克。每日 1 剂,水煎分 3 次服,10 剂为 1 个疗程。

⑤葛根汤。葛根 15 克,桂枝、生姜各 12 克,麻黄、白芍、甘草各 10 克,大枣 10 枚。每日 1 剂,水煎分 3 次服,10 剂为 1 个疗程。

(2)气滞血瘀型:患者多由颈部扭伤所致,颈部受外力作用过大,筋骨难以承受,以致关节错位,筋骨损伤,气血凝滞,经络受阻,不通则痛。中医学古籍《灵枢·百病始生》篇有记载:"用力过度,则络脉伤,阳络伤则血外溢……阴络伤则血内溢。"气滞血瘀型颈椎骨质增生的临床表现为颈肩部及上肢刺痛,并痛有定处,有肢体麻木,舌质暗,脉多弦。

①补阳还五汤。黄芪、当归尾、地龙各 15 克,川芎、桃仁、赤芍、红花各 12 克,甘草 6 克。每日 1 剂,水煎分 3 次服,10 剂为 1 个疗程。

②壮筋养血汤。当归、杜仲、生地黄各 15 克,川芎、牛膝、牡丹皮、白芷、续断、红花各 12 克。每日 1 剂,水煎分 3 次服,10 剂为 1 个疗程。

③血府逐瘀汤。当归 15 克,生地黄 12 克,桃仁、赤芍、柴胡、桔梗、牛膝各 10 克,川芎、红花、枳壳、甘草各 6 克。每日 1 剂,水煎分 3 次服,10 剂为 1 个疗程。

(3)痰湿阻络型:患者多为肥胖者,平常情志抑郁,饮食不节而致痰湿内生,流注颈项,痹阻经络,气血失养头面。痰湿阻络型颈椎骨质增生临床表现为头晕目眩,自感头部沉重,肢体麻木,食欲下降,舌暗红,苔厚腻,脉多弦滑。

①二陈汤。白茯苓 15 克,法半夏、乌梅、橘红各 12 克,生姜、炙甘草各 6 克。每日 1 剂,水煎分 3 次服,10 剂为 1 个疗程。

②导痰汤。茯苓 15 克,枳实、半夏、橘红、生姜各 12 克,天南星、甘草各 6 克,每日 1 剂,水煎分 3 次服,10 剂为 1 个疗程。

③温胆汤。天麻 15 克,半夏、茯苓、橘红、白术各 12 克,大枣

10枚、生姜、甘草各6克。每日1剂,水煎分3次服,10剂为1个疗程。

(4)肝肾亏虚型:患者多为先天不足者,以及年老体弱和过度劳伤者。《素问·上古天真论》篇云:"丈夫八岁,肾气实,发长齿更。五八,肾气衰,发堕齿槁。六八,阳气衰竭于上,面焦,发鬓斑白。七八,肝气衰,筋不能动,天癸竭,精少,肾脏衰,形体皆极。八八,则齿发去。"这段话揭示出人体随同年龄增长,机体衰退的过程。中医学还认为:"久视伤血,久卧伤气,久坐伤肉,久立伤骨,久行伤筋。"是告诫人们,适当劳作,有利于气血流畅,筋骨强健。而劳作过度,超过身体负荷能力,亦可损伤筋骨。易怒易怨伤肝,房事不节伤肾,60岁左右年龄的人,是为肝肾不足患颈椎骨质增生发病之由。其临床表现为头痛眩晕、耳鸣耳聋、失眠多梦、目赤面红、颈涩疼痛、上肢麻木、舌红干燥脉弦等。

①补肾壮筋汤。熟地黄、当归各15克,牛膝、山茱萸、五加皮、茯苓、续断、杜仲、白芍各12克,青皮6克。每日1剂,水煎分3次服,10剂为1个疗程。

②六味地黄汤。熟地黄、茯苓各15克,怀山药、泽泻、山茱萸、牡丹皮各12克。每日1剂,水煎分3次服,10剂为1个疗程。六味地黄汤加知母、黄柏各10克,即为知柏地黄汤;加枸杞子、菊花各10克,则为杞菊地黄汤,均可依脉或依证加减投用,常有良效。

③狗脊寄生汤。金毛狗脊15克,钻地风12克,菟丝子、续断、桑寄生、牛膝、补骨脂各12克,威灵仙、土鳖虫、木香各10克。每日1剂,水煎分3次服,10剂为1个疗程。

④补肾活血汤。熟地黄、杜仲、枸杞子、肉苁蓉、补骨脂各15克,菟丝子、独活、当归尾、没药、山茱萸各12克。每日1剂,水煎分3次服,10剂为1个疗程。

(5)气血亏虚型:患者多因饮食失调,脾胃不和,营养不良等,所致气血亏虚;或劳累过度,思虑抑郁而耗损气血致使筋肉失养,不能上荣头面,而致头晕目眩,面色苍白,并颈硬疼痛等。中医谓:"气虚则麻,血虚则木。"是为气血亏虚型颈椎骨质增生临床表现,其舌淡少苔,脉细弱。

①归脾汤。龙眼肉、当归、党参、黄芪、酸枣仁、远志各 15 克,白术、茯苓、木香各 12 克,炙甘草 6 克。每日 1 剂,水煎分 3 次服,10 剂为 1 个疗程。

②人参养荣汤。党参、炙黄芪、当归各 15 克,陈皮、肉桂心、白术、五味子、茯苓、远志、白芍、炙甘草各 12 克,大枣 10 枚,生姜 6 克。每日 1 剂,水煎分 3 次服,10 剂为 1 个疗程。

③十全大补汤。八珍汤加黄芪 12 克,肉桂 10 克。每日 1 剂,水煎分 3 次服,10 剂为 1 个疗程。

④生血补髓汤。黄芪、当归、生地黄各 15 克,白芍、川芎、续断、杜仲、五加皮、牛膝各 12 克。每日 1 剂,水煎分 3 次服,10 剂为 1 个疗程。

⑤八珍汤。党参、白术、茯苓、川芎、当归、熟地黄、白芍、炙甘草各 15 克。每日 1 剂,水煎分 3 次服,10 剂为 1 个疗程。

此外,还有许多中医名家根据各自的临床经验所拟的许多验方,均可选用。

2. 中成药治疗

(1)天麻丸:祛风除湿,舒筋活络,活血止痛。每次 5 丸,每日 2～3 次,口服。孕妇慎用。

(2)虎骨木瓜丸:舒筋活络,散风止痛。每次 1～2 丸,每日 2 次,口服。孕妇忌用。虎骨已禁用,故而易为狗骨替代。

(3)疏风定痛丸:祛风散寒,活血止痛。每次 1～2 丸,每日 2 次,口服。孕妇忌用。

(4)骨刺丸(片):祛风散寒,活血通络,除湿止痛。每次 1～2 丸,每日 2 次;或每次 4～6 片,每日 3 次,口服。孕妇忌用。

(5)小活络丹:温经散结,活血通络。每次 1 丸,每日 2 次,温开水或热酒送服。

(6)大活络丹:行气祛风,舒筋活络。每次1丸,每日2次,温开水或热黄酒送服。孕妇忌用。

(7)正天丸:疏风活血,养血祛寒。每次6克,每日2~3次,15日为1个疗程。孕妇忌用。大便稀溏,胃部不适者宜暂停服用。

(8)银杏叶片:活血化瘀,通脉疏络。每次2片,每日3次。孕妇忌用。亦可用于其他心、脑血管病症。

(9)太极通天液:活血化瘀,通脉活络,疏风止痛。每次10毫升,每日3次,口服,15日为1个疗程。孕妇与出血者性脑病者忌用。太极口服液对颈椎骨质增生有一定的预防作用,用量为每次10毫升,每日1次,口服。

(10)盘龙七药片:活血化瘀,疏通经络,消肿止痛,强筋健骨。每次2~4片,每日3次,口服。孕妇及高血压患者慎用。

(11)八珍冲剂:补气益血。每次1包,每日2次,开水冲服。

(12)颈痛灵:滋补肝肾,益气养血,温通经脉,活络止痛。对颈项僵硬、疼痛、麻木、眩晕等均有疗效。每次10毫升,每日2次,口服。

(13)颈复康散(冲剂):活血通络,散风止痛。每次1~2包,每日2~3次,温开水送服。孕妇忌用。如有消化性溃疡、肾性高血压慎用,感冒、发热、咽痛、鼻炎者暂停服用。

(14)健步虎潜丸:补气养血,强筋壮骨。用于筋骨痿软,步履维艰者。每次1丸,每日2次,温开水或热黄酒送服。

(15)抗骨质增生丸:补肾强筋,活血利气,通络止痛。每次1丸,每日2次,口服。

(16)仙灵骨葆胶囊:温肾壮阳,接骨续筋,强身健骨。每次3粒,每日2次,口服,30~45日为1个疗程。

(17)壮骨关节丸:补益肝肾,养血活血,祛风通络。每次1丸,每日2次,口服,30日为1个疗程。

(18)伤科接骨片:补益肝肾,强筋壮骨,活血化瘀,接骨续断,消肿止痛。每次 4～6 片,每日 3 次,温开水或热黄酒送服。此外,本药可剥去糖衣并碾碎,用白酒或鸡蛋清调敷患处。

3. 手法治疗

(1)点按法:患者正坐,术者站立位于患者背后。术者一手扶住患者头部,一手以中指点按风池、天柱、风府、肩井等穴。点毕以中指或拇指,在所点之穴由上而下推揉,反复数次,再以拇指、中指相对,轻轻捏拿颈项部肌肉数次。

(2)指(掌)揉摩法:患者端坐,术者站立于患者背后,先用拇指与另外 4 指(图 2-1、图 2-2),小鱼际肌或手掌根部在患者颈项部和肩胛部肌肉上依次揉摩 10～15 次。

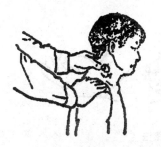

图 2-1　指揉法①

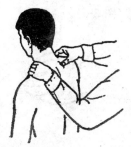

图 2-2　指揉法②

(3)舒筋法:术者用双手掌根部,从头开始,沿斜方肌、背阔肌、骶棘肌的肌纤维方向,分别向项外侧沟及背部分舒,手法由轻到重,再由重到轻,反复 8～10 次。

(4)捏拿法:术者用双手或单手提拿颈后(图 2-3),颈两侧及肩部的肌肉,反复 3～5 次。

(5)揉捏法:术者立于患者后侧,以双手拇指或掌侧小鱼际肌部置于颈后两侧,用力均匀,上下来回揉捏 10～20 次。

(6)提弹法:患者取坐位,术者站立于后,用拇指与食拇、中指,

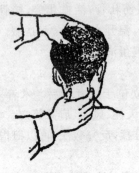

图 2-3 捏拿法

或拇指与其他 4 指将项韧带提起,然后放开用手指一弹。

(7)侧搽法:用手掌小鱼际部在患侧颈侧部做侧搽,从颈项往肩关节部和上臂外侧边搽边往小臂前行,用力适中,由上往下做8～12 次(图 2-4)。

(8)拨筋法:患者姿势同前,术者用拇指或食、中、无名指,按于项韧带一侧,顺其走向的垂直方向,用力弹拨,反复进行,从项韧带的一端依次向另一端弹拨(图 2-5)。

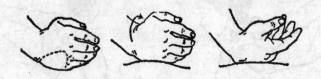

图 2-4 侧搽法

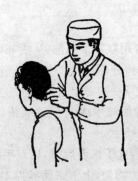

图 2-5 拨筋法

(9)叩击法:用手掌或手背或空拳叩击项韧带部,自上而下,反复叩击,逐渐加大力度,持续叩击6～8分钟。

(10)点穴按压拨筋法:术者用中指或拇指点按天宗、合谷、阳溪、曲池等穴,以及阿是穴(痛点),以有麻窜、酸胀感为宜。继之拨腋下臂丛神经、桡神经和尺神经,以麻窜至手指端为宜。在背部拨脊柱两侧的骶棘肌(图2-6),沿该肌垂直方向从外向内拨3～5次。

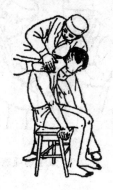
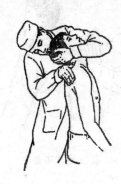

图 2-6　点穴按压拨筋法

(11)端提运摇法:术者立于患者后侧,双手置于颈项部,用力向上提颈,并慢慢用力使头部向左右两侧旋转各 30°～40°,重复8～12次(图2-7)。

(12)拍打叩击法:术者分别在项背部及肩胛部用手掌,或双手握拳进行拍打、叩击,反复5～10次,使组织舒展和缓解(图2-8)。运用此法时,动作要轻柔,要使患者感到轻松舒适。

(13)双手端项旋转法:上述

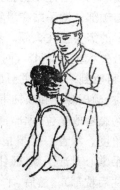

图 2-7　端提运摇法

术毕,嘱患者自然放松颈项部肌肉,术者一手持续托起下颏,一手扶后枕部,使颈前屈,下颏内收。双手同时用力向上提拉,并缓慢地左右旋转头部 5～10 次,以活动颈椎小关节。最后用力将下颏向一侧做稳妥斜扳,即可听到清脆之响声,立感颈项部舒适(图 2-9)。

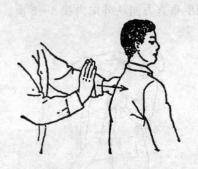

图 2-8　背部拍打叩击法

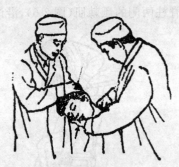

图 2-9　双手端项旋转法

(14)颈椎小关节错缝复位法

①患者取坐位(以患者棘突向右偏歪为例),头部前屈 35°,再向左偏 45°,术者左手拇指顶住偏歪棘突的右侧,右手掌托住患者左面与颏部。助手站在患者的左侧,左手掌压在患者右颞顶部,根据复位的需要按住头颅。然后,术者用右手掌向上用力使患者头部颈沿矢状轴旋转 45°,同时左手拇指向左侧水平方向推顶偏歪棘突,可听到一响声,并且感觉指下棘突头左移动。让患者头颅处中立位,顺压棘突和项韧带,松动两侧颈肌,手法结束(图 2-10)。

②患者取坐位,颈部自然放松,向旋转活动受限侧,主动旋至最大角度。术者一手拇指顶推高起之棘突,其余四指扶持颈部。另一手掌心对准下颏,握住下颌骨(或用前臂掌侧紧贴下颌体,手掌抱住后枕部)。然后,术者抱住患者头部之手向上牵提和向受限侧旋转头颅,同时另手拇指向颈前方轻轻推棘突高隆处,可听到一

响声,感指下棘突轻度移位;让患者头部处中立位,用拇指触摸检查有无异常,或两人操作,手法结束。

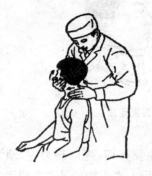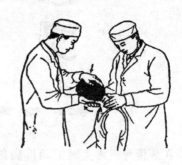

图 2-10　颈椎小关节错缝复位法

(15)对抗牵引:患者俯卧位,头伸出床沿,术者站在患者头前,一手握住下颌,另一手握住枕部。助手固定患者颈肩部使之不动,并与术者做慢慢对抗牵引。然后,在牵引下使患者颈部伸直即可复位。或一助手两手分别握住患者下颌部及枕部,另一助手用两手扳住患者双肩,两助手对抗牵引。术者用两手拇指分别放在偏歪棘突左右两侧,在上推偏歪棘突,在下推正常棘突向中间靠拢,使其复位。

(16)固定方法:颈椎骨质增生患者一般不需要固定,但在颈椎病急性发作时期,可适当固定颈部。这样,可限制颈椎活动和保护颈椎,减少神经根的磨损,减少椎间关节创伤性反应,有利于组织水肿的消退,巩固疗效,防止复发。

常用的颈部固定工具是围领和颈托(图 2-11),内用纸板、外用棉布类、皮革和石膏类制作。一般固定于颈椎中立位,硬纸板制作的围领可连续用1～2周,不可多用,如佩戴时间较长,可引起颈部肌肉萎缩,关节僵硬,以及对围领的依赖性,并且在突然解除后往往症状加重。而石膏围领主要用于手术治疗后的患者。

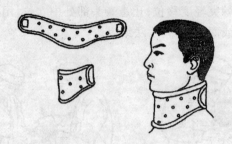

图 2-11　颈托、颈周围固定法

在颈椎骨质增生时的颈椎病急性发作期,应以静为主,动为辅;在慢性期应以动为主,做颈前屈、后仰、左右旋转及左右侧屈等活动各 3～5 分钟。但椎动脉型颈椎骨质增生患者不宜做颈部剧烈的旋转运动。此外,还可做各种体操、保健操、练八段锦、打太极拳等运动。在稳定期平时多外出放风筝等活动。

4. 中药外贴(敷)治疗　中医长期临床实践证实,颈椎骨质增生及颈椎病患者均可选用膏药外治,并能取得较好临床疗效。

(1)强筋壮骨膏,伤湿宝珍膏,狗皮膏,镇江膏药,化坚膏,辣椒风湿膏,万应膏,万灵膏,跌打伤湿膏,东方活血膏,麝香壮骨膏。近代问世配制的药膏有麝香追风膏,伤湿止痛膏,舒筋活络膏,活血散,三色膏,消肿散,定痛膏,藏药奇正止痛贴,磁贴等纸或胶布膏药,均可用于各型颈椎骨质增生或颈椎病患者。

(2)三七 10 克,川芎、姜黄、川椒各 6 克,血竭 12 克,乳香、没药、杜仲、天麻、白芷各 10 克。以上诸药共研制细末,以白酒小火熬制成糊,或以米醋调成糊,取药糊适量涂于纱布上,并将麝香 0.5～1.0 克研细末撒其上,敷于患处,药物干燥后可取下,再研细后用酒或醋适量调敷,一贴可连用 3～5 次,15 日为 1 个疗程。

(3)吴茱萸 150～300 克,研细末,以适量黄酒炒熟成糊,将药糊涂于纱布上,趁热敷于大椎、大杼、肩髃、肩井、后溪等穴位上,冷后再换或另加热敷。

(4)白花蛇(焙黄)20 克,肉桂、乳香、(去油)、没药(去油)各 10 克,川草乌、川椒、白芥子各 6 克,冰片 3 克,麝香 1 克。将诸药共研成细末,并贮藏于罐中,应用时取其适量撒于胶布上,贴于颈部压痛处。

(5)丁桂散、桂麝散等中成药用于风寒型颈椎骨质增生。

5. 中药热熨疗法　药物热熨是将中药研成细末,经锅炒热之后,装入事先准备好的布袋内,扎好袋口,将药袋置于痛点或穴位上。热将药性带入局部皮肤、肌肉内,使局部血管扩张,血流增加,起到治疗作用。

(1)适应证:颈椎骨质增生、颈肩部酸痛不适、颈项部活动受限、急(慢)性颈椎关节、颈椎退行性变、颈项部肌纤维组织炎、上肢酸困、手指麻木等。

(2)治疗方法:患者仰卧位,也可端坐,趴位,头部前伸。治疗时,将炒好的中药入袋扎实袋口,把中药袋放在颈项(痛点);或取上述药末,加入 75%酒精和醋(比例为 1:2)调成糊状,按治疗部位大小,先将药糊涂在纱布上,厚度约 0.5 厘米,再把药物纱布覆盖在治疗部位,使药糊接触皮肤,然后在其上方放置加热物体(如热水袋、热蜡饼),或用红外线或白炽灯泡照射,红外电暖器等照射均可,照射距离根据个人而定。药物可反复多次使用,每次使用前需用 75%酒精和醋调和,调和后置疼痛点或穴位上。一般 5~8 次后需更换新药。

(3)药物制作及用法

①黄芪、红花、当归尾、香附、独活各 30 克,透骨草 60 克,桂枝 20 克,草乌 15 克,食盐 500 克,陈醋适量。把透骨草、当归尾、香附、独活、红花和草乌共研为细末。将药末和食盐一起放锅内炒热,温度达 60℃~70℃时,滴入 3~5 滴陈醋,装入布袋内,扎好袋口,置于痛点或穴位上,并用棉制品保温。每日 2 次,15 日为 1 个

疗程,1 剂药可使用 3～5 日。

②天南星、桂枝、草乌各 10 克,生姜 6 克,食盐 10 克。上药共捣烂研细末,用白酒 10 毫升炒热,急放纱布袋内,置于痛点或穴位上。

③威灵仙、独活各 10 克,续断 10 克,胡椒 8 克,荆芥 10 克,防风 10 克,没药 10 克,川芎 8 克。上药共研细末,1 剂分 3 份,置于痛点或穴位上。

6. 中药包热敷疗法 药包热敷法是将药物煮热,用布包裹敷于患处或穴位,而治疗疾病的方法,属热敷法范畴。它借助温热之药力,通过皮毛、腧穴、经络作用于机体,以祛风除湿,温阳散寒,行气活血,通络止痛,从而达到治疗疾病的目的。

(1)适应证:颈椎骨质增生、颈肩部酸痛不适、颈项部活动受限、急(慢)性颈椎关节炎、颈椎退行性变、颈项部肌纤维织炎、上肢酸困、手指麻木等。

(2)治疗方法:患者仰卧位,也可端坐、趴位,头部前伸在治疗床上,将煮沸好的药包置于患者的颈部阿是穴、两侧的夹脊、风池、大椎、大杼等穴位,或分两组,交替放置,颈部与项肩部用毛毯盖好保温。用砂锅或铝锅置入中药包,并放入少量的水,能淹没药包为度,煮沸 10 分钟,取出药包凉至 40℃～50℃即可使用。以微烫为准。每次 30～40 分钟,每日 1～2 次,15～20 次为 1 个疗程。

(3)药物制作

①透骨草、防风、骨碎补各 30 克,牛膝、桑寄生各 15 克,川芎、细辛、白芷各 10 克。上药均研细末,装入事先备好的 8 厘米×10 厘米布袋内,分装 4～5 袋,扎紧袋口。

②木瓜、当归、桃树皮、牛膝、乳香、没药、川芎、红花、天南星、杜仲各 10 克,草乌、羌活、独活、桂枝各 6 克。上药均研细末,装入事先备好的 8 厘米×10 厘米布袋内,分装 4～5 袋,扎紧袋口。

7. 针刺疗法

(1)气滞血瘀型颈椎骨质增生：合谷、太渊、足三里、丰隆、悬钟、太冲、涌泉等穴。

(2)痰湿阻络型颈椎骨质增生：内关、后溪、心俞、膻中、悬钟、太冲等穴。

(3)肝肾不足型颈椎骨质增生：足三里、阳陵泉、三阴交、悬钟、昆仑、涌泉、环跳、关元、气海、肾俞、长强等穴。

(4)气血亏虚型颈椎骨质增生：足三里、阳陵泉、三阴交、关元、心俞等穴。

针灸治疗过程中，穴位出现酸、麻、胀，以及经络传导感，即为得气，常可收到很好的疗效。为了得气，医者应按经络方向准确取穴，进针深度适当，还可运用提插、刮针柄、捻转、弹针等手法促使得气。针法每日施治 1 次，3～5 分钟行针 1 次，12～15 次为 1 个疗程，疗程之间休息 3～5 日为宜。

8. 拔罐治疗法 适用于颈椎骨质增生、神经痛、关节病、肌肉劳损等。治疗部位主要在头、项部，颈椎两侧夹脊、风池、风门、大椎、曲垣、天宗、天柱、大杼、白劳穴、肩部和上肢压痛点（阿是穴）、肩井、曲池、合谷穴，如骨质增生影响头颈部单侧或双侧上肢痛者等，均可进行火罐治疗。

9. 颈椎牵引疗法 颈椎牵引是治疗颈椎骨质增生常用方法，在临床上牵引的方法较多，效果也显著。

(1)手法牵引：患者仰卧，肩部用枕垫高，术者站于床头，身体稍稍向前倾斜，用右手紧紧握住患者的枕部（拇指在右，其他指在左），左手握住颏部，将头做直线牵引（图 2-12）。

(2)对抗牵引：是指两人做相对牵拉。患者仰卧，操作者一手托起下颌，一手托患者的头枕部向远处牵拉；另一助手扶住患者的双肩往助手胸怀牵拉，操作者同时做适量头部角度拔伸旋转或操作者做转摇牵引（图 2-13）。

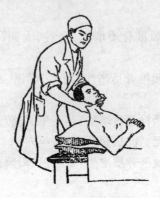

图 2-12　手法牵引

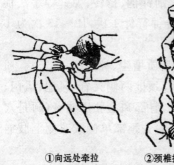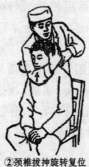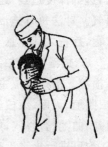

①向远处牵拉　　②颈椎拔抻旋转复位　　③转摇牵引

图 2-13　对抗牵引

　　(3)颈颌带牵引:患者坐位,头部略向前倾,牵引重量为 3～5 千克,每次牵引时间 30～60 分钟,每日 1～2 次(图 2-14)。牵引可以缓解肌肉痉挛,扩大椎间隙,流畅气血,缓解症状。牵引重量和时间长短,可根据患者情况灵活掌握。

　　(4)持续性牵引:牵引须在仰卧位中进行。即直线牵引,颈部不可过伸,亦不可过屈(图 2-15)。悬重为 7.5～15 千克(以患者感觉而定),每日 1 次,每次 15～20 分钟。症状一般在 1～2 周可以消退。

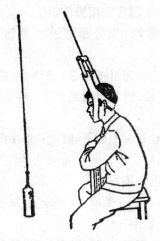

图 2-14　颈颌带牵引

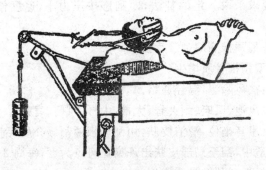

图 2-15　持续性牵引

　　牵引疗法并不是对每个臂丛神经疼痛者都有相同的效果,个别患者在牵引后疼痛反而会加重,这可能是牵引之后,反而加重了软组织对神经根的压迫所致。一旦出现,即应终止牵引,或减轻重量,否则将使患者受到更多的不必要的痛苦。

10. 刮痧疗法

(1)颈椎骨质增生刮痧常用操作手法

①患者取舒适体位,充分暴露颈肩等部位,并用温水洗尽局部。

②用刮痧板或边缘光滑的汤匙(或调羹、铜币)蘸上刮痧介质(如油、凡士林、红花油、液状石蜡或水等),在需要刮痧的部位单向重复地刮。

③刮痧方向一般是由上而下,或由身体中间刮向两侧,或每次都由内向外,不得来回刮动。每次每处大约需要刮 20 次,直到所刮的皮肤出现深红色斑条为止。

④每一部位可刮 2～4 条或 4～6 条"血痕"。按部位不同,"血痕"可刮成直条或弧形不一。

⑤在治疗颈椎骨质增生的刮痧中,也要遵循一定的补泻规则。对于实证,可使用泻法,即刮痧按压力大,速度快,刺激时间短。对虚证,则要求采取一定的补法,即刮痧按压力小,速度慢,刺激时间长。

(2)各型颈椎病的刮痧疗法

①颈型颈椎骨质增生

治则:祛风除湿,温经通络。

取穴:风池、风府、颈夹脊、大椎、大杼、风门、肩井。

操作:患者坐位,清洁皮肤,用刮痧板蘸刮痧介质,刮拭上述部位。力度适中,刮至局部皮肤出现瘀血斑点为度,每周 2 次。

②神经根型颈椎骨质增生

治则:疏经通络,止痛。

取穴:颈夹脊、大椎、大杼、风门、肩井、手阳明大肠经上肢循行路线。

操作:患者坐位,清洁局部皮肤,用刮痧板蘸刮痧介质,刮拭上述部位,力度适中。先刮颈夹脊、大椎、大杼、风门、肩井穴,再刮手阳明大肠经上肢循环路线。用泻法刮痧,即按压力大,速度快,刮至局部皮肤出现潮红为度,每周2次。

③椎动脉型颈椎骨质增生

治则:健脾调肝,补益气血。

取穴:风池、颈夹脊穴、大椎、大杼、风门、肩井、脾俞、肝俞。

操作:患者坐位,清洁局部皮肤,用刮痧板蘸刮痧介质,刮拭上述部位,力度适中,先刮颈夹脊、大椎、大杼、风门、肩井穴,再刮背部穴。用补法刮痧,即按压力小,速度慢,刮至局部皮肤出现潮红为度,每周2次。

④交感型颈椎骨质增生

治则:温经通络,宁心安神。

取穴:颈夹脊、心俞、脾俞、胃俞、风门、肩井、大椎、大杼、足三里。

操作:患者坐位,清洁局部皮肤,用刮痧板蘸刮痧介质,刮拭上述部位,力度适中。先刮背俞穴,风门、肩井穴,再刮足三里。用补法刮痧,即按压力适中,刮至局部皮肤出现潮红为度,每周2次。

⑤脊髓型颈椎骨质增生

治则:补益肝肾,温经通络。

取穴:背部夹脊、大椎、大杼、悬钟、光明、外丘、悬钟。

操作:患者俯卧位,清洁局部皮肤,用刮痧板蘸刮痧介质,刮拭上述部位。先刮背部穴位,再刮光明、外丘、悬钟穴。用补法刮痧,即按压力小,速度慢刺激时间长,刮至局部皮肤出现潮红,或以患者耐受为度,每周2次。

11. 民间梳子疗法　中医学认为,头部是诸阳之会,百脉之宗,脑则为元神之府。中医经络学说认为,人体的十二经络、奇经八脉,以及四肢九窍大多于头部会合。所谓梳子疗法,最初产生于民间的日常生活实践。"梳者,疏也"。在梳头过程中,通过前后、左右反复动作,有刺激经络,运行气血,调和阴阳,扶正去邪等功效,使一些病症得以治疗或改善。梳子疗法长期流传于民间,通过长期实践和总结,梳子疗法的适应证越来越广泛。梳子疗法对解除和缓解颈椎病症状多有疗效,并且易学易用,无不良反应。

用现代医学来解释梳子疗法,可归于物理疗法范畴、梳子疗法除可用于颈椎病外,并可根据经络、肌肉、筋腱的分布、起止等规律应用于其他部位骨质增生所产生的症状。

古人常以角、玉、骨、木、竹、金、银、铜、铁等材料制作梳子。近代还有用铝、塑料、尼龙等材料所制。水牛角味辛、咸、寒,以其制梳,具有行气发散,清热解毒,活血化瘀等功效。故梳头疗法多采用水牛角所制头梳。此外,市场出售的还有专用于治疗的头梳,其功效不一,可用于临床。

(1)历梳法:梳理使用面按压大,速度快,于上下、左右做短距离或长条状梳理,有疏泄病邪,流通血脉等功效。多用于热证、实证,如痰湿阻络型颈椎骨质增生。

(2)平梳法:梳理使用面按压小,速度慢,于上下、左右做短距离或经穴梳理。有活血祛瘀,通气活络功效。多用于寒证、虚证,如风寒湿型和气滞血瘀型颈椎骨质增生。

(3)摩梳法:以梳背、梳角或柄按于治疗部位,并做环形有节奏的摩动,以局部热感为度,按压力适中。此法有活血补虚,通经活络功效。多用于寒证、虚证,如风寒湿型和气滞血瘀型颈椎骨质增生,对肝肾不足型颈椎骨质增生也有效。

(4)揉梳法:以梳齿、梳角或梳柄紧压治疗部位。着力处不移而上下、左右揉梳,以出现热感为度,压力宜大。有祛风除湿,活血化瘀的功效。多用于寒证、虚证,如风湿型和气滞血瘀型颈椎骨质增生。

(5)拍梳法:以梳平面或梳背拍击治疗部位,先从前额拍击至枕部,再拍击至两颞侧,反复10~15遍。有强身健脑疏通经络及消除疲劳等功效。多用于寒证、虚证,如肝肾不足型和气血亏虚型颈椎骨质增生,对其他型颈椎骨质增生也可应用。

(6)项梳法:以梳背或梳柄从枕部向下及肩部梳理,然后再向上从原路向枕部梳理,左右各10～15遍,力度适中。有舒筋活血、化瘀止痛等功效。可用于各型颈椎病。

民间梳子疗法治疗颈椎骨质增生,经临床实践中还总结出一套比较完整的治疗方法,若操作者掌握熟练,运用得当,大多有良效。各型颈椎骨质增生治疗区带均可使用百会2区、率谷2区、项枕带上1/3,双侧顶上斜带,以及耳针配穴神门、肾、颈、颈椎等。施术方法主要有两种:一为持梳呈90°,梳齿紧压百会2区、率谷2区,以历梳法梳刮上下,频率为1分钟80次,每区3分钟。二为以梳柄按压揉耳穴神门、肾、颈、颈椎等,其频率亦为每分钟80次,每穴2分钟。如使用治疗专用梳,则以梳棒代以梳柄,因其刺激较强,疗效更佳。

12. 饮食调养　自古以来,中医就有药食同源之说。中医典籍《黄帝内经》有云:"五谷为养,五果为助,五禽为益,五蔬为充。"以膳食疗疾,中医早已有之。采撷古籍与民间流传,骨质增生与颈椎病同样可应用食疗方法进行治疗。可以选用某些肉食、蔬菜、野菜及中草药等,制成食物,如狗肉、蛇肉、牛肉、鸡肉、猪肉、黄鳝肉、莴苣、鲜姜、狗肝菜、苦荬菜、樱桃、葛根等可用于气滞血瘀型颈椎骨质增生;橘子、梨、扁豆、赤豆、薏苡仁等用于痰湿阻络型颈椎骨质增生;黑豆、香菇、黑芝麻、枸杞子、狗肉、羊肉、鹿肉、鱼虾、韭菜、胎盘等用于肝肾不足型颈椎骨质增生;大枣、黑枣、葡萄、桑葚、阿胶、龙眼肉等用于气血亏虚型颈椎骨质增生。

(1)清炖乌蛇肉

原料:活乌蛇1条,葱、姜、黄酒、食盐各适量。

制作:乌蛇宰杀后,留血,去皮、内脏,洗净,切成4～5厘米长段,入砂锅,加入葱、姜、黄酒、食盐及清水600毫升,先用大火煮沸后,再改用小火炖至肉熟即可。

用法:分 2～3 次趁热食用。

适应证:气滞血瘀型骨质增生。

(2)山丹桃仁粥

原料:去子山楂 30 克,丹参 15 克,去皮桃仁 6 克,粳米 60 克。

制作:诸味洗净,丹参先煎 30 分钟,去渣取汁,将山楂、桃仁、粳米放入丹参汁中,加水适量,先用大火煮沸,改用小火煮至成粥即可。

用法:每日 1 剂,分 1～2 次食用。

适应证:气滞血瘀型颈椎骨质增生。

(3)葛根刺五加粥

原料:葛根 50 克,刺五加 15 克,薏苡仁、粳米各 50 克,冰糖适量。

制作:葛根切碎,刺五加先煎去渣取汁,薏苡仁、粳米洗净,与葛根、刺五加汁共置于锅内,加水适量,大火煮沸,改用小火煮熟成粥,食用时加入冰糖适量。

用法:每日 1～2 次,可长期食用。

适应证:风寒湿型颈椎骨质增生。

(4)蚕蛹粥

原料:蚕蛹、当归各 15 克,川芎 10 克,粳米 50 克。

制作:先将当归、川芎洗净入锅,放水适量煮沸 30 分钟,去渣取汁,粳米、蚕蛹洗净入锅,加入药汁,清水适量,煮至成粥。

用法:每日 1～2 次,可长期食用。

适应证:风寒湿型、气血亏虚型颈椎骨质增生,也可用于肝肾不足型颈椎骨质增生。

(5)薏仁赤豆粥

原料:薏苡仁、赤小豆各 50 克,山药 30 克,梨(去皮、核)200 克,冰糖适量。

制作:诸味洗净,加水适量,用大火煮沸后,改用小火煮熟成粥即可。

用法:每日1~2次,可长期食用。

适应证:痰湿阻络型颈椎骨质增生。

(6)天麻炖猪脑

原料:天麻10克,猪脑1个,食盐适量。

制作:天麻切碎,与猪脑共置碗内,锅内放水隔水蒸熟,加食盐调味。

用法:每日1次,每次食猪脑100克左右,5~7日为1个疗程。

适应证:肝肾不足型、气滞血瘀型颈椎骨质增生。

(7)壮骨汤

原料:猪尾骨300克,龙眼肉、杜仲各15克,枸杞子12克,牛膝10克,怀山药30克,食盐、葱、姜、食醋各适量。

制作:猪尾骨洗净,切段,与其他诸味药共入锅,加水适量,大火煮沸,后用小火熬90分钟,加食盐和其他调料即可。

用法:取汤食之,每日1~2次,可连用15~30日。

适应证:肝肾不足型颈椎骨质增生和骨质疏松等。

(8)参枣粥

原料:人参3克,大枣15枚,粳米50克,白糖适量。

制作:人参捣成粉状备用,大枣去核,粳米洗净与大枣同入锅,加水适量,大火煮沸后改用小火煮成粥后,放入人参粉再煮沸,加入白糖适量调匀即可。

用法:每日1~2次,可长期食用。

适应证:气血亏虚型、肝肾不足型颈椎骨质增生。

(9)骨争酒

原料:威灵仙、透骨草、怀牛膝、杜仲、仙茅、丹参各30克,龙眼肉60克,穿山甲20克,白芥子20克,50°白酒2000毫升。

制作：将上述中药共研细末，装入纱布袋内，扎紧袋口，置于瓷罐或玻璃瓶内，加入白酒密封 15～20 日，每日摇晃 1 次。

用法：每日 2 次，每次 15～20 毫升，30 日为 1 个疗程。

适应证：对颈椎骨质增生所引起的症状有明显缓解作用。

13. 颈部保健

（1）颈围治疗：颈围疗法最早始于民间，随着人们在冬季应用围巾保暖，而颈项部及颈部一些疾病减轻或消失，逐渐发展、改进成现在的颈围治疗颈椎病的一种方法。

在临床上，颈围常用于各型颈椎骨质增生。现代颈围有的有内夹磁片，具有磁疗作用；有的附有气囊通过调节，向夹层充气，具有良好的固定与牵引作用，而且还可依人进行定做颈围等。

颈围可选用成品，也可选用硬纸板、泡沫塑料、硬塑料片、皮革、毛毡等具有韧性、透气、防水等特性物品。根据患者颈部形态，剪成前窄后宽的长形状，其长度一般为颈部的周径加 10 厘米，宽度为 10～14 厘米，而颈后近枕部则呈弧形凸起 1～2 厘米为宜，并加上衬垫和外套，两端以搭扣或系带为连接。

应用颈围应动静结合，急性期以固定为主，恢复期应以锻炼为主，不可完全依赖颈围，长期固定。否则可造成颈椎关节僵硬，肌肉萎缩，使颈椎病加重。

急性期应用颈围 3～5 日即可，白天佩戴，夜晚取下；最长不可超过 6 日以上，可间断性佩戴，禁长期连续性佩戴等。

（2）药枕：古代中医很重视枕头对人体的保健功效，药枕起源年代尚待考证。从有关文献记载上可知，湖南长沙马王堆汉墓所出土的香枕是已知最早的药枕，距今已有 2 000 多年历史。东汉年间的华佗、晋代的葛洪、唐代的孙思邈等名医均有药枕治病的记载。清代著名养生大家曹慈山之《老老恒言》书，专有阐述药枕的章节。

药枕所使用的药物多为芳香类中草药。这类中草药药性能走窜,力透皮肤,可深入肌肉、筋骨,以达到防治保健颈椎骨质增生的功效。药枕的制作,对高度形状、硬度等均有要求,尤其是对所填充的中草药,也应依证拟方。从药枕实践角度认识,药枕以一定配方自制为好。一般应选用不易漏出药粉,布纹致密,又透气,以及有利于药力发挥的布料为好,枕心内装入粉碎粗细均匀的中草药及适量海绵等充填物。药枕按中医原理,也应辨证用药。

①威活通痹枕方。威灵仙、独活、羌活各100克,制川乌、制草乌、防风、细辛各50克,葛根、桂枝各100克,冰片30克。适用于风寒湿型颈椎骨质增生。

②通络枕方。急性子、乳香、没药各100克,川芎、红花、玫瑰花各50克,延胡索、血竭各80克,麝香3克,冰片20克。适用于气滞血瘀型颈椎骨质增生。

③菊香枕方。夏枯草200克,蚕沙、野菊花、陈皮各100克,决明子80克,乳香、没药、葛根、苍术各50克,丁香、冰片各30克。适用于痰湿阻络型颈椎骨质增生。

④花仙枕方。补骨脂、淫羊藿各200克,野菊花、白芍、杜仲、磁石各100克,仙茅80克,决明子、乌药、肉桂各50克,薄荷40克。适用于肝肾不足型颈椎骨质增生。

以上处方中的麝香、乳香、没药、丁香、血竭、冰片等药应研细末,用丝绸包好制成香囊,放置于枕心为佳。

应用药枕治疗颈椎骨质增生时,为避免芳香类中药过于耗伤阴津,可于临寝前饮一杯温开水,睡姿随意,但每晚应有3~5小时的仰(平)卧姿势,即可达到治疗颈椎病的目的。通常使用药枕30日后就显效,一般60日为1个疗程。在使用药枕时,如个别患者在颈、枕、项部发生丘疹、疱疹并瘙痒,或发生哮喘等不适情况,应停止使用。

药枕如时间久(超过3个月后)要更换药物,因药味淡薄,不能起治疗作用。

14. 医疗体育 俗话说:"想要颈椎好,运动不可少。"医疗体育作为骨质增生的辅助治疗方法之一,对症状较轻的患者效果更好。

由于人的颈椎解剖的特殊性(颈椎椎体的活动度较大,颈部软组织相对薄弱,以及颈部血管、神经容易受到损伤等),决定了颈部运动强度和负荷不宜过大,否则会加速颈椎损伤,使症状加重。选择颈部锻炼的方式和方法应慎重,不同程度的骨质增生、不同的年龄、不同的性别、不同的体质等患者进行头部运动的方法、方式都应不一样。

(1)症状较轻者,一般表现为颈部酸胀及不适应感,或者以上肢疼痛、麻木为特点。此类患者可以进行颈部及全身锻炼活动。增加头部各方向的活动,但要避免剧烈活动和活动疲劳等。

(2)对于行走不稳,双下肢无力的中老年人,头部的活动范围不能过大,不能做头颈部的快速及频繁活动,不能在头颈部运动的过程中做急停动作,不能进行快速跑步,但可进行小运动量(如散步、快步走、小慢跑步)等活动,也可在床上进行四肢运动操等。

(3)颈椎骨质增生累及椎动脉的患者,可表现为头颈部做旋转活动时,出现头晕、恶心、视物旋转等现象。患者不能从事激烈运动,不能进行急性跳跃、急停为特点的运动,患者可进行颈部保健操。

(4)患有骨质疏松者在进行头颈部活动时,不能进行剧烈运动,防止颈部骨折、脱位的发生。

(5)患者在进行医疗体育运动过程中,发现有下列情况时,应停止运动,及时去医院就诊。

①自觉运动后不适,头晕、症状加重,甚至步态、姿势不稳等。

②无明原因出现剧痛或疼痛加重。

③步态失稳或无特殊情况下步行时突然跌倒。

④无原因体重明显下降。

⑤经一段时间的运动,患者的临床症状无好转者。

(6)对颈椎骨质增生患者病情发作或预防最好的方法是综合治疗,如单一偏向某种治疗方法有时收效不显,或是自己坚持体育运动,同时改正不良姿势,这样效果会更理想。

(六)预　防

对于颈椎骨质增生和颈椎病的预防是很重要的。引起骨质增生的原因很多,其中最常见的原因是骨骼退行性改变引起的骨质增生。这种骨质增生与人体的衰老有关,是人体内生理变化的表现,从本质上说是不能预防的。但是,人们通过工作和生活中各种细节,是完全可以使骨质增生的程度减轻,出现的时间延迟,发病的症状相对减轻或不发病。从这个意义上说,骨质增生又是可以预防的。

(1)对中老年人,或是中青年女性患者,经常有颈肩疼痛者,一定要注意保暖。这一点笔者体会很深,无论在白天或晚上,在夏秋季女性用薄纱巾或薄毛巾,冬季用厚毛巾,男性夏天可穿有领衬衫,在冬季可佩戴棉、毛巾,晚上睡觉时也要用毛巾盖在被头,以盖住颈肩部,睡在被子里毛巾就可掩盖颈肩膀,以防颈肩背部着凉。在入秋前后的这段时间,是防病的重要时段。

(2)注意在工作、学习时的姿势。对于从事电脑、办公室和案头工作较多的人来说,由于长时间低头,使颈部肌肉处于非正常的受力状态,容易造成颈部软组织的劳损和损伤。同时,人在屈颈低头时颈椎椎体前缘相互靠近,产生组织的摩擦或碰撞,易造成颈椎骨质增生。为了预防颈椎骨质增生,应注意工作时的姿势,保持抬头、挺胸、收腹,不可长久低头、缩胸、弯腰。为了避免颈部过于屈曲,可以适当将座椅调低,或将桌子适当垫高,工作一段时间后要活动一下。

(3)通过颈部的功能锻炼,可以缓解肌肉和韧带的紧张和痉挛。同时,颈部肌肉力量的加强,也有利于颈椎的稳定,因为颈椎的不稳定是颈椎骨质增生的原因之一。

(4)人的颈椎处于不断的运动之中,因而损伤的机会也较多。颈椎损伤后组织会出现血肿、韧带损伤、椎间盘损伤等病理改变过程,从而导致颈椎部位的骨质增生。要做好充分准备,使颈部的关节、韧带、肌肉充分放松,以防损伤。

(5)经常做颈部保健操,双手指交叉,置于颈后,头往后伸,每日坚持4~6次,每次操作20~30次。

(6)注意姿势养成,平时散步或看电视时,要抬头挺胸收腹,不可低头缩胸弯腰。

(7)要经常到室外活动,如散步、放风筝、旅游、打门球、钓鱼等活动。经常到户外活动,早晚多晒太阳,增加钙质的吸收和沉积,对预防颈椎病是很有帮助的。

(8)对有颈椎骨质增生者可制作"似长白萝卜"样长枕,长约40厘米,高8~10厘米,周径28~30厘米(因人而异)。内由荞麦壳充填,充填要紧实,两端用针线缝结实即可。每晚在睡觉时,将此枕头置于颈项部,有持续牵引作用。过细或过粗不能起到牵引的作用,夜间睡眠或午睡千万不可用高枕,低枕一般在8~10厘米。

(9)生活要有规律,克服不良的生活习气。禁暴饮暴食,禁烟少酒。少熬夜。多饮水,夏季要保持每日2000毫升以上,冬季在1500毫升以上。

(10)要注意自然补充钙、磷(高钙)食品,如多吃小鱼小虾和牛筋肉汤等类食品,少服钙片。饮食要清淡,或坚持服维生素AD丸,每日1次,每次1粒。

(11)注意合理的饮食,核桃、生地黄、黑芝麻等食物具有补肾益髓的功效,合理服用,可以起到强筋壮骨、预防和延缓骨质增生的作用。

三、肩周炎

(一)病　因

肩部上连颈部,平连胸部,是身体重要的运动器官之一,活动范围最大,但容易受到各种外界侵害和损伤。

肩周炎也称为肩关节周围炎、粘连性肩关节炎,俗称"露肩风""五十肩"等,是肩关节周围肌肉、肌腱、滑囊及关节囊慢性炎症及粘连引起的一种以疼痛和活动受限为特征的疾病。

1. 受凉　患者多自述晚上睡觉受凉,早起床后发现患肩不适并且逐渐加重,明显出现活动障碍而就诊。

2. 肩部退行性变　医生们将人体衰老和衰退现象称为"退行性变"。肩关节退行性变表现为组成肩袖的组织出现损伤、断裂、出血、粘连,使肩关节出现疼痛和功能障碍。

3. 外伤　肩部外伤(如挤压伤、扭挫伤、牵拉伤等)可造成肩部肌肉、韧带等组织损伤,使患者做肩关节运动时出现疼痛和受限。

4. 慢性劳损　当肩关节出现劳损时,周围肌肉、肌腱、韧带、筋膜可有出血和渗出,形成肩关节周围组织的无菌性炎症,从而导致肩关节活动受限。

5. 内分泌紊乱　有的学者观察到,肩周炎患者多见于50岁左右的人群。超过该年龄组的人群,肩周炎的发生率明显下降。同时,50岁左右人群是内分泌紊乱和更年期综合征的高发年龄组。所以,人们认为,肩周炎可能与人体内分泌紊乱有关。

6. 疾病　机体的某些疾病也与肩周炎的发病有关,如心、肺、胆管等部位的疾病可导致肩部的牵涉痛,同时这些原发疾病长期不愈,使肩部肌肉长期处于痉挛、缺血状态,从而形成炎性病灶,最终可转变为肩周炎。

7. 环境因素 肩周炎好发于冬春季节,发病率明显高于夏秋季,说明外界环境温度的变化与肩周炎有密切联系。

总之,人们认识到,肩周炎的发病与多因素有关,是肩关节内部因素和外部因素共同作用的结果。

(二)临床表现

1. 年龄 多见于 50 岁以上中老年人。多为单侧肩关节发病,少数为双侧肩关节发病。

2. 疼痛 发病初期为肩部感觉异常、酸痛、冷痛,症状时轻时重,起伏不定。疼痛多位于肩关节四周,也可向上臂放射,昼轻夜重,睡觉时不能向疼痛侧翻身。用手按压肩关节,可有明显的压痛点,主要位于肩关节前方、上方和后方。肩部有明显的压痛点。压痛点常位于肩关节前方、上方和后方,一般无放射痛的现象。

3. 活动受限 患者自感肩部活动从轻度受限发展到明显受限,同时活动时疼痛明显加重,做上举、外展、内旋、外旋和后伸动作时肩关节明显受限,不能完成梳头、背手、洗脸、穿脱衣等动作。

患者做肩关节上举(如做梳头动作)和后伸(双手做背手动作)时,患侧肩部可出现明显的疼痛现象。做双上肢外展动作时,患侧上肢不能伸平至 90°。如果勉强将患侧上肢伸平至 90°,则身体有向健侧倾斜现象,也称为"扛肩"现象(图 3-1)。与健侧肩关节比较,患侧肩关节活动的幅度明显变小。

4. 肌肉萎缩 患侧肩部可出现肌肉萎缩现象,使肩部失去丰满的外观,出现肩峰部位明显突出的现象。双肩轮廓目视不对称,三角肌容积减少,肩关节活动能力下降。

从患者身体前方和后方对称观察两侧肩关节，可见患者肩关节有肌肉萎缩现象，以三角肌萎缩最为明显。

5. 心理障碍及情绪波动

由于肩周炎常表现为慢性疼痛，长期困扰患者，使患者出现烦躁、焦虑、忧郁等症状，部分患者出现睡眠障碍等。

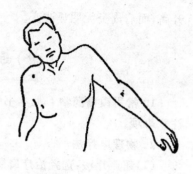

图 3-1　扛肩现象

6. 中医诊断标准　国家中医药管理局发布的《中华人民共和国中医行业标准－中医病证诊断疗效标准》中有关于肩周炎的诊断依据及证候分类。其诊断标准如下：

(1)慢性劳损，外伤筋骨，气血不足，是严重感受风寒湿邪所致。

(2)多发年龄在 50 岁左右，女性患病率高于男性，左肩多于右肩，多见于体力劳动者，多为慢性发病。

(3)肩周疼痛，以夜间疼痛严重，通常因天气变化及劳累而诱发，肩关节活动功能障碍。

(4)肩部肌肉萎缩，肩前、后、外侧均有压痛感，外展功能受限明显，出现典型的"扛肩"现象。

（三）鉴别诊断

1. 颈椎病与肩周炎相鉴别　颈椎病最大特点是放射性疼痛，表现放射性手指麻木、疼痛、发凉，而肩部症状不明显。颈部如做 X 线片、CT、磁共振检查，提示有颈椎外形和骨质都有改变。

2. 感染性关节炎与肩周炎相鉴别　感染性关节炎局部有红、肿、热、痛等表现，实验室检查血液中的白细胞总数和中性粒细胞升高,而肩周炎无明显改变。

（四）西医治疗

1. 常用镇痛药物　见本书基础部分镇痛类药物使用方法及注意事项。

2. 物理电疗法

（1）超声疗法：选择治疗肩周炎痛点周围或用特制的小探头涂以接触剂,按压痛点,并固定,采用连续输出时,治疗剂量为每平方厘米0.25～0.5瓦,每个部位治疗0.5～2分钟。采用脉冲输出时,治疗剂量为每平方厘米0.5～1.5瓦,每个部位治疗2分钟。每日1次,10～15次为1个疗程。

（2）微波疗法：暴露肩部皮肤,使用圆形辐射器对准患侧肩关节（图3-2）。辐射器距离皮肤10厘米,治疗剂量50～80瓦,每次治疗时间10～15分钟,每日1次,5～15次为1个疗程。

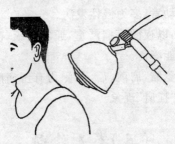

图 3-2　肩部微波疗法示意图

为了提高微波治疗效果,也可在辐射器和皮肤之间放置一个沙垫,治疗时将沙垫平铺于肩关节部位,辐射器紧贴于沙垫表面做接触辐射,治疗功率为20～60瓦,每次治疗时间10～15分钟。

（3）红外线灯疗法：患者坐位或侧卧位,将60～100瓦电灯泡,置于肩关节痛点，在肩外侧或肩背部，也可将多个电灯泡围住肩关节周围，远近根据患者本人对热的耐受而定。每次 20～30 分钟，每日 1～2 次。

3. 封闭疗法

(1)关节腔封闭疗法

①操作方法。患者仰卧位，头部转向健侧，患侧肩部垫高。穿刺点位于喙突尖端下方、内侧方 1～1.5 厘米处(图 3-3)。常规消毒皮肤，做局部浸润麻醉。使针头经穿刺点斜向外上方刺入肩关节腔内。

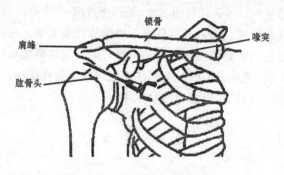

图 3-3　肩周炎封闭示意图

②药物选择。醋酸泼尼松龙注射液 1～2 毫升(或地塞米松5～10 毫克)与 2% 利多卡因注射液(或盐酸普鲁卡因注射液)2～4毫升，混合后使用。每周(或隔周)封闭 1 次，2～4 次为 1 个疗程。

③注意事项。个别患者肩腔穿刺封闭治疗后，可能出现肩部疼痛加剧现象，无须特殊处理，1～2 日即可消失。如封闭后局部出现红肿、疼痛加剧并伴有体温升高时，应及时去医院处理，以免耽误治疗。如果使用该药做肩周炎的封闭治疗 2～5 次后效果不佳，应停用该药，防止导致组织坏死。

(2)空气封闭疗法:空气封闭疗法是将空气注入肩关节疼痛部

位,达到缓解疼痛,治疗肩周炎的目的。空气封闭疗法治疗肩周炎的原理尚不清楚。有的学者认为,当空气注入肩关节的软组织内,可使组织松解,达到缓解组织粘连的作用。还有的学者认为,空气在组织内的存在,可以起到类似针灸和埋针的作用。

①操作方法。用手指轻压肩部,确定肩关节的疼痛点,并做标记。一般选择3～4个疼痛点,用1％～2％普鲁卡因注射液或利多卡因注射液做疼痛点皮肤局部麻醉,以减少穿刺疼痛感。使用50毫升空注射器,通过10～15层无菌纱布或敷料,抽吸清洁空气50毫升。将空气注入肩关节的疼痛点。每个疼痛点注入10～15毫升清洁空气,3～5日封闭1次,3～5次为1个疗程。

②注意事项。注入的空气必须确保清洁和无菌。可以抽取患者输液后空的葡萄糖盐水瓶中的空气。因为葡萄糖盐水瓶内的空气是无菌的,也是安全的。空气注入组织后不要揉捏局部,使空气在组织中相对集中,以强化治疗效果。

(五)中医治疗

中医学认为,肩周炎的发病有内因和外因两种因素。内因是肝血、肾精不足,导致筋骨失养,骨节失灵;外因是感受外邪,以风寒湿为主,邪气侵犯人体,阻滞经络,致使气血运行不畅而发病。古医籍中有肩凝证、漏肩风、冻结肩的记载,表述的就是肩周炎的治疗方法。

1. 中医辨证施治

(1)风寒侵袭型:多为肩周炎早期现象。

主症:肩部疼痛较轻,局限于肩部,病程较短,常为钝痛或隐痛,或有麻木感,不影响上肢活动,局部发凉,得暖或抚摩则会痛减,舌苔白,脉浮或紧。

治则:祛风散寒,通络止痛。

方药:蠲痹汤(《重订严氏济生方》)。酒当归、羌活、片姜黄、黄芪、赤茯苓各 45 克,炙甘草 15 克。

用法:上药共研细末,每次 12 克,加生姜 5 片,大枣 1 枚,水煎服,每日 2 次。

(2)寒湿凝滞型

主症:肩部和周围筋肉疼痛剧烈或向远端放射,昼轻夜重,病程较长,因痛而不能举肩,肩部有寒冷、麻木、沉重感,畏寒得暖稍减,舌淡胖,苔白腻,脉弦滑。

治则:散寒除湿,化瘀通络。

方药:乌头汤(《金匮要略》)。麻黄 9 克,赤芍 9 克,黄芪 9 克,制川乌 9 克,炙甘草 9 克。

用法:每日 1 剂,水煎服。

(3)瘀血阻络型

主症:外伤后或久病肩痛,痛有定处,局部疼痛剧烈,呈针刺样,拒按,肩活动受限,或局部肿胀,皮色紫暗,舌质紫暗,脉弦涩。

治则:活血化瘀,通络止痛。

方药:活络效灵丹(《医学衷中参西录》)。当归、丹参、生乳香、生没药各 15 克;桃红四物汤(《医宗金鉴》),桃仁 9 克,红花 6 克,熟地黄 15 克,当归 10 克,白芍 10 克,川芎 6 克。

用法:每日 1 剂,水煎服。

(4)气血亏虚型

主症:肩部酸痛麻木,肢体软弱无力,肌肤不泽,神疲乏力,或局部肌肉挛缩,肩峰突起,舌质淡,脉细弱无力。

治则:祛风通络,益气养血。

方药:秦桂四物汤。秦艽、桂枝、当归、川芎、白芍、生地黄、黄芪。

用法:每日 1 剂,水煎服。

2. 中药汤剂治疗法

(1)人参养荣汤:党参 15～20 克,白术 10 克,黄芪 15～20 克,陈皮 10 克,肉桂 6 克,当归 12 克,熟地黄 10 克,五味子 10 克,云茯苓 10 克,远志 10 克,白芍 6 克,大枣 9 枚,生姜 3 片,甘草 6 克。水煎服,每日 1 剂,7～10 日为 1 个疗程。

(2)小活络丹:制南星、制川乌、制草乌等 6 味中药所制成药(有市售)。每次 1 丸,每日 2 次,口服,10～15 日为 1 个疗程。

(3)大活络丹:白花蛇、乌梢蛇、威灵仙等 50 味药所制传统成药(有市售)。每次 1 丸,每日 2 次,口服,10～15 日为 1 个疗程。

(4)三痹汤:独活 12 克,秦艽 10 克,防风 10 克,细辛 3 克,川芎 6 克,当归 10 克,生地黄 12 克,白芍 10 克,云茯苓 10 克,肉桂 6 克,杜仲 10 克,怀牛膝 10 克,党参 10 克,黄芪 12 克,续断 10 克,甘草 6 克。水煎服,每日 1 剂,10～15 剂为 1 个疗程。

(5)四物汤加味:川芎 6 克,当归 10 克,白术 10 克,熟地黄 12 克,续断 10 克,威灵仙 10 克,姜黄 6 克,党参 10 克。水煎服,每日 1 剂,10～15 日为 1 个疗程。

(6)补肾壮骨汤:当归 12 克,熟地黄 10 克,怀牛膝 10 克,山茱萸 6 克,五加皮 10 克,云茯苓 10 克,续断 10 克,杜仲 10 克,白芍 6 克,青皮 6 克。水煎服,每日 1 剂,15 日为 1 个疗程。

(7)独活胜湿汤:独活 10 克,羌活 10 克,防风 6 克,川芎 6 克,蔓荆子 10 克,甘草 6 克。水煎服,每日 1 剂,15 日为 1 个疗程。

(8)活血舒筋汤:当归尾 10 克,赤芍 6 克,片姜黄 6 克,伸筋草 10 克,松节 6 克,海桐皮 10 克,落得打 10 克,路路通 10 克,续断 10 克,羌活 6 克,独活 6 克,甘草 6 克,川芎 6 克,桂枝 6 克。水煎服,每日 1 剂,10 日为 1 个疗程。

(9)蠲痹汤:羌活 10 克,姜黄 10 克,当归 12 克,赤芍 6 克,黄芪 12 克,防风 10 克,生姜 3 片,甘草 6 克。水煎服,每日 1 剂,10 日为 1 个疗程。本方加金银花 10 克,麻黄 6 克,延胡索 6 克,可用于肩周炎急性期诸证。

3. 推拿疗法 推拿疗法是治疗肩周炎最基本的方法,治疗时可根据患者病情的不同选择其中的一种或多种方法进行推拿治疗。每日治疗1～2次,7～10次为1个疗程。

(1)局部松筋:患者取坐位,操作者站于患者侧方,一只手固定住患肢,另一只手在肩前、肩上、肩后做广泛、深透的滚法,以达到疏通经络的目的。同时,也可配合患侧肩关节的前屈、外展、后伸运动,在肩部做揉法、拿法等。

(2)指揉痛点:操作者用拇指点揉、弹拨喙突,肩峰,大、小结节,结节间沟,三角肌止点(图 3-4),以及秉风、天宗、肩贞、曲垣、阿是穴、合谷、阳陵泉、条口等穴,力度由小到大,以达到活血、祛瘀、止痛目的。

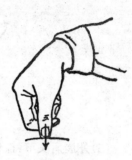

图 3-4 指揉法

(3)肩部摇法:操作者站在患者健侧后方,做肩关节的摇动,并逐渐加大摇动范围,使其逐渐接近正常角度,恢复肩关节的正常运动功能(图 3-5)。

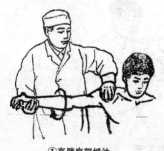

①直臂肩部摇法

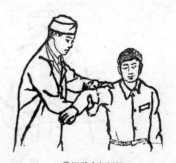

②屈臂肩部摇法

图 3-5 肩部摇法

（4）内收肩关节:操作者一只手按揉患者的肩部,另一只手托患侧肘关节,并逐渐加大肩关节内收角度,使患侧肘关节逐渐达到或超过人体正中线,以助于患肩内收功能的恢复(图 3-6)。

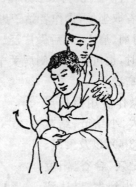

图 3-6　内收肩关节

（5）外展肩关节:操作者站在患侧,身体前屈,双手置于患肩之上,并将患侧上肢置于操作者肩上。操作者向下按压患肢,同时逐渐抬起上肢,使患侧肩关节外展的角度逐渐加大(图 3-7)。

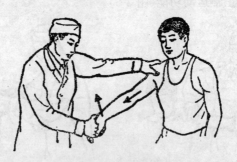

图 3-7　外展肩关节

（6）提拉肩关节:操作者站于患侧的侧前方,双手握住患侧腕关节,操作者掌心向内,逐渐向上拔伸,用以加大前屈和上举的角度。待患者放松后,可瞬间用力向上拔伸1次。

(7)肩部外旋法:操作者站于患者身后,一只手固定患侧肩部,另一只手握住患者患侧上肢腕部,将患侧上肢向后拉动,使肩关节外旋,用以恢复肩关节的外旋功能(图3-8)。

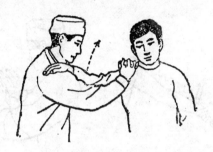

图 3-8　肩部外旋法

(8)后伸外旋法:操作者站于患者身后,双手握住患肢前臂,逐渐用力将患肢向身体后外方拉动,使患者肩关节处于后伸、外旋状态,以恢复肩关节的后伸和外旋功能(图3-9)。

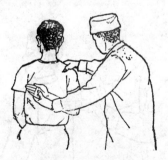

图 3-9　后伸外旋法

(9)上肢抖法:操作者站于患侧,双手握住患者手腕,先使患侧上肢外展,牵引,并做连续、小幅度、均匀、快速的上下抖动。在抖动过程中,可以瞬间加大抖动的幅度 3～5 次(图 3-10)。该法有助于恢复肩关节外展功能。

(10)环揉肩关节:治疗师两手分别置于患肩前后做环旋揉动,也可做搓法,以缓解疼痛,并结束治疗(图 3-11)。

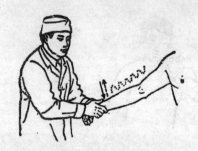

图 3-10　上肢抖法

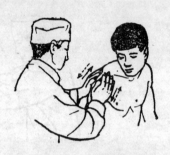

图 3-11　环揉肩关节

(11)拍震肩关节:拍震类治疗是指在患者特定部位进行拍击或震颤的一种手法,这类手法动作较为简单,易于掌握,又可分为拍法、劈法、擦法等(图 3-12)。对肩关节经手法治疗后可引起一种舒经通络作用。

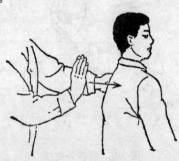

图 3-12　拍震肩关节

4. 中成药疗法

(1)风湿寒痛片

组成:青风藤、桂枝、附子、薏苡仁、鹿茸、枸杞子、黄芪、黄鳝等。

功效:祛风散寒,利湿通络,扶正固本。可用于肝肾不足,风寒湿痹,关节肿痛,四肢麻木,腰膝酸痛。颈椎病、类风湿关节炎有此症状者,均可服用。

用法用量:每次6~8片,每日2~3次,口服。

注意事项:严格按照用法用量服用,若服药7日症状无缓解,应去医院就诊。高血压、心脏病患者及哺乳期妇女慎用,孕妇禁用。

(2)伸筋丹

组成:地龙、红花、马钱子、汉防己、乳香、没药、骨碎补、五加皮。

功效:活血化瘀,通经活络。适用于瘀滞型肩周炎,肩部肿胀,疼痛拒按,以夜间为甚者服用。本品有很好的解痉镇痛作用,对其他骨伤疾病的疼痛也有一定疗效。

用法用量:每次2粒,每日3次,口服,15日为1个疗程,停药5日,再服15日。

(3)痹苦乃停片

组成:制川乌、制草乌、制乳香、制没药、生地黄、薏苡仁、制马钱子等。

功效:祛风散寒,活血化瘀,舒筋通络。用于肩周炎寒湿痹阻,瘀痛不移者。

用法用量:每次5~7片,每日4次,口服,连服3个月为1个疗程。

注意事项:严格按照用法用量服用,内有积热、口干、大便干结者不宜服用。

(4)昆明山海棠片

组成:昆明山海棠。

功效:通经活络,消肿止痛。用于筋骨疼痛,麻木不仁,风湿寒痹,肩周炎早期者。并用于类风湿关节炎、红斑狼疮等。

用法用量:每次 2～3 片,每日 3 次,口服。

注意事项:肾功能不全患者慎用。

(5)痹隆清安片

组成:萆薢、生地黄、制马钱子、制乳香、制没药、薏苡仁等。

功效:除湿消肿,活血化瘀,舒筋活络。适用于肩周炎有热象患者。

用法用量:每次 5～7 片,每日 4 次,口服,连服 3 个月为 1 个疗程。

注意事项:严格按照用法用量服用,内无瘀滞,疼痛游走不定者不宜服用。

(6)祛风止痛胶囊

组成:老鹳草、桑寄生、威灵仙、制草乌、续断、独活、红花。

功效:祛风止痛,舒筋活血,强壮筋骨。适用于肩周炎,症见四肢麻木,腰膝疼痛,风寒湿痹等。

用法用量:每次 6 粒,每日 2 次,口服。

注意事项:孕妇忌服。

(7)风痛安胶囊

组成:防己、木瓜、桂枝、生石膏、姜黄、海桐皮、忍冬藤、连翘、通草、黄柏。

功效:清热利湿,活血通络。适用于肩周炎早、中期有热象患者。

用法用量:每次 4～5 粒,每日 3 次,口服。

5. 敷贴疗法

(1)吴茱萸 5 克,五灵脂 20 克,陈醋 5～10 毫升。将吴茱萸、五灵脂分别研为细末,混匀后加陈醋调成糊,外敷于肩部疼痛明显处。每日换药 1 次,5～7 日为 1 个疗程。

(2)苏木 3 克,红花 3 克,制乳香 3 克,血竭 3 克,丁香 3 克,制没药 4 克,自然铜(醋淬 7 次)4 克,白酒或陈醋 7～10 毫升。将上述药物研为细末,以白酒或陈醋调成糊,外敷疼痛明显处。每日换药 1 次,7～10 日为 1 个疗程。

(3)皂角刺 60 克,羌活 30 克,桂枝 30 克,威灵仙 30 克,白芷 30 克,姜黄 30 克,乳香 30 克,没药 30 克,绞股蓝 30 克,冰片 10 克,陈醋 100～150 毫升。将前 9 味药共研为细末,装瓶中密闭备用。敷贴时取适量药末,加入陈醋调成糊,趁热摊于布上,将冰片撒于药糊上,待不烫手时敷于疼痛明显处,2 小时后取下。每日换药 1 次,7～10 日为 1 个疗程。

(4)威灵仙 120 克,延胡索 60 克,防风 30 克,秦艽 30 克,樟脑酒 100～120 毫升。将上药共研为细末,加樟脑酒调成糊,外敷于肩部。每日换药 1 次,5～10 日为 1 个疗程。

(5)鲜韭菜 60 克,三七 6 克。将三七研为细末,鲜韭菜捣烂,搅匀调成糊,外敷于肩部。每日换药 1 次,7～10 日为 1 个疗程。

(6)当归 6 克,赤芍 6 克,制乳香 6 克,木瓜 6 克,紫金锭 10 克,芙蓉叶 10 克,金果榄 10 克,陈醋 30～50 毫升。将上药研为细末,用陈醋调成糊,外敷于患侧肩部。每日换药 1 次,5～10 日为 1 个疗程。

(7)虎杖根 100 克,鸡蛋清 30 克。将虎杖根研成细末,用鸡蛋清调成糊,敷贴时取适量放在麝香止痛膏的上面,分别外敷于患侧肩髃、肩髎、肩井、肩贞等穴位。每日换药 1 次,7 日为 1 个疗程。

(8)羌活 20 克,独活 20 克,川芎 20 克,赤芍 20 克,当归 20 克,生地黄 20 克,续断 20 克,红花 20 克,牡丹皮 20 克,杜仲 20 克,牛膝 20 克,陈醋 100～120 毫升。将上药共研为细末,用陈醋调成糊,外敷于患侧肩部。每日换药 1 次,5～10 日为 1 个疗程。

(9)穿山甲 20 克,乳香 15 克,鸡蛋清 30 克。将穿山甲、乳香分别研成细末,混匀后用鸡蛋清调成糊,分别外敷于大椎穴及患侧肩髃穴,用伤湿止痛膏覆盖固定。每日换药 1 次,5～10 日为 1 个疗程。

(10)百草霜 10 克,白蔹 10 克,百部 10 克,白及 15 克,百合 15 克,制乳香 15 克,制没药 15 克,麝香 0.3 克,炒糯米 30 克,陈粉子(隔年陈小麦,炒制)120 克,陈醋 150～200 毫升。将上药共研为细末,用陈醋熬成膏,外敷于患侧肩部。每日换药 1 次,5～10 日为 1 个疗程。

(11)养血荣筋丸 4～6 丸,白酒适量。将养血荣筋丸用白酒研成泥,敷于患处。隔日换药 1 次,7～10 次为 1 个疗程。

(12)当归 20 克,赤芍 20 克,生地黄 20 克,延胡索 20 克,血竭 20 克,制乳香 20 克,红花 20 克,大黄 20 克,姜黄 20 克,鳖甲 20 克,茄根 20 克,红曲 20 克,赤小豆 20 克,白酒或陈醋 150～200 毫升。将上药共研为细末,以白酒或陈醋调成糊,外敷于肩部疼痛处。每日换药 1 次,7～10 日为 1 个疗程。

(13)细辛 10 克,独活 10 克,羌活 10 克,延胡索 10 克,制川乌 10 克,白酒 30～50 毫升。将上药共研为细末,每次取适量,用白酒调成糊,外敷于患处。每日换药 1 次,10～20 日为 1 个疗程。

(14)羌活 30 克,防风 30 克,升麻 30 克,苍术 30 克,藁本 30 克,栀子 30 克,桃仁 30 克,红花 30 克,生乳香 30 克,生没药 30 克,白酒 50 毫升,蜂蜜 50 克,陈醋 50～100 毫升。将上药共研为细末,用等份的白酒、蜂蜜、陈醋调成糊,外敷于患侧肩部。每日换药 1 次,7 日为 1 个疗程。

(15)七厘散 1～2 包,75%酒精 10～15 毫升。取七厘散适量,用酒精调成糊,外敷于患侧肩部。每日换药 1 次,5～7 日为 1 个疗程。

(16)制川乌 15 克,食盐 5～8 克,陈醋 10～15 毫升。将制川乌研成细末,与食盐混匀,加陈醋调成糊,外敷于大椎穴及患肩部疼痛最明显处,用伤湿止痛膏覆盖固定。每日换药 1 次,10～20日为 1 个疗程。

(17)白凤仙根 200 克,臭梧桐 200 克,生姜 200 克,大蒜头 200 克,韭菜 200 克。将上药一同捣成糊,再用小火煎熬成膏,外敷于患侧肩部。每日换药 1 次,5～10 日为 1 个疗程。

(18)生蒲黄 50 克,五灵脂 50 克,陈醋 50～80 毫升。将生蒲黄、五灵脂分别研成细末,混匀后用陈醋调成糊,外敷于患侧肩部。每日换药 1 次,7 日为 1 个疗程。

(19)黄荆子 30 克,紫荆皮 30 克,当归 30 克,木瓜 30 克,羌活 20 克,赤芍 15 克,白芷 15 克,独活 15 克,秦艽 10 克,川芎 10 克,威灵仙 20 克,怀牛膝 20 克,天花粉 15 克,木防己 15 克,防风 15 克,马钱子 10 克,连翘 15 克,姜黄 15 克,甘草 10 克。上药共研细末,每次取 10～15 克,用饴糖调敷于患处。每 2 日更换 1 次,10次为 1 个疗程。

6. 中药热敷疗法 热敷疗法是将导热递质加热后,置于身体病变部位,达到治疗疾病的一种物理疗法。热敷疗法具有解痉、镇痛、消肿、促进局部血循环、松解肌肉粘连等功效。

(1)导热介质:盐、姜、醋、水、砖瓦、中草药等。

(2)操作方法:将导热介质加热,用布包好,置于肩关节疼痛部位,或于肩关节表面往返移动。每次 10～15 分钟,每日 1～2 次,10～15 次为 1 个疗程。

(3)应用举例

①盐敷法。将 250～500 克的粗粒盐放入铁锅中爆炒加热,然后用布包好扎紧。治疗时,把布包置于肩关节部位并不断移动,以患者肩部有温热感并能够耐受为宜。每次 10～15 分钟,每日 1～2 次,10～15 次为 1 个疗程。

②醋敷法。将 250 克粗盐在铁锅中爆炒,再把 300 毫升食醋

慢慢倒入铁锅,边倒边炒,逐渐与粗盐混合均匀,使粗盐和食醋同时加热,然后用布包好扎紧。治疗时,把布包置于肩关节部位并不断移动。布包温度降低后,可将其放置于疼痛局部进行热敷。每次 10～15 分钟,每日 1～2 次,10～15 次为 1 个疗程。

③水敷法。将 60℃～70℃ 的热水灌进热水袋或玻璃瓶中,在热水袋或玻璃瓶外包以湿毛巾。治疗时把上述容器放置于疼痛的肩关节处,或在肩关节部位来回移动。每次 20～45 分钟,每日 1～2 次,10～15 次为 1 个疗程。

④砖敷法。将清洗干净的红砖 1～2 块在火上烤热,用布包好。治疗时将其放置于肩关节处,或来回移动。每次 10～20 分钟,每日 1～2 次,10～15 次为 1 个疗程。

⑤药敷法。将中草药(丹参 50 克,当归尾 50 克,鸡血藤 50 克,细辛 10 克,艾叶 10 克)研成碎末,装入布袋中,用水浸湿(以不滴水为宜)。把浸湿的中草药布袋在蒸锅中蒸热,待温度合适时将其放置于肩关节部位,通过热力把中草药有效成分渗透进入组织,达到治疗肩周炎的目的。可以用多个中草药布袋交替做热烫疗法,保持治疗温度。每次 10～20 分钟,每日 1～2 次,10～15 次为 1 个疗程。

⑥蜡敷法。将石蜡装入塑料袋中制成蜡袋。治疗前将蜡袋置入热水中加热,使其温度达到 50℃～60℃,再将加热的蜡袋贴敷于肩关节疼痛的部位。每次敷贴时间为 20～30 分钟。如果蜡袋温度下降较快或未达到理疗的温度或疗效,可以在治疗的过程中更换新的蜡袋,以维持局部较高的治疗温度。每日治疗 1～2 次,10～15 次为 1 个疗程。

(4)注意事项

①热敷的温度要合适,以患者能够耐受为宜。年老体弱者,或患有神经系统疾病、糖尿病等感觉障碍疾病者,要注意局部皮肤反应。因为患者有时对温度变化和刺激不敏感,容易发生烫伤。

②为防止治疗时患者皮肤烫伤，要注意控制装有导热介质布包的温度，以免温度过热。布包不可在皮肤表面停留过长时间。

③加热的布包在皮肤上移动时快慢要适当，用力要均匀，注意不要擦伤皮肤。

④注意保持布包的完整，防止导热介质漏出而烫伤皮肤。

7. 针灸疗法

(1)常用穴位

①主穴。阿是穴(痛点)、肩髃、肩贞、曲池、外关、肩髎、秉风、大杼、手三里(温针灸，拔罐)。

②配穴。条口透承山、合谷(重刺并留针)

③耳穴。肩、肩关节、锁骨(针)。

(2)操作方法：局部常规消毒，每次取穴 4～6 个，每日 1 次，留针 20～30 分钟；也可做艾灸，12 次为 1 个疗程。

8. 拔罐疗法

(1)闪火拔罐法：患者取适当的体位，充分暴露拔罐处皮肤，局部常规消毒后，选择大小合适的罐具，吸拔于阿是穴、肩髃、肩贞等穴位上，行闪火拔罐法。一般每日 1 次，每次 3～4 个罐，留罐15～20 分钟，10 次为 1 个疗程。

(2)针灸加闪火拔罐法：患者取适当的体位，充分暴露拔罐处皮肤，选择肩部穴位，局部常规消毒后，针刺阿是穴、肩髃、肩贞等穴位上，行针刺有酸胀感后即可，再选择大小合适的罐具，行闪火法将针被吸入罐内。一般每日 1 次，每次 3～4 个罐，留罐 15～20 分钟，先取火罐，后取出针，再消毒针眼，10 次为 1 个疗程。

(3)中药汤煮拔罐法

①麻黄 10 克，羌活 10 克，独活 10 克，川芎 10 克，地龙 10 克，牛膝 10 克，防风 10 克，秦艽 10 克，桑枝 10 克，木瓜 10 克，花椒 10 克，生川乌 10 克，乳香 10 克，没药 10 克。将上药装入布袋内，煎汤取汁。将大小适宜的竹罐放入药汁中煮 3～5 分钟，用镊子夹出

甩净、擦干药液,并迅速拔在穴位上。一般将阿是穴、肩髃、臂臑、肩井、肩贞、肩髎、曲池穴分为两组,每次选用一组穴位。每日拔罐1次,每次1穴,留罐5～10分钟,10次为1个疗程。

②羌活10克,独活10克,防风10克,秦艽10克,赤芍10克,川芎10克,红花10克,川牛膝10克,桑枝10克,木瓜10克,花椒10克,生川乌10克,乳香10克,没药10克。将上药装入布袋内,煎汤取汁。将大小适宜的竹罐放入药汁中煮3～5分钟,用镊子夹出,擦干药液,并迅速拔在大椎、肩髃穴及阿是穴上。每日或隔日拔罐1次,每次留罐5～10分钟,10次为1个疗程。

③透骨草10克,防风10克,川乌10克,草乌10克,荆芥10克,独活10克,羌活10克,桑寄生10克,艾叶10克,红花10克,牛膝10克,桂枝10克,川椒10克。将上药煎取药汁,将大小适宜的竹罐放入药汁中煮3～5分钟,用镊子夹出,擦干药液,迅速拔在阿是穴上。每日拔罐1次,留罐15～20分钟,10次为1个疗程。

9. 中药熏洗疗法

(1)舒筋通络熏蒸方:伸筋草30克,透骨草30克,五加皮20克,独活20克,老鹳草20克,赤芍20克,桂枝20克,羌活20克,木瓜20克,乳香20克,没药20克,红花9克,川芎6克,牛膝15克。将上药一同放入砂锅中,煎汤取汁,趁热熏洗患侧肩部。药液温度太低时,可适当加温,每次熏洗30分钟,每日1次,15次为1个疗程。

(2)熏洗汤:当归15克,曼陀罗花15克,川椒15克,透骨草15克,寻骨风15克,伸筋草15克,续断15克,海桐皮15克。将上述诸药以纱布包好,放入砂锅中,煎取药液,趁热熏洗患侧肩部。药液温度过低时,可适当加温,每次20～30分钟,每日熏洗2～3次。

(3)当归桑枝熏洗方:当归15克,桑枝15克,乳香15克,没药15克,红花15克,木瓜15克,羌活15克,落得打15克,补骨脂15克,牛膝20克,独活20克,伸筋草20克,透骨草20克。将上药一同放入砂锅中,煎取药液,趁热熏洗患侧肩部,可边熏洗边被动活动肩关节。药液温度太低时,可适当加温,每次熏洗 30 分钟,每日 2 次。

(4)艾叶川椒熏洗方:艾叶 120 克,川椒 30 克,透骨草 30 克。将上药一同放入砂锅中,煎取药液,趁热先熏后洗患侧肩部。药液温度太低时,可适当增加温度,每次熏洗 30 分钟,每日 1~2 次。

(5)灵仙松针熏洗方:威灵仙 500 克,生甘草 60 克,松树针 60 克。将上药一同放入砂锅中,煎取药液,趁热先熏后洗患侧肩部,每次熏洗 30 分钟,每日 1~2 次。

(6)舒筋活血洗方:透骨草 10 克,延胡索 10 克,当归 10 克,姜黄 10 克,花椒 10 克,威灵仙 10 克,海桐皮 10 克,乳香 10 克,没药 10 克,羌活 10 克,白芷 10 克,苏木 10 克,五加皮 10 克,红花 10 克,土茯苓 9 克。上述药物用纱布包好,放入砂锅中,加入清水约 4 000 毫升,浸泡 30 分钟,用大火煎煮,沸后改以小火再煎 20 分钟,使药物的气味尽出。待药液温度下降至 50℃~60℃时,将有药物的纱布包蘸药液外洗患侧肩部。药液温度降低时,可适当加温,每次浸洗 20~30 分钟,每日 1 次。

(7)四枝二藤浸洗方:桑枝 50 克,槐枝 50 克,柳枝 50 克,茄枝 50 克,钩藤 30 克,鸡血藤 30 克,红花 20 克,川芎 20 克。取上述药物放入砂锅中,煎取药液,趁热浸洗患侧肩部,每次浸洗 20~30 分钟,每日 1~2 次。

(8)舒筋活血止痛洗方:川乌、草乌、苍术、独活、桂枝、防风、艾叶、花椒、刘寄奴、红花、透骨草、伸筋草各 9 克。将上述药物用纱布包好,放入砂锅中,加入清水约 4 000 毫升,浸泡 30 分钟,用大火煎煮,沸后改以小火再煎 20 分钟,使药物的气味尽出,待药液温度下降至 50℃~60℃时,用装有药物的纱布包,蘸药液外洗患侧肩部。药液温度太低时,可适当加温,每次浸洗 20~30 分钟,每日 1 次,1 剂药可用 2~3 次。

(9)归芍川桂熏洗方:当归、赤芍各 90 克,白芍、川芎、红花、牛膝各 60 克,黄芪 150 克,木瓜、桂枝各 15 克。取上药放入砂锅中,加入清水适量,大火煮沸,改用小火再煎 20 分钟,然后连渣带汁倒入准备好的盛器内,熏洗患侧肩部。开始熏时温度较高,感觉过烫时可离盛器远些,稍温后离盛器近些,待药温下降至 50℃～60℃时,用毛巾蘸药汁反复擦洗患侧肩部,直至药液冷却。每次熏洗 20～30 分钟,每日 1 次,1 剂药可用 3 次。

(10)红花归芎浸洗方:红花、当归、川芎各 30 克,桂枝 20 克。将上述药物一同放入砂锅中,加入适量清水,大火煮沸,改用小火再煎 20 分钟,去渣取药液,趁热浸洗患侧肩部。如药液温度太低时,可适当再加温,通常每次浸洗 30 分钟,每日 1～2 次,1 剂药可用 3 次。

10. 酒醋疗法 酒醋疗法是利用酒精和食醋具有挥发性的特点,将酒精加热后使其渗透进入组织,达到活血化瘀、镇痛消肿的一种治疗方法。在进行酒醋加火焰疗法时,患者应在中医师的指导下,辨证施治,对证用药,以便取得好的疗效。对于皮肤局部有创面、溃疡及开放性损伤的患者及可疑肿瘤的患者,应先明确诊断,防治感染后再考虑进行酒醋疗法,以免造成不良后果。

(1)荆芥、防风、乳香、没药、红花、丹参、川芎、胡椒各 5 克。上药研制成细末,均匀地撒在准备治疗的肩关节疼痛部位,再将纱布用 75% 酒精浸湿后叠成 6～10 层的纱布垫覆盖在中草药细末上,再在纱布上洒以少量食醋,使食醋与中草药细末完全浸透,然后再重复向纱布垫上洒酒精,并用厚的布或衣物将周围组织保护好。将上述浸透的酒精、食醋和中草药细末的纱布点燃,几分钟后,当患者感觉到局部皮肤有温热、灼热的感觉,用一个瓷碟或小碗扣在火焰上,使其熄灭。几分钟后重复上述步骤 4～6 遍,每日 1 次,每次治疗时间 30 分钟。上述方法进行酒醋疗法时,患者必须在家属的协助下进行,不可盲目进行。特别是点燃纱布时,一定要注意室内防火,同时也应防止皮肤灼伤。为了安全地应用酒醋疗法,建议可以利用红外线等方式对酒精、食醋纱布进行加热,这样更安全可行。

(2)丹参、桃仁、红花、郁金、乳香、没药各等量。均研成细末,用食醋调和成糊,涂抹于肩关节疼痛部位,再在肢体表面覆盖浸透酒精的纱布垫,然后利用红外线等理疗仪器在中药面上进行加热治疗,以利于中草药在热能的作用下渗入病变的组织,达到治疗及止痛的目的。这种方法可以有效地提高中草药的治疗效果,同时也避免了点火造成皮肤烧伤的可能性,可以广泛地应用。

11. 徒手运动疗法

(1)患者面对墙壁,胸部、腹部尽可能贴近墙壁,双手上举起贴于墙壁(图 3-13)。此时,正常的肩关节可充分上举,无疼痛感觉;有肩周炎的肩关节由于存在软组织粘连,不能做到充分上举,从而使患侧上肢上举的高度低于健侧上肢的高度。患者应尽力将患侧手高举,直到与健侧手高度一致。每日 3～5 次,每次反复做 10～20 遍。

(2)患者手扶墙壁,将身体缓慢向墙壁靠近,使患侧胸腹的侧方尽量贴近墙壁,迫使患侧上肢被动举高(图 3-14)。每日做 3～5次,每次做 10～20 遍。

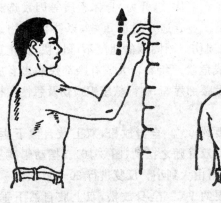

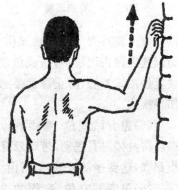

图 3-13　上肢上举　　　　　　　图 3-14　上肢侧举

（3）患者站立位，主动完成肩关节在身体一侧的"画圆圈运动"。患侧上肢下垂，然后从下向上，从前向后做顺时针画圆圈运动 10～15 圈，再改为逆时针画圆圈运动 10～15 圈，交替进行，每日做 2～4 次，亦可随时做。运动时所画的圆圈要尽可能大，应尽量将肘关节伸直，肩关节上举到极限。患肢做画圆圈运动的速度不宜过快，否则达不到缓解粘连的目的，同时患者体力消耗相对较大。本疗法不适用于中老年肩周炎患者。

（4）患者站立位，弯腰约 90°。患侧上肢下垂，在身体前方做画圆圈运动（图 3-15）。先顺时针画圆圈 10～15 圈，再改为逆时针画圆圈运动 10～15 圈，交替做，每日 2～4 次，每次 5～15 分钟，亦可随时做；患者在空手完成弯腰画圆圈运动的基础上，可以手持一个重物（如哑铃、沙袋、重锤等）进行相同运动。所持重物的重量为 500～2 000 克。应根据患者年龄、体重、臂力、身体素质等因素选择合适重量的重物

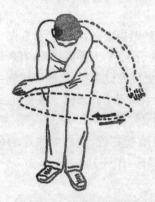

图 3-15　弯腰画圈

，以防因重物过重造成上肢及肩关节运动损伤。画圆圈的速度不可过快，防止重物因速度过快而脱手，造成危险。年龄较大或有腰部疾病患者应慎重选用该方法，防止诱发腰部疼痛、腰部软组织损伤及急性腰扭伤等疾病。

（5）患者站立位，弯腰约 90°。全身放松，双上肢自然下垂。患者将身体左右摆动，带动双臂随之摆动（图 3-16）。摆动幅度从小到大，达到摆动极限后，再由大到小。反复进行 20～50 次。

（6）患者站立位，弯腰约 90°。全身放松，双上肢自然下垂。患者通过身体晃动使双臂做前后摆动（图 3-17）。摆动幅度从小

到大,再由大到小。反复进行 20~50 次。

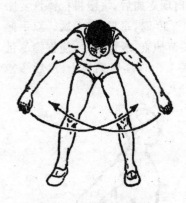

图 3-16　双臂左右摆动

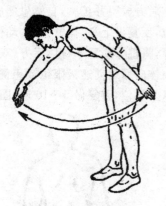

图 3-17　双臂前后摆动

12. 借助器械运动疗法

(1)棍棒法

①双手握棒平举于胸,一只手将棍棒一端举起至极限位,并诱发肩关节疼痛感,另一手下压棍棒另一端(图 3-18),再做相反运动,交替做 10~30 遍,每日 2~3 次。

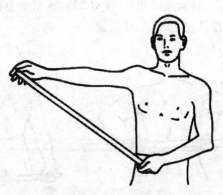

图 3-18　棍棒法①

②双手握棒,将棍棒高举,横置于头顶,达极限位后用力向身体后方振臂并扩胸,自感患侧肩部出现疼痛后,缓慢将棍棒恢复原位,反复做上举、振臂、扩胸动作10～30遍,每日2～3次。双手握棒,将棍棒横置于身体后方,双肘关节伸直,缓慢抬臂,使棍棒尽量离体向后运动达极限位或患侧肩关节出现疼痛感为止,然后缓慢恢复原位,重复做5～10遍(图3-19)。

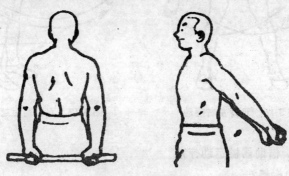

图 3-19　棍棒法②

③双手握棒,将棍棒横置于身体后方,双肘关节屈曲,将棍棒贴住腰背部向上移动至极限位(图3-20),或出现患侧肩关节疼痛为止,然后缓慢恢复原始位,重复做5～10遍。

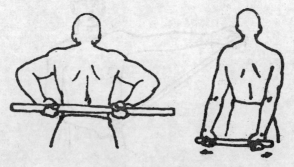

图 3-20　棍棒法③

（2）拉环法：准备一个滑轮，将一条粗绳绕过滑轮并可在滑轮上滑动，粗绳两端为拉环把手，以便于患者握持。

①患者站立位，双手分别握住绳子两端的拉环把手，健侧上肢在上方，患侧上肢在下方，将绳子拉紧（图 3-21）。健侧上肢拉动绳子，使绳子在滑动时带动患侧上肢及肩关节上举，双上肢交替拉环，使双侧上肢及肩关节交替上举 10～30 次。

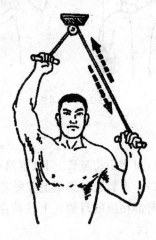

图 3-21 拉环法①

②患者站立位，背对滑轮，双手在身体后方握住绳子两端拉环把手（图 3-22）。健侧手拉动绳子滑动，促使患侧肩关节内放上举，双手交替拉环，使双侧肩关节交替上举运动，每次做 10～30 次。

③患者患侧手握住一端拉环，操作者握住绳子另一端拉环。操作者拉动拉环，使患者患侧肩关节被动运动。通过调整患者站立的位置及与绳子的角度，可以使患侧肩关节做外展、上举、外旋等动作，每个方位做 10～20 次。

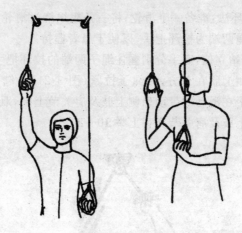

图 3-22　拉环法②

(3)哑铃法

①患者站立位,患侧手持哑铃一只(重量 500～2 000 克,以不妨碍上肢运动为宜)。患者通过患侧上肢做前举、后伸、内收、外展等动作,达到缓解肩部粘连的目的。上述动作交替进行,每次 5～10 分钟,每日 2～3 次。

②患者双手各握哑铃一只(重量同上)。双手持哑铃向身体两侧正举,维持 3～5 秒钟后恢复原位,反复做 10～20 次。再做双手持哑铃前平举,维持 3～5 秒钟后恢复原位,反复做 10～20 次。

③患者仰卧位,双手持哑铃上举,双肘关节伸直,与床面垂直(图 3-23)。双上肢缓慢分开至身体两侧,倾斜约 45°,维持 5～10 秒钟后恢复原位,反复做 10～20 次。

④患者俯卧位,患侧上肢手持哑铃下垂于床两旁,肘关节伸直。患者缓慢外展持哑铃的上肢,使患侧上肢于床面平齐,维持 3～5 秒钟后恢复原位,反复做 10～20 次。

(4)毛巾法:患者双手分别握住毛巾(或绳索)两端,并将毛巾

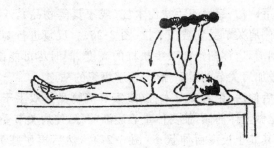

图 3-23　哑铃法

（或绳索）置于身后，健侧手在上方，患侧手在下方，双手交替上下拉动毛巾（或绳索），使肩关节做内收、外展运动，重复做 5～10 次，然后改为健侧手在下方，患侧手在上方，继续拉动毛巾（或绳索）做肩关节运动（图 3-24）。交替进行 3～5 遍，每日 2～3 次。

（5）悬挂法：患者站立于单杠、门框、树杈下，用双手抓住上述器械或物品，双足离开地面（图 3-25）。此时，患者的肩关节，特别是患侧肩关节在身体重力的拉动下，逐渐外展、后伸，客观上使患侧肩关节粘连得到松解，起到治疗肩周炎的作用。

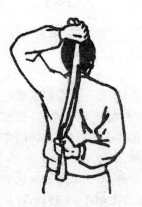

图 3-24　毛巾法

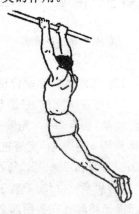

图 3-25　悬挂法

(6)下蹲法:患者双手扶住木杠(或家具等物品),双膝屈膝下蹲,使双侧肩关节受到被动牵拉(图 3-26)。反复进行 20～30 次。在此基础上,应逐渐抬高双手扶杠的高度,同时尽可能低的下蹲,目的是增加肩关节的运动幅度,松解组织的粘连。

(7)后伸法:患者背对木杠(或家具等物品),双手于身后扶住木杠。先做上体前倾,使身体重心逐渐前移,使肩关节受到向后的牵拉,使其处于极度后伸状态(图 3-27)。然后再屈膝下蹲,进一步增加肩关节后伸程度。反复进行 20～30 次。

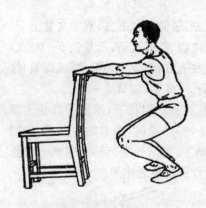

图 3-26　下蹲法

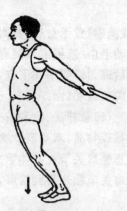

图 3-27　后伸法

13. 医疗体操运动疗法

(1)患者站立位,弓箭步,一只手叉腰,另一只手握空拳肩关节旋转运动(图 3-28)。先做肩关节顺时针旋转 5～10 遍,再改为逆时针旋转 5～10 遍,交替进行。旋转速度逐渐加快,旋转幅度逐渐增加。每日做 2～3 次,每次 3～5 分钟。

(2)患者站立位,双臂于身体两侧平伸 90°。双臂同时从身体两侧画弧形举起且在头颈部交叉,达极限后停留 1～2 秒钟,再从原途径画弧形下降并在腹前交叉。反复做 5～10 次,每次 3～5 分钟。

（3）患者站立位，双臂放下垂于身体两侧。双手握拳，双肘关节伸直，双臂同时后伸，达极限位后，再用力向身后振臂，同时胸部向前挺出，重复做5～7遍后恢复原位。再将双臂同时前伸，直至双臂平行上举过头顶，达极限位后用力向身后振臂，同时胸部向前挺出，重复5～10遍，每日2～3次。

（4）患者站立位，双手置于背部，健侧手拉住患侧腕部，逐渐用力，将患侧手向上方、后方和健侧拉动，达极限位或出现患侧肩关节疼痛后，再用力拉一下，立即放松（图3-29）。反复做10～15遍，每日1～2次。

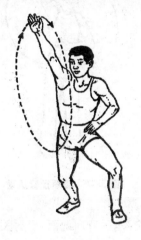 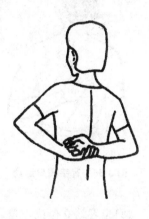

图 3-28　双肩旋转运动　　　　图 3-29　背后拉手运动

（5）患者坐位或站主位，双手在颈后交叉抱头。双手推头部向前，双肘向外、向后做肩关节外展运动，同时挺胸抬头。当双肩关节外展达极限位，再用力外展一下，出现患侧肩关节疼痛感觉后立即放松，反复做10～15遍，每日1～2次。

（6）患者站立位，双臂放松置于体侧，患侧臂屈肘置于背后。患者将疼痛侧上肢尽可能后伸，用手背去接触健侧的肩胛部位

（图 3-30）。持续 5 秒钟后放松，患侧手复原位，反复做 10～15 遍，每日 1～2 次。

（7）患者站立位，双臂自然下垂。右臂屈肘上提，越过头顶，右手抱住左侧颈部，同时左臂屈肘，左手背后提置于腰部（图 3-31）。双臂到极限后在同时向内上和外下用力，患肩出现疼痛后立即放松，再改为左臂上提按颈，右臂屈肘护腰，做同样运动。交替做5～10 遍，每日 2～3 次。

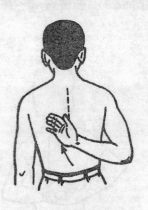 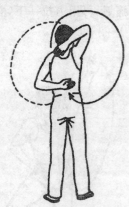

图 3-30　背手摸肩运动　　　　图 3-31　触颈抚背运动

（8）患者站立位或坐位，双手指交叉，手背向地面，双肘关节完全伸直，向身体前方缓慢抬起双臂及双手，双臂在身体前方抬平，停止 2～3 秒钟后，继续上举至头顶上方，呈"托天"状，同时患者抬头，双目向上视双手。当双手"托天"达极限位后，双臂同时向身体后方用力运动，当患侧肩关节出现疼痛后，双上肢沿原途径恢复原位，反复做 5～10 遍，每日 1～2 次。

14. 矿泉浴疗法　见本书基础知识治疗部分。

15. 热泥疗法　见本书基础知识治疗部分。

16. 氡泉浴疗法　见本书基础知识治疗部分。

17. 热沙浴疗法　见本书基础知识治疗部分。

18. 日光浴疗法　见本书基础知识治疗部分。

（六）预　防

（1）肩周炎是完全可以预防的。当气候炎热时双肩不要着凉，不要冲凉水；睡眠时注意双肩盖好被子，如在气候炎热时就而只盖毛巾或衣物之类物品于肩上就可以预防肩周炎的发生。

（2）保暖是预防肩周炎最好而且也最简便和行之有效的方法。

（3）患了肩周炎后，只要治疗正确，也能很快治愈。无论在工作或在休息时，对患肩保温，用毛巾叠成三角形，连内衣一起固定，不论是晚上或是在白天，都不要取下，7～10日即可治愈。

（4）中老年人要多在户外活动，与老同志交流，早晚多晒太阳增加钙质吸收（自然补钙），晚上睡觉前用热水熨脚，睡觉时应注意盖好被子，肩、肘关节等不要着凉。

（5）选择合适的地点和时间，进行前双手着地，后双脚伸直，学虎、熊、猿等动物行走，每日1～2次，每次40～60分钟。其原理为双手着地使上肢肱骨头与肩盂接触面的方向发生了改变，使原来有炎症的部位可以休息，具有舒筋活络，活血化瘀等功效，对肩周炎也有很好的预防作用。

四、肱骨内外上髁炎

（一）病 因

　　组成人的上臂的骨骼称为肱骨，远端部分称为肱骨髁，按部位又分为内上髁和外上髁（图4-1）。

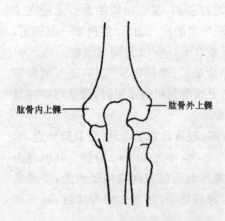

图4-1　肱骨内外上髁解剖示意图

　　（1）肱骨外上髁是前臂伸肌腱的总附着点。当人们频繁做前臂旋前旋后动作、握拳动作和伸屈腕关节等动作时，肌肉对肱骨外上髁可产生很大的牵引力，久而久之便造成该部慢性损伤，产生慢性炎症，从而出现疼痛，称为肱骨外上髁炎，亦称为"网球肘"。

　　（2）肱骨内上髁是前臂屈肌肉群肌腱的附着点。人们在劳动、工作时需用力做屈腕、屈指或前臂旋前动作时，前臂屈肌群反复紧张收缩使肱骨内上髁肌肉附着点长期受牵拉发生损伤和疼痛，称为肱骨内上髁炎。当人们打高尔夫球时，要反复做挥杆动作，必然使前臂屈肌肉肌腱的附着点反复受到牵拉和摩擦，产生慢性疼痛，所以将肱骨内上髁炎称为"高尔夫球肘"。

（二）临床表现

1. 肱骨外上髁炎

（1）肘关节外侧有明显压痛，疼痛向前臂外侧放散，少数患者疼痛向上臂及肩部放散，检查时用手按压肘关节外上侧骨骼突起处，患者可出现明显疼痛感。

（2）患者肘关节屈伸活动一般不受影响，但感觉肘关节乏力，不愿活动，握持无力，特别是握锨（镐）、握拳、伸腕等动作时，疼痛加剧，甚至不能做拧毛巾、扫地等动作。

（3）患者伸肘、握拳、屈腕，前臂旋前位，检查者用手适当固定患者腕部，令患者对抗检查者的阻力做前臂旋后动作，如肱骨外上髁局部出现明显疼痛为前臂伸肌牵拉试验阳性（图 4-2）。再让患者伸肘关节、握拳、屈腕，然后主动做前臂旋前动作，如果能够诱发出肱骨外上髁局部疼痛，亦为前臂伸肌牵拉试验阳性，均说明患者有"肱骨外上髁炎"。

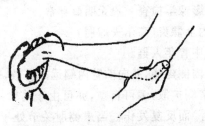

图 4-2　前臂伸肌牵拉试验

2. 肱骨内上髁炎

（1）肱骨内上髁局部疼痛是肱骨内上髁炎最常见的症状，尤其是做前臂向前旋转或做主动屈曲腕关节时，疼痛明显加剧。早期表现为肘内侧疼痛或不适，活动时疼痛加重，休息后则减轻。以后逐渐发展为肱骨内上髁部持续性疼痛,肘关节不能充分伸展或过屈,患侧上肢酸软,屈腕无力,小指、无名指可出现间歇性麻木感。慢性期则局部疼痛时轻时重,患手无力。

(2)肘关节内侧常有明显压痛,当肘关节内侧与桌面接触或摩擦时,压痛明显加剧,肘关节内侧可触及结节感或粗硬之肌腱。

(3)X线等影像学检查一般无异常,少数慢性病例可显示肱骨内、外上髁处骨膜增厚现象。

(三)诊断与鉴别诊断

1. 诊断

(1)肱骨外上髁炎(网球肘)

①多见于中青年人群。

②肘关节外侧疼痛或无力,活动时疼痛加重。当患侧肘关节处于屈曲状,同时前臂旋后位时,疼痛明显缓解。

③前臂伸肌牵拉试验阳性。

④X线等影像学检查一般无明显异常。

(2)肱骨内上髁炎(高尔夫球肘)

①多见于中青年人群。

②肘关节内侧疼痛,并向前臂内侧远方扩散,表现为局部酸痛无力,向前臂掌侧扩散,多可自愈,亦可由于前臂用力(如提重物、拧毛巾、打球等)而反复发作。当患侧肘关节处于屈曲状态,同时前臂旋后位时,疼痛明显缓解。

③阳性患者坐位前臂置于桌上,手掌朝上。令患者用力屈腕握拳,检查者与之对抗,如出现肱骨内上髁疼痛现象为麦氏征试验阳性,说明存在肱骨内上髁炎。

④阳性患者坐位前臂置于桌面。令患者握拳、屈腕,然后做前臂旋前动作,此时如肘关节内侧出现疼痛或疼痛加剧为抗阻力前

臂内旋试验及旋臂伸腕试验阳性,说明存在肱骨内上髁炎。

⑤患者常出现不同程度的尺神经损伤表现,如手的第4～5指感觉异常或麻木感,手指外展、内收无力。严重者可出现手的小鱼际肌及骨间肌萎缩。

2. 鉴别诊断

(1)风湿病:风湿病的特点是游走性疼痛,有晨僵,但多发生在大关节,实验室检查血沉、抗"O"升高。早期X线片无明显改变。

(2)类风湿关节炎:类风湿关节炎最大特点是游走性疼痛,一般发病在青少年女性,多发生在双手的指间关节,早晨起床时出现晨僵。实验室检查血沉、抗"O"升高。早期X线片无明显改变。

(四)西医治疗

1. 镇痛药物疗法 见本书基础部分镇痛药物使用方法。

2. 物理电疗法 见本书基础部分物理电治疗方法。

3. 封闭疗法 痛点封闭治疗肱骨内外上髁炎在临床上经常使用,效果也很好。

(1)操作方法:患者坐位,肘关节置于桌面。用75％医用酒精消毒皮肤,在肘关节内侧或外侧疼痛最明显处用1％盐酸利多卡因1～2毫升做局部麻醉,然后用注射针头垂直刺入皮肤,慢慢推进至皮下组织和肌腱(肌腱附着点)交界处(图4-3、图4-4)。此时,操作者可感到针尖有韧性阻力,说明穿刺深度合适,可注入药物。如果针尖有"碰硬"的感觉,说明穿刺至骨膜,要退出针头,调整进针方向,重新穿刺。

(2)药物选择:醋酸泼尼松龙注射液1～2毫升与1％盐酸利多卡因注射液2～3毫升混合,做痛点封闭,每周1次,2～5次为1个疗程。复方倍他米松注射液1～2毫升,局部注射,每周1次,可连续封闭2～4次。复方倍他米松注射液1～2毫升与维生素B_{12}

0.5 毫克注射液混合，局部注射，每周 1 次，可连续封闭 2～4 次。

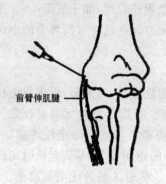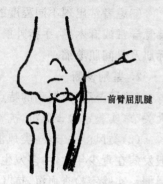

前臂伸肌腱　　　　　　　　　　　　　　　前臂屈肌腱

图 4-3　肱骨外上髁封闭示意图　　　　图 4-4　肱骨内上髁封闭示意图

（3）注意事项：保持局部清洁，防止局部感染；适当减少患侧肘关节活动有利于疼痛的缓解；在痛点封闭治疗同时，局部进行热敷效果更好。

4. 注射疗法　在确诊是肱骨外上髁或肱骨内上髁炎之后，经多种方法治疗效果不佳时，可选用复方当归液或复方草乌注射液注射于阿是穴。拇指按压肘部的最痛点，行局部常规皮肤消毒，待进针点皮肤已干后进针，当针尖进入压痛点后患者有酸、胀、麻痛，回抽活塞，无回血或关节液，方可推药。每次 1 毫升，隔日 1 次，7 日为 1 个疗程。

（五）中医治疗

1. 针刺疗法

（1）常用穴位：阿是穴、肘髎、曲池、天井、手三里、外关（针、灸）。阿是穴用毫针"齐刺"，艾条温灸。

（2）操作方法：患肢摆在舒适位置，选好穴位之后，用拇指甲在穴位上按压做指印,再进行常规皮肤消毒,待消毒液干后进针。每日1次,每次留针20分钟,12次为1个疗程。

(3)注意事项:肘关节是一个活动性关节,治疗前患肢就要放在舒适位置,以防进针后因患肢不适而坚持不久而动,发生弯针现象或滞针,因此要特别注意。

2. 穴位拔罐疗法

(1)常用穴位:阿是穴、肘髎、曲池、手三里、阿是穴。

(2)操作方法:用拔罐治疗操作方法很多,主要有投火法、贴棉法、闪火法、水吸法、闪罐法、温罐法。在拔灌的同时,加用红外线、频谱、激光等理疗仪器进行局部热疗,以加强治疗效果。先针阿是穴,后用罐口将针一同置于罐内,每日1次,每次留罐20分钟,12次为1个疗程。

(3)注意事项:肘关节部位不平整,皮肤不平难吸稳,负压过小治疗效果不佳。拔罐时要注意烫伤。治疗时应注意皮肤无红肿及异常。

3. 电针疗法

(1)常用穴位:阿是穴、肘髎、曲池、天井、手三里、外关。

(2)操作方法:皮肤常规消毒后,进针时患者每针均有酸胀麻感,接电极,正极为阿是穴,负极为肘髎或曲池穴。剂量由小到大,至患者能承受为止。治疗期间还应适量加大电流量。每日1次,每次留针20分钟,10次为1个疗程。

4. 艾灸疗法

(1)常用穴位:阿是穴、肘髎、曲池、天井、手三里、外关。

(2)操作方法:取肘部疼痛点为穴(也称"阿是穴"),以艾条1根(长20厘米,直径约1.5厘米)将一端点燃,对准穴位,距离皮肤2～3厘米即可,以患部有温热感而无灼痛为宜。一般每处灸5～7分钟,至皮肤出现红晕为度,每日1次,15日为1个疗程。

①根据症状选取阿是穴、手三里、曲池等穴位,用艾卷悬灸上

述穴位,至局部皮肤发热。每穴灸 8～10 分钟,每日 1 次,7～10 次为 1 个疗程。

②患者肘关节屈曲,操作者首先确定肱骨内外上髁的疼痛点并做标记。将厚约 0.5 毫米老姜片置于疼痛点,再将锥形艾炷置于姜片上。点燃艾炷,待艾炷燃烧尽后再续燃 1 壮,连续灸 3 壮,使皮肤疼痛点有温热感为止。每日 1 次,7～10 次为 1 个疗程。

③患者仰卧位。操作者点燃 2 支雷火灸条,对准肘关节远近端和疼痛点,距离体表皮肤 2～3 厘米做悬灸,以皮肤有温热感而无灼痛感为宜,直至皮肤出现潮红为止。然后用手指点按刺激曲池、肘髎、外关、合谷、三间、间使、阿是穴等穴位,出现局部酸胀感后,再悬灸上述穴位。每穴 2～3 分钟,每日 1 次,10 日为 1 个疗程。

5. 点穴疗法

(1)常用穴位:阿是穴、合谷、肘髎、曲池、天井、外关、手三里。

(2)操作方法

①点揉曲池、合谷穴。用健侧手的拇指指端按压住患侧上肢的曲池、合谷穴,以感到酸胀为佳,然后按顺时针方向点揉曲池、合谷穴,每穴各 1～2 分钟。

②点揉手三里、阳溪穴。用健侧手的拇指指端按压住患侧上肢的手三里、阳溪穴,以感到酸胀为佳,然后按顺时针方向点揉1～2 分钟。

③点揉肘髎、阿是穴(按压前臂出现疼痛的部位)。用健侧手的拇指指端按压上述肘髎和阿是穴位,肱骨内外上髁炎患者在肘髎穴通常能找到压痛点,治疗点亦于此处。阿是穴按压以感到酸痛为佳。每穴按压 1～2 分钟。

④点揉肱骨外上髁。用健侧手的拇指指端按住患侧肱骨外上髁最痛处或肱骨内上髁,以有酸痛感(能忍受)为佳,然后按顺时针

方向点揉 3～5 分钟。

⑤放松前臂肌肉。用健侧手用拿法或揉法放松整个前臂的肌肉,主要针对皮下和骨膜上的肌肉层。目的是使痉挛的肌肉充分放松,促进血液循环,以达到缓解疼痛的目的。

⑥被动运动患肢。患肢完全放松,用健侧手握住患侧腕部,然后带动患侧手做左右旋转和前后屈伸动作。注意力度要缓和均匀,不宜过强、过快,幅度逐渐增大,各操作 3～5 分钟。

⑦擦患处。用掌根或大鱼际由上向下快速擦前臂肌肉约 30 秒钟,以有温热感为宜。每次 10～15 分钟。

6. 推拿疗法

(1)功效:舒筋活血,剥离粘连,消炎镇痛。

(2)取穴:缺盆、极泉、肩髎、曲池、手三里、合谷等。

(3)治疗时间及刺激量:每次治疗 15～20 分钟,慢性肱骨内外上髁炎患者每日治疗 1 次,急性患者隔日或 3 日治疗 1 次,以中等刺激量为宜。

(4)手法操作:推法是临床上普遍应用的一种手法,是用手指或手掌着力于人体一定部位,做单方向的直线移动,包括捋法、顺法和指推法。

①捋法。操作者用手掌紧贴患者肢体皮肤,由肢体近端向远端推称为捋法(图 4-5)。要求手掌紧贴皮肤,并稍加用力。

②顺法。操作方法、动作要领及适应范围,均同捋法相同。不同的只是方向,由肢体近端向远端推之为捋,由肢体远端向肢体近端推之为顺。捋法与顺法结合应用,称为捋顺法。

③指推法。患者坐位,操作者站在患者的患侧,用手指在人体体表做单方向的移动为指推法(图 4-6)。要求力量持续,动作不宜过快,只做一个方向的推动,不可往返进行。

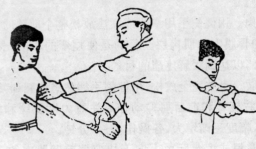

图 4-5　捋顺法　　　　　　　　图 4-6　指推法

④肘部摇法。患者呈坐位,操作者站在患者的患侧,患者手掌向上,操作者一手拿住肘关节,另一手握住腕关节,将前臂由内向外做回旋摇动,称为肘部外旋摇法(图 4-7)。另有肘部内旋摇法,患者掌心向下,操作者一手握住肘关节,一手握住腕关节,使前臂由外向内做内旋摇动(图 4-8)。摇肘动作要由小到大,不可过度,以防损伤肘关节。

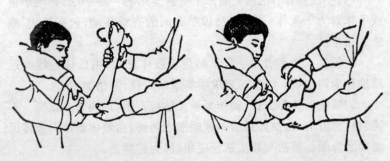

图 4-7　肘部外旋摇法　　　　　图 4-8　肘部内旋摇法

⑤肘部扳法。患者坐位,操作者一手握住患者的其肘上部,另一手握住其腕部,反复做肘关节屈伸扳动作(图 4-9)。

⑥抚摩搽揉松筋。患者取坐位,操作者站立于患侧。操作者

用一只手托起患侧前臂,用另一只
手掌或大鱼际部位抚摩疼痛局部及
邻近组织 2～5 分钟。继之,用小鱼
际部搓揉前臂伸腕肌的部位及肱骨
内外上髁局部 2～5 分钟,以达到松
筋之目的。

　⑦搓搓擦肘部散瘀。紧接上
法。操作者改用手掌大鱼际肌部位
搓或掌擦肘关节,以局部出现热感
为度,可达到活血散瘀之目的。

　⑧回旋伸肘顶推。紧接上法,
操作者用一只手握拿患侧肘关节部

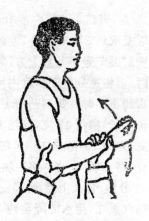

图 4-9　肘部扳法

(拇指按压痛点近端,余 4 指放于肘关节内侧),另一只手握拿患侧
腕部(拇指置于桡骨茎突部侧面,余 4 指放于掌面)。然后,将患侧
肘关节屈曲,前臂充分内旋,再做伸肘动作。待肘关节将伸直时,
在牵引下迅速外旋前臂,使肘关节过伸,同时托肘之手用力顶推
(拇指压紧肘关节外侧)。该手法操作目的是整复局部解剖和恢复
肘关节力学关系,达到治疗的目的。

　⑨弹拨推理舒筋。紧接上法,操作者一只手握住患肢腕部,将
肘关节屈凸至最大限度,另一只手的拇指用力按压肘关节疼痛部
位前上方,在伸直肘关节的同时推至桡骨小头前上面,沿桡骨小头
外缘向后弹拨伸腕肌腱起点数次。然后,随着肘关节的伸屈活动
自下向上推理该处筋肉组织数次,以达到舒筋之目的。

　⑩按摩腧穴痛点法。按压缺盆、肩髃,拨肩髎、极泉穴各 1～2
分钟,揉压曲池、外关、合谷穴各 1～2 分钟。急性疼痛患者施手法
治疗后其肘部应限制活动 1 周。

7. 熏洗疗法

(1)透骨草 10 克,伸筋草 10 克,桂枝 10 克,花椒 10 克,红花

10克,当归10克,白芷10克,干姜15克。将上述药物放入盆内,加温水约3 500毫升,浸泡2小时,加火煮沸30分钟。患者把患病肘关节置于药盆上方,利用热气熏蒸30分钟。待药液温度适宜时,再将患处置于药盆内浸泡30分钟。每日早晚各熏洗1次,每次约1小时。每剂药用1日,治愈为止。

(2)桃仁15克,红花15克,酒大黄20克,泽泻15克,茯苓20克,赤芍15克,桂枝10克,鸡血藤30克,伸筋草30克,生甘草6克,路路通30克。将药物放入砂锅中,加入水3 000毫升,浸泡约30分钟,置火上煮沸20分钟后熄火。治疗时将患肘置于锅上以热气熏之,待水温降至约50℃时带药渣熏洗患处。每日1剂,熏洗2～3次,每次20～30分钟,若水温过低可再加热熏洗。

(3)伸筋草、当归、皂角刺、刘寄奴、川芎、延胡索、苏木、乳香、没药各30克,红花15克。将上述药物用醋水各1 500毫升浸泡后加热。将患病肘关节置于蒸气上方熏蒸,然后用药液熏洗浸泡患肘关节30分钟,每日2～3次。熏洗病变肘关节后用骨碎补、没药、赤芍、续断各9克,共研细粉,入凡士林或蜂蜜100克中调匀成膏,外敷疼痛处,纱布胶布固定,直至疼痛症状消失、活动自如。

(4)艾叶、当归、桑寄生、牛膝、刘寄奴、独活、秦艽各20克,川乌、草乌、伸筋草各30克,白附子、红花各10克。将上述药物用水煎后,将药液倒入盆中,加200毫升食用醋,置患肘于其上,覆盖毛巾,利用药液蒸气熏蒸20分钟,待药液降温至50℃左右时,再用毛巾浸药液敷洗患肘30分钟,每日2次。

(5)生川乌、生草乌、桂枝、大黄、两面针、当归各30克。上药加水2 000毫升,小火煎煮30分钟。先利用药物蒸气熏蒸疼痛部位20～30分钟,边熏蒸,边搓揉病变肘关节。待药液温度下降后,用其洗患处20分钟。每日1～2次,10日为1个疗程。

(6)当归、木瓜、红花各20克,防风、羌活、独活、伸筋草、川芎、桂枝各10克,威灵仙、丹参各10克,海桐皮10克,桑枝30克。上药加水煎煮后,用其热气熏蒸疼痛部位 20～30 分钟。待药液温度下降后,将疼痛的肘关节浸泡其中 40～60 分钟。每日 2 次,10 日为 1 个疗程。

(7)伸筋草 30 克,透骨草 30 克,防风 15 克,荆芥 15 克,红花 30 克,桂枝 15 克,苏木 15 克,川芎 15 克,威灵仙 30 克。上药加水 4 000 毫升,小火煎煮 30 分钟。利用热气熏蒸患侧肘关节 30 分钟,然后将患侧肘关节浸泡于药液中,边浸泡,边按揉疼痛部位,同时主动屈伸肘关节。每日熏洗 2～3 次,每次 30～50 分钟。每剂药物使用 2～3 日,7 剂药物为 1 个疗程。

8. 外敷疗法

(1)当归 10 克,独活 10 克,羌活 10 克,细辛 4 克,红花 10 克,牛膝 10 克,川椒 8 克,防风 10 克,秦椒 10 克,香附 10 克,木通 8 克,苏木 10 克,地龙 10 克,穿山甲 4 克,五加皮 10 克,白芷 15 克,生天南星 10 克,冰片 3 克,生大黄 10 克,伸筋草 10 克。将上述药物研成细末,治疗时取 5～10 克药粉,放于烤热的黑膏药中心,贴于肘关节疼痛部位。每日 1 贴,14 日为 1 个疗程。

(2)炒马钱子 50 克,公丁香 10 克,山奈 10 克,甘松 10 克,白芷 10 克,青木香 10 克。将上述药物研成细末,用 50%酒精浸泡。治疗时将药酒涂抹于肘关节疼痛部位或曲池、手三里、阿是穴,用胶布覆盖。每日 1 次,10～14 日为 1 个疗程。治疗时,嘱患者用手轻揉上述穴位或肘关节疼痛部位,每个穴位 5～8 分钟,每日 4～5 次。

9. 耳穴贴压疗法

(1)取穴:肝、肾、肘、神门、皮质下、肾上腺。

(2)操作方法:清洁耳郭,用耳穴探测仪或棉签探测耳部穴位,确定治疗部位。将王不留行贴在 0.5 厘米×0.5 厘米的胶布上,再将胶布贴于耳穴上,并用手按压王不留行,使耳穴局部出现酸胀和轻度疼痛感。双耳交替治疗,每次贴一侧耳穴。2～3 日后交换贴另一侧耳穴,8～10 日为 1 个疗程。

(3)注意事项:在治疗期间,每日患者自行按压耳穴 4～6 次,每穴按压 2～3 分钟。

10. 医疗体育疗法　　应由熟悉掌握上述手法的操作者操作,手法应轻柔,用力要巧妙,防止出现损伤,反而加重疼痛。同时,对于老年患者、严重的骨质疏松症患者及体弱者,操作时防止骨折的发生。"学生肘"常与肘关节摩擦有关,所以在治疗时首先改变上课或看书写字时的体位,可将双前臂置于课桌上,而双侧肘关节悬空,可达到预防的效果。

需要特别强调的是:肱骨内、外上髁炎的治疗应采取综合疗法,如物理疗法、推拿按摩疗法、局部封闭疗法、针灸疗法等,运动疗法只是辅助疗法之一,应与其他疗法配合应用,才能有较好的疗效。

(1)患者坐位,患侧前臂置于大腿上,肌肉放松。缓慢做前臂旋转动作,达到极限位置(其极限位置的标志为掌心处于向上的位置),停留片刻后改为前臂缓慢内旋,反复做 10～20 次,可随时进行。

(2)患者坐位,患侧肘关节屈曲约 90°,前臂置于胸前,肌肉放松,患者用健侧前臂托住患侧前臂,同时拇指置于肱骨外上髁疼痛点,其余 4 指置于肱骨内侧。将患侧肘关节逐渐屈曲,同时健侧拇指轻轻按压疼痛部位,患者肘关节屈曲达到极限位后,停留片刻,再缓慢伸直屈曲的肘关节,同时健侧拇指在肱骨上髁部轻轻弹拨粘连的肌腱,使其出现酸胀感为止。反复进行,每日做 5～10 分钟,随时进行。

(3)患者坐位,操作者面对患者,一只手握患肢腕部,另一只手扶肘部,用拇指由轻到重揉拨肱骨内外上髁疼痛部位。在此过程中,将患者前臂逐渐旋前,同时做屈肘动作,晃动几下后猛一用力将肘关节快速伸直,常可听见弹响声音,再将拇指放松,这时疼痛可减轻。

11. 矿泉浴疗法 见本书基础知识的自然治疗法。

12. 热沙浴疗法 见本书基础知识的自然治疗法。

13. 热泥疗法 见本书基础知识的自然治疗法。

14. 热水浴疗法 可在家用高盆装满热水桶,淹没前臂,过肘关节 5~6 厘米。进行热水浸治疗,每日 1~2 次,至症状消失为止。

15. 白酒疗法 高度(50°以上)白酒,每次用少许擦拭在肘关节周围,每日 1~2 次,10 次为 1 个疗程。

(六)预 防

(1)在晚上睡觉时要注意肘关节保暖,不要着凉

(2)在劳累出汗后洗手时,冷水不得过肘关节。

(3)在急性治疗期间尽可能固定少动,但可用对侧拇指、食指、中指或加其他几指对患部经常揉、捏、搓,以促进局部血液循环。

(4)在用手提重物时注意双手交换提,以防过度伤及肘部肌肉。

(5)如有陈旧性损伤,在运动时(如打羽毛球、网球或棒球等)可用护肘带保护肘关节。

五、腰椎间盘突出症

(一)病　因

　　腰椎间盘是由两个椎体之间连接中的胶原样物质,称之髓核,有防震、缓冲等功能。当身体在进行各种运动姿势时,髓核随身体的生物重力方向变化而改变,均有不同的形状改变。髓核在椎体间的位置前后不一,在颈、腰部的髓核位置偏后,而容易突出,造成颈、腰部椎间盘突出症。由于椎间盘的突出是因椎间盘环的破裂,髓核从破裂的纤维环突出而压迫神经,突出的髓核有大有小,刺激的神经有轻有重,临床上表现的症状也有轻有重,本病多见于30～40岁,青壮年男性,男性发病率远较女性为高。多数患者有外伤史,有些则没有明显的发病原因,发病可能有以下因素。

　　1. 损伤　30～40岁以后的纤维环开始变性,弹性大为减小,如腰部扭伤后,极易造成纤维的破裂。若扭伤所造成纤维环的裂缝较大,突出的髓核压迫神经根,即可引起急性坐骨神经痛(图5-1)。

　　2. 过劳或劳损　椎间盘所受的压迫,因直立的姿势而大大增加。日常工作或弯腰活动时,对椎间盘可产生唧筒式的挤压作用。

　　3. 受寒、受湿　不少腰椎间盘突出患者,无外伤史,亦无施工或过劳等历史,只有受寒、受湿,甚至想不出任何发病原因。很多学者认为,风寒湿可使小血管收缩,肌肉痉挛,增加对椎间盘突出的压力,特别对于已有变性的椎间盘突出者,无疑可以造成更进一步的损害甚至髓核突出。

　　4. 解剖因素　人体解剖学上的弱点,纤维环在后外侧较为薄弱。

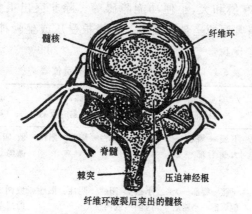

图 5-1　髓核压迫神经根

（二）临床表现

1. 分型　根据解剖部位的不同,椎间盘突出在临床表现的症状也有不同。

（1）单侧型:临床最为多见,髓核突出和神经根受压只限于一侧。

（2）双侧型:髓核自后纵韧带两侧突出,两侧下肢皆有坐骨神经痛,但往往是一先一后。当对侧症状出现时,先发的一侧症状多已消退,似有交替现象。两侧症状同时存在时,多是一轻一重,或最后症状一侧消失,一侧存留。

（3）中央型:椎间盘自后中部突出。若突出物较小,在突出平面,既不压迫左侧神经根,亦不压迫右侧神经根,而受压者是位于马尾中部的、继续下行的马尾神经。因此,无论突出平面为腰$_{3\sim4}$、腰$_{4\sim5}$或腰$_5$至骶$_1$，受压者持续为腰$_{3\sim5}$骶神经所产生症状，多为鞍状麻痹和大、小便功能障碍等。除非突出很大，一般不会引起双侧典型的坐骨神经痛。神经根受压或坐骨神经痛的一般表现见表5-1。

表 5-1   腰椎间盘突出压迫神经根定位表

神经根	突出间隙	自觉放射性疼痛	感觉障碍	抬腿试验	膝反射	踝反射	运动障碍
腰$_3$	腰$_{2\sim3}$	下腰—臀部—大腿后部—膝前部	膝部	阴性	阳性	阳性	股四头肌力减弱
腰$_4$	腰$_{3\sim4}$	下腰—臀部—大腿后部—小腿后内侧	小腿内侧	阳性或阴性	阴性	阳性	股四头肌力有时减弱
腰$_5$	腰$_{4\sim5}$	下腰—臀部—足背和足趾	足背和足趾	阳性	阳性	阳性	胫前肌、伸拇肌、臀中肌力减弱
骶$_1$	腰$_5$至骶$_1$	下腰—臀部—足底与足背	足跟和足外侧	强阳性	阳性	阴性	腓肠肌、腘肌、臀大肌力减弱

2. 症状与体征

(1)疼痛沿下肢的坐骨神经或某个神经根的分布区向下放射，一般是由臀部起始，向下放射至大腿后侧、小腿外侧，以及足背或足踇趾。放射性疼痛多因站立、用力、咳嗽、喷嚏或运动而加剧，卧床休息时减轻；也有的在站立行走时疼痛减轻；个别患者在夜间卧床症状加重，辗转不能入睡，但经过充分的休息后，疼痛多能缓解。

(2)病程较久或神经根受压较重者，常有下肢麻木的感觉，麻木区与受累神经根的分布区域一致，限于小腿外侧或足部。中央型髓核突出可发生鞍状麻痹。

(3)不少患者感到下肢发凉,患者多自称自发病以来,无论冬夏或盖厚被子,患肢始终发凉,从无温暖的感觉。客观检查,患肢温度明显较健侧为低,有的足背动脉搏动亦较弱,此乃由于交感神经受刺激所致,须与栓塞性动脉炎相鉴别。

3. 体格检查

(1)腰椎曲线的变平或倒转:此种姿势乃由于较大的,足以阻止腰部后伸的后外侧或后方突出所致,常伴有较为严重的坐骨神经痛和腰椎侧弯。任何使腰椎伸直的动作,皆可使下肢放射痛加剧。

(2)坐骨神经性腰椎侧弯:发生率较高,占椎间盘突出患者的80%以上。侧弯的方向可以表明突出物的位置和与神经根的关系。例如,若突出位于神经根的腋部,即神经根与马尾成角处,脊柱为了使突出物躲开神经根,乃弯向健侧。反之,若突出物位于神经根的上方,则脊柱必凸向患侧,才能使两者脱离接触。若突出物恰在上下二神经根之间,则腰椎可有交替性侧弯。此种坐骨神经性腰椎侧弯是属于保护性的,任何企图纠正此种姿势的动作,皆可加重坐骨神经痛。

(3)压痛点和放射痛:最明显的压痛点,多在下腰椎棘突间的一旁1~2厘米处,髓核突出的平面。当用拇指用力下压时,压力传于黄韧带、神经根和突出物,可引起下肢放射性痛,疼痛部位符合该受累神经根所分布的区域,亦与突出物的大小或神经根受刺激的轻重有些关系。

(4)物理检查:腰椎间盘患者在上床和下床时姿势和起立时有其特殊姿势(图5-2)。俯卧时,体位必须对称,肌肉必须放松,检查者只用拇指尖下压,寻找最敏感的一点,特别在急性发作时期,绝大多数都有此种压痛和放射痛不明显,其原因可能如下。

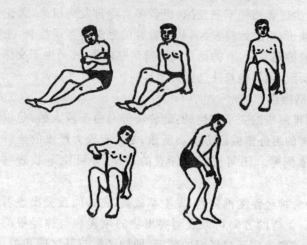

图 5-2　腰椎间盘突出患者在起立动作中采取的步骤

①直腿抬高试验。这是一个重要试验,若能做得准确,对诊断帮助很大(图 5-3)。在抬腿试验中,可附加屈踝试验或屈颈试验,即当抬腿至引起疼痛后,用力屈颈或屈踝,这些动作往往可以加重放射性痛。此附加试验,在直腿抬高受限不明显的情况下,有一定的意义。

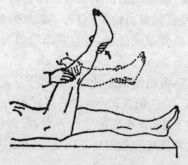

图 5-3　直腿抬高试验

直腿抬高试验的阳性、阴性，以及所能抬高角度之大小，对诊断都有重要意义。抬高一侧引起对侧疼痛时，对诊断也同样有意义。

②腱反射试验。约70％的腰椎间盘突出患者，均有膝或跟腱反射减弱或消失现象。股四头肌为第三腰神经所支配，而腰$_{3\sim4}$椎间盘突出发病率较低，故膝腱反射减退者较少。腓肠肌为第一骶神经所支配，而腰$_5$至骶$_1$椎间盘突出发病率较高，故跟腱反射减弱者亦较多。两侧腱反射皆有减退者，有时可考虑为中央型突出。也有些腰椎间盘突出患者，完全没有反射减退和感觉障碍，但其他检查多为阳性。

③跟膝试验。跟膝试验是鉴别腰椎病变还是腰骶关节病变的重要方法（图5-4）。

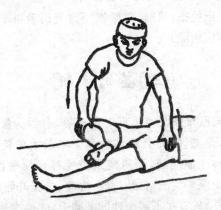

图 5-4　跟膝试验

（5）下肢肌肉检查：为了检查腰$_5$至骶$_1$椎间盘突出而压迫腰骶神经支配的肌肉，出现肌肉疼痛与功能障碍等，对下肢主要肌肉检查和定位神经损害非常重要。患侧踇趾肌力降低。

（6）下肢痛觉的检查：下肢感觉的改变，随神经根受累的程度而不同。轻微的刺激可使感觉过敏,较重的刺激或压迫则可使感觉减退。检查时可先自小腿起始,与健侧对比,不同平面椎间盘突出所引起的感觉和运动方面的障碍。约90%以上的患者,有脊柱运动的受限,下肢出现感觉区障碍。

(7)X线平片检查:下腰椎和椎骶部的X线正、侧位平片应作为常规检查,主要是排除腰椎的其他器质性病变。正位片中可见有脊柱侧凸和椎间隙患侧变窄等。在许多摄片中,同时可见先天性畸形,如隐性弓裂、腰椎骶化和峡部不连等。在侧位摄片中,往往有受累椎间隙变窄、椎体上下缘骨质增生和腰椎曲线前凸消失等现象。

(8)CT、RIM:经过以上检查,绝大多数椎间盘突出都可以确定诊断,尤其是CT、RIM便可明确诊断。

(9)椎管造影检查:目前,对腰椎间盘突出者可不做椎管造影之类检查,个别病例除外。

(三)鉴别诊断

腰部疾病与腰椎间盘突出有时很难鉴别,因为腰部疾病共同特点都有腰痛,是共性,而且腰椎间盘突出最大的特点是腰痛腿痛。腰痛是腰神经肌肉痛,而腿痛是坐骨神经反射性疼痛,当咳嗽、打喷嚏、排大便等负压增加时都会疼痛,小腿外侧皮肤麻木等。但也有个别例外,只有在了解个性的基础上,才能准确区别个性。

1. 急性腰扭伤　有明显或严重的外伤史,病程短,腰痛甚至生活不能自理,表情痛苦,行动艰难等,主要观察有无神经方面障碍,如经几天或休息后,无神经障碍者,只能说明腰肌损伤而不是腰椎间盘突出压迫神经性疼痛。

2. 小关节囊滑膜嵌顿　患者于闪腰、弯腰、喷嚏或某种无意识的动作后突感到腰痛,有的甚至达到很重的程度,以致须屈身侧卧,稍动则疼痛加剧。腰部有明显的固定压痛点或肌肉痉挛,无神经系统障碍,经化验和 X 线检查无特殊发现。

3. 腰骶劳损 无明显或较重的外伤史,多是中老年人疾病,只在某种动作或姿势下,或长时坐、立后才发生腰痛,经过短时休息后,疼痛减轻或消退,但劳累或活动较多后又有加重。自觉疼痛部位是下腰部的一大片,有的牵涉到臀部和下肢。疼痛性质是钝痛或锐痛,患者有腰部僵硬和无力。在腰骶关节或第三腰椎横突尖等处可以找到压痛点,X 线检查可能有脊柱裂等先天性畸形。

4. 退行性脊椎炎 患者年龄较大,起病缓慢,腰腿酸痛,晨起走上几步稍觉松快,下午又有加重,有的伴有坐骨神经痛。体检腰部压痛点不集中,直腿抬高试验阴性,腱反射无改变。X 线摄片多个椎间隙可变窄,椎体边缘有骨刺或唇形变。

5. 脊柱陈旧性骨折或脱位 有较重的外伤,如砸伤、压伤或摔伤等历史。伤后长时期不能工作,多年后仍遗有腰部疼痛,坐或站立不能持久。X 线摄片或 CT、磁共振等即可证实诊断。

6. 腰骶部先天性畸形 患者可有经常性或慢性下腰痛,X 线摄片可见腰椎骶化、骶椎腰化、隐性弓裂,以及峡部不连等。

7. 脊柱结核 发病缓慢,有全身症状,痛点固定。红细胞沉降率可增快,患者可有低热,X 线摄片有椎体破坏和椎间隙变窄,并可见椎旁脓肿或腰大肌脓肿阴影。

8. 椎体骨骺炎 患者多为青年,腰背酸痛,劳累后加重,与气候变化无关,有的出现驼背畸形,无神经系统障碍。X 线摄片在椎体两端有杯状缺口或在椎体前缘上下角有规则的三角形骨块。

9. 肾虚性腰痛 患者多在 30~45 岁,无受伤史,身体虚弱,腰腿酸痛,头晕眼花,失眠,梦多,全身肌肉松弛,脉细,腰部无明显压痛点,X 线摄片无特殊发现。

10. 内脏疾病引起的腰腿痛 有胆管、肾或盆腔脏器及妇科等病史。症状以腹痛为主,腰痛为次,更无向腿上放射性疼痛。

11. 肿瘤 发病缓慢,早期无明显症状,当出现症状时为持续性,逐渐加重。多数患者早期有神经根受累,直腿抬高试验受限。X线摄片或CT、磁共振检查一般可确定诊断。

(四)西医治疗

1. 急性期治疗方法 对于椎间盘突出症的疗法,目前多采用中西医结合等综合治疗,效果显著,非手术疗法主要有卧床休息、手法复位、推拿、按摩、解痉镇痛、中西医结合、针刺、理疗,牵引和新医疗法等,经手术治疗为少数。目前,就治疗腰椎间盘突出症的实际水平分析,应首选非手术疗法,在经过非手术疗法一段时间无效时,才考虑手术治疗。

(1)卧硬板床休息:在腰椎间盘突出症急性期,应卧硬板床休息,以减少不必要的反复刺激。活动的限制包括停止运动、减少弯腰和提取重物、限制下床走路等。患者的自觉症状十分严重,生活自理都较困难。在卧床休息时,如采用一些粗暴,刺激性强的治疗方法,有时不仅收不到治疗效果,反而会使症状加重,无疑会给患者带来更大的痛苦。因此,应该采取以下方法治疗较为适宜。

①通过休息,可消除体重对脊柱和椎间盘的压力,并在很大程度上解除肌肉收缩和腰椎周围韧带的张力对椎间盘所造成的挤压,突出的髓核可随之脱水、缩小,使损伤的椎间盘尽早纤维化,使受压的神经根得以解除。此外,卧床休息可避免较大的脊柱活动及负重,从而清除了加重病情的隐患,使患者病情和症状逐渐缓解。

②具体的卧床休息时间可根据病情的轻重、病程的长短及患者自我感觉而有所不同,一般7～10日。初次发病、疼痛剧烈者,时间可长些,仰卧位休息。患者可在床上做些医疗体操活动等,还

要为下床活动做好准备。因此,要注意以下几点。

●症状较严重的患者,卧床休息要求完全、持续和充足,床铺最好为硬板床,褥子厚薄、软硬合适,床的高度要略低一些,最好在患者坐起时,双脚就可着地。

●卧床休息期间的大小便较为麻烦。一般可鼓励患者自行下床大小便。去厕所时,可用拐杖或由他人挽扶,以减轻疼痛。大便时,最好用坐式便盆或有支持物,以避免过度下蹲,时间过久。

●患者仰卧位时,髋、膝关节应保持一定的屈曲位。这样,不仅可以使腰椎前凸变平,而且可避免下肢肌肉的牵拉;既能解除下肢肌肉紧张,又可使患者能长期耐受,从而有利于尽早康复。

●患者在卧床牵引时,要注意床铺的清洁、平整与舒适,千万不可有硬物或书本置在卧位下,避免发生压疮等。在治疗时,要注意皮肤局部的清洁、卫生和舒适。

●卧床休息并不是绝对的。患者在床上早期进行适当运动,尤其是进行医疗体操运动,对下床后的恢复极有帮助。如最简单易行的是"膝胸"运动,即屈曲双侧膝关节抵于胸部,动作要求轻柔,迅速而有节奏,运动量逐渐增加,不可用力过猛,运动中和运动后都不宜产生疼痛感。这些很有助于健康恢复。

●注意腰腿部保暖。由于腰部受潮湿、凉寒冷所致的腰肌痉挛常可导致腰椎关节僵直、肌肉痉挛、神经根水肿,所以腰部要注意保温。

(2)镇痛药物治疗:见基础部分镇痛药物使用方法及注意事项。

(3)神经营养药的应用:维生素 B_1 每次 20 毫克,每日 3 次,口服;维生素 B_6 每次 20 毫克,每日 3 次,口服;维生素 B_{12},每次 1 000微克,每日 3 次,口服;维生素 C 每次 200 毫克,每日 3 次,口服;维生素 E 胶囊每次 100 毫克,每日 1 次,口服。

(4)封闭疗法:见本书基础部分封闭治疗的使用及注意事项。

(5)穴位(痛点)肌内注射疗法

①根据需要,选用一次性 5～10 毫升注射器和 4～5 号注射针头。

②注射部位,根据病情采取不同的选穴、痛点阿是穴、肾俞穴、命门穴或肌内注射。腰椎间盘突出症及坐骨神经痛,可注射到脊神经根周围。每次选 2～3 个穴位或点,最多不能超过 3 个点。

③常用西药有 0.25%～0.5%普鲁卡因注射液,1%利多卡因注射液,5%～10%葡萄糖注射液,生理盐水,维生素 B_1 注射液、维生素 B_6 注射液,维生素 B_{12} 注射液等。

④常用的中成药有复方当归注射液,每日 1 次,每次 2 毫升;复方丹参注射液每次 2 毫升,每日 1 次;草乌注射液每次 2 毫升,每日 1 次。

⑤皮肤常规消毒后,针尖快速刺入皮肤,然后缓慢进针至相应深度,待有酸、胀感时,回抽无回血即可推入药液。进针中如出现触电样感觉,说明已刺到神经,应将针退出 0.5～1.0 厘米,或改向另一方向进针,避开神经和血管注射药液。

⑥刺激强度根据病情及耐受程度而定,体壮及痛甚者,用中、强刺激,可快速推药。一般体弱者采用轻刺激,推药要慢。

⑦决定针刺深浅,取决于病变部位,浅者注射药物少,深者注射药物多。

⑧一般每日或隔日注射 1 次,10～12 次为 1 个疗程。

(6)骶管神经阻滞疗法:骶管是硬膜外腔下端的终止部分,将配制的药物通过骶管孔注入骶管可以阻滞骶神经。骶管裂孔是骶管下端后面的斜形三角形裂隙,是硬膜外间隙的终点。骶裂孔的定位方法是,从尾骨尖沿中线向上方 3～4 厘米处,两骶角连线中点即为穿刺点。

①适应证。急性腰椎间盘突出症、坐骨神经痛、急性腰肌劳损等。

②药物配方。复方丹参注射液6毫升,2%利多卡因注射液3毫升,地塞米松注射液30毫克,维生素B_1注射液100毫克,维生素B_{12}注射液500微克,加兰他敏注射液5毫克。将以上药物配入生理盐水150毫升内,备用。

③操作方法。取侧卧位或俯卧位。侧卧位时,双膝尽量屈曲向腹部,并用双上臂抱住膝关节。俯卧位时,髋部可垫厚枕,暴露骶部。于两骶角连线中点做皮丘,将穿刺针垂直刺入皮肤,透过骶尾韧带时有落空感,即说明已刺入骶裂孔。反复抽吸无回血,注入空气无阻力,也无皮肤隆起,证实穿刺针确在骶管腔内,即可将输液管接在针头上,以每分钟30~40滴的速度输入药物。整个过程要严格执行无菌操作,消毒要彻底,最好在手术室内进行。治疗后,应去枕平卧6小时,48小时内禁止洗澡。一般间隔15日左右进行1次,3次为1个疗程。此法对于坐骨神经痛的根性、干性均有效。由于骶管有丰富静脉丛,穿刺时应根据具体情况而调整穿刺针与皮肤的夹角,切忌用暴力,避免损伤骶管血管丛,以防药物进入血液循环发生中毒症状。由于骶管注射后可能对血液循环有一定影响,对严重贫血、高血压及心脏代偿功能不全者要慎用。

(7)硬膜外腔神经阻滞法

①适应证。急性腰椎间盘突出症、坐骨神经痛、腰肌疼痛、下肢疼痛等。

②常用药物配方。醋酸泼尼松龙或氢化可的松3毫升,加生理盐水10~15毫升;地塞米松注射液5毫克,加2%利多卡因注射液5毫升;醋酸泼尼松龙注射液3毫升,加2%利多卡因注射液7毫升。

③操作方法。患者取侧卧位,患侧肢体在下,以利于药液向患侧扩散,双手抱膝,头部尽量向胸部屈曲,双膝尽量向腹部屈曲,背部向后弓成弧形使棘突间隙增大,背面与床面垂直,患者感觉舒适位。准备特制的连续硬膜外穿刺针及硬膜外导管,另备12号粗针

头1枚供刺皮用,无菌手套、消毒器材、消毒液。硬膜外腔穿刺有直入法和旁入法两种。

●直入法。常规皮肤消毒后,取病变椎间隙为穿刺点,用1%普鲁卡因做皮丘,针头刺破韧带后,硬膜外穿刺针眼刺入。沿上下两个椎体的棘突间隙进针,刺入的位置必须在脊柱的正中矢状线上,穿刺针依次穿过皮肤、皮下组织、棘上韧带、棘间韧带、黄韧带,即可到达硬膜外腔,穿过黄韧带时可感到阻力突然消失,并出现落空感。注气试验,悬滴试验或生理盐水注入,证明在硬膜外腔即可注入药液。

●旁入法。临床应用较少,仅用于脊柱有其他病变,腰背不能弯曲,或过于肥胖患者。常规消毒皮肤后,选定棘突间隙中点旁开1厘米处做局部麻药浸润。穿刺针与皮肤呈75°,避开棘上韧带,经棘间韧带和黄韧带进入硬膜外间隙,以后操作步骤及用药同直入法。

(8)静脉用药疗法:急性腰椎间盘突出症的临床表现的主要症状为神经根的压迫(炎症)反应产物刺激所致。在综合治疗的同时通过静脉给药,可以帮助消除神经根的炎症反应,减轻疼痛,缓解肌肉痉挛。因此,在手术治疗前后,应选用缓解神经根水肿,镇痛消炎、解痉、营养神经的药物,对病情的缓解将有较好的协同作用,常用处方如下。

①10%葡萄糖注射液500毫升,加地塞米松10毫克,静脉滴注,每日1次,连用3~5日,5日为1个疗程。

②甘露醇250毫升,加地塞米松6~10毫克,加压静脉滴注,每日1次,连用3~5日,5日为1个疗程。

③10%葡萄糖注射液500毫升,肌苷注射液100~200毫升,三磷腺苷注射液40毫克,辅酶A 100~200个单位,维生素C注射液2克,维生素 B_6 注射液100~200毫升,10%氯化钾注射液10毫升,混合后静脉滴注,每日1次,连用7~10日,10日为1个

疗程。

④生理盐水 250 毫升,复方丹参注射液 10 毫升,静脉滴注,每日 1 次,连用 7～10 日,10 日为 1 个疗程。

⑤生理盐水 250 毫升,青霉素 800 万单位,静脉滴注(滴注前必须做青霉素皮试,阴性者方可使用),每日 1 次,连用 4～7 日,7 日为 1 个疗程。

静脉给药后,可以有效地减轻神经根炎症水肿等反应及肌肉痉挛,使复位手法变得轻松,同时也可协助其他治疗,共同提高疗效,尽可能地减轻患者的痛苦。

(9)手术治疗

①适应证。对于腰椎间盘突出症,主张用手术治疗要特别慎重,必须经 X 线摄片、CT 或磁共振等检查明确诊断,经正规、系统的非手术治疗 6 个月以上确实无效者,方可考虑手术。

腰椎间盘突出的手术适应证,有不同的观点和看法及经验积累,手术方法也不同。

●伴有神经性的排尿排便障碍者,经短时观察和术前准备后,即应作为紧急处理,不可拖延过久。

●经过 6 个月以上的非手术疗法后,仍有明显的神经症状(如疼痛、麻木)或无力者。

●患者症状较重,病期较久,虽未经过严格的非手术治疗,但患者因受长时期腰腿痛的折磨,而不愿接受非手术治疗者。

②手术方法。椎间盘摘除术,是常规从背部切口进入,将髓核取出,但缺点是切口大,出血多,恢复相对慢。随着科学技术飞速发展,目前对于髓核突出的手术治疗多采用微小(微创)手术方式进行,此手术优点是切口小,损伤小,恢复快,效果好,很多大医院目前都采用此手术方法。

2. 恢复期治疗法 适当卧床休息;在腰椎间盘突出症急性期,应卧硬板床休息,减少不必要的反复刺激。活动的限制包括停止运动、减少弯腰和提取重物、限制下床走路等。患者在恢复期的治疗方法同样也很重要,对一些生活自理不方便的患者,应采取多种形式治疗。具体的卧床休息时间可根据病情的轻重、病程的长短及患者自我感觉而有所不同。一般初次发病、疼痛剧烈者,可长些,仰卧位休息。患者可在床上做些医疗体操活动等,还要为下床活动做好准备。同时防止病情复发。

3. 物理电疗法 见本书第二章颈椎骨质增生物理电疗法。

4. 牵引疗法 牵引疗法主要用于椎间盘突出症,急性腰椎小关节滑膜嵌顿和腰椎骨质增生等,应用力学中作用力与反作用力牵扯椎体,使椎间隙加宽,就可能使突出的髓核还纳和滑膜退出,或改变它与神经根的关系,以减轻压迫。牵引还可以使脊柱得到充分的休息,减少运动的刺激,有利于组织充血、水肿的吸收及消退,还可以逐渐使背腰肌肉放松,缓解肌肉的痉挛,减轻椎间压力。腰椎与腰骶关节骨质增生牵引治疗是应用力学中作用力与反作用力之间的关系,通过牵引来达到治疗目的。

(1)牵引作用

①腰部固定和制动作用。牵引时,在作用力和反作用力的平衡状态下,受牵拉的腰部处于一个相对固定的正常列线状态,腰部的运动范围及幅度较卧床休息和佩戴腰围时更进一步得以限制,以便于减轻或消除局部的充血、渗出、水肿等炎性反应。

②增大腰椎间隙作用。牵引疗法可以逐渐使腰背肌松弛,加大了椎间隙。椎间隙的增宽,椎间隙负压加大,有利于突出的髓核回纳,同时挛缩的韧带、关节囊和两侧狭窄的椎间隙牵开,从而缓解或消除了对神经根的压迫与刺激,对减轻下肢麻木和疼痛有较好的效果。

③恢复腰椎的正常曲线作用。腰椎间盘突出的髓核挤压了周围神经根,在周围神经的周围出现水肿、炎症等,不可避免地出现腰痛、腿痛,此时机体自我保护可出现脊柱侧弯,患病椎体由于肌

肉牵拉,椎体关节可出现旋转、扭曲、梯形变等,各种列线不正常。在牵引时,若将患者腰椎放置在生理曲线状态,随着牵引时间的延长,列线不正的现象可以逐步恢复至正常,减轻对神经的压迫。

④松弛腰背部肌肉作用。腰椎间盘突出压迫周围神经根,这样不仅有腿痛,而且还会引起腰部症状,腰背肌肉出现痉挛,构成腰椎列线不正。牵引疗法可以逐渐使腰背肌肉放松,解除肌肉痉挛。因此,牵引疗法对腰椎间盘突出引起的坐骨神经痛有较好的治疗效果,而且对腰部损伤及其他腰部疾病和其他原因引起的坐骨神经痛也有一定的疗效。

(2)腰椎牵引的方法:常见的有反背牵引、徒手牵引、攀单杠牵引、骨盆牵引、机械牵引等。

①反背牵引法。操作时医者和患者背靠背站着,医者以两肘分别挽住患者的两肘,弯腰使臀部抵住患者的腰骶部,使其腰部后伸。当感到患者双脚离开地面时,医者进一步屈曲髋部,使膝关节和髋关节屈曲到一定角度,然后逐渐加大屈髋程度,使大腿接近腹部,并抬起脚跟,用力冲击地面,同时伸膝(图 5-5)。此时,患者的腰部可产生过伸和纵向牵引力,从而产生立竿见影的治疗效果。

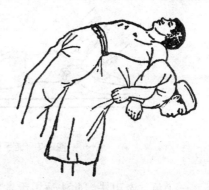

②抱胸牵引法。患者坐在小矮凳上,术者站在患者背后,双手搂抱患者,将其提起离开小凳数厘米,如此借骨盆和下肢重量,可起

图 5-5 反背牵引法

到牵引的作用(图 5-6)。第二日症状减轻者,可每日进行 1 次。

③徒手牵引法。这是一种由家人等协助患者开展的牵引治疗法,对体质较差的患者尤为合适。操作时,患者俯卧床上,双手抓

住床头,牵引者双手握住患者的踝部(单侧轮流或双侧同时)牵引(图 5-7)。在牵引的同时,操作者还可有节奏的抖动患者的躯体,每日进行 2～3 次,每次可重复操作 5～10 遍。

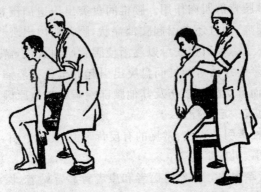

图 5-6　抱胸牵引法

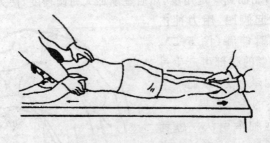

图 5-7　徒手牵引法

　　④单杠牵引法。此法适用于青壮年男性患者。实施的方法如同单杠运动那样,两手拉住铁杠,两足离地悬空,利用自身下坠的重量产生牵引作用;或者选择高矮合适的门框,患者先站在小凳上,两手抓住门框后,双脚离开小凳,身体悬空(图 5-8)。如果患者的手臂很有劲,还可以在脚上再挂上沙袋,以增加牵引的力量,

提高疗效。如果手臂力量不够，可用带子在门框上拴两个套圈，牵引时先把手腕套在圈套里再抓住门框，可以预防手没有劲时掉下来。

⑤骨盆牵引法。此法适合家庭治疗。患者可以仰卧或俯卧在床面上，把足端的床位垫高，使患者处于头低脚高位。患者戴上骨盆带（可用棉布或皮革自制），在骨盆部缠绕固定。骨盆的两侧各有索带，一端连于骨盆带，另一端经过滑

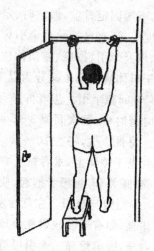

图 5-8　单杠牵引法

车与重物相连，利用身体重量形成反牵引（图 5-9）。牵引重物可因地制宜，沙袋、砖头或其他有重量的物具均可，每侧重量为 10～20 千克，每日牵引 2～3 次，每次牵引 1～2 小时，3 周为 1 个疗程，每个疗程间隔 5 日。为巩固疗效，牵引后应当卧床休息，同时配合腰肌功能锻炼，并让患者坐于矮凳上。

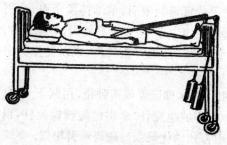

图 5-9　骨盆牵引法

⑥机械牵引法。目前有许多种自动牵引床，有上端固定双腋

下，下端固定骨盆，做定时、定量，以及中间空虚或上下运动，加做弧度等；还有自控脉冲牵引床、振动牵引床、立式自动控制腰牵引器，以及牵引、按摩、变换体位的多功能牵引床等。根据牵引力作用于机体病变部位又分为以下几种。

●间隙牵引。患者仰卧，胸部与骨盆两端固定，可用机械或电动时牵时松，每次间隙 3～5 分钟，每次 8～10 分钟，对脊柱施加牵引。每日 1 次，每次 20～30 分钟。间隙牵引的另一个方法是，使患者坐于矮凳上，术者站于背后，双手将患者由腋下搂住，然后伸直髋、膝关节，将患者抱起，使其臀部离开坐凳。

●固定与牵引。在急性发作期，可行周围固定制动，或卧硬板床休息，如有下肢放射性疼痛者可施行腰椎牵引治疗，以减低椎间盘内压，缓解疼痛。牵引可持续或间断进行，每次 40～60 分钟，间断牵引每日 1 次，如在家有条件者，可每日做 3～5 小时。

腰椎间盘突出与腰骶关节骨质增生的牵引方法，根据牵引力的来源（自身体重、重锤、动力），牵引时间（长时间、短时间），牵引的连续性（持续性、间歇性），牵引的体位（仰卧位、俯卧位、悬吊）等因素可组成多种形式。

●砝码牵引。患者采用仰卧位或俯卧位，一般采用腋下-骨盆固定方式，以砝码的重量为牵引，单维持续牵引，牵引力较小。其特点是简单易做，使用方便，适合家庭使用，可减轻神经根的压迫，缓解神经根的水肿。缺点是疗效较慢，难以促使突出的椎间盘髓核回纳。

●螺杆牵引。采用仰卧位或俯卧位，用腋下-骨盆或小腿习定方式，床尾置一固定的螺旋杆，牵引时旋转螺旋杆，以患者感觉舒适为度。该牵引方式的优缺点与砝码牵引相似。

●自重倒悬牵引。将患者的下肢固定，头低脚高，利用身体上半身的重量牵引腰椎，拉大椎间隙，减轻神经根的受压、水肿。可仰卧位或俯卧位、方法简单，但有直立性低血压的患者禁用。

●液压牵引。采用仰卧位或俯卧位,牵引力来源于液体压力变化,牵引时力量柔和有力,牵引力可大可小、可持续亦可间歇,可快速牵引并配合手法治疗。对根性坐骨神经痛临床疗效较好,应用较广泛。在治疗时应注意选择适应证,牵引过大可损伤肌肉、韧带和血管等。

●电动牵引。采用仰卧位或俯卧位,牵引力来源于电动机的转动力,经调节后变为持续或间歇的牵引力,固定方法依患者而定。其作用与砝码牵引相近,由于增加了间歇功能,在牵引过程中肌肉有紧张有松弛,有利于血液循环。此法在临床上应用较多。

●程控多维牵引。采用仰卧位或俯卧位,用腋下-骨盆固定方式。在液压牵引的基础上增加了多方向的牵引方法,可模仿被动手法中的斜扳法、后伸扳法、侧扳法,在牵引的基础上扳动腰椎关节,程控技术或控制牵引的力量、距离、时间、次数、角度,使牵引治疗更安全、可靠,是目前急性腰肌劳损和椎间盘突出症的最先进牵引技术。围带牵引法亦称骨盆牵引法。

(3)注意事项:对下列情况的急性腰椎后关节滑膜嵌顿的腰痛不宜做牵引疗法,以免发生意外:年龄较大患者,且有明显骨质疏松的患者;腰椎间盘突出症合并腰椎下部骨不连或伴有陈旧骨折者;孕妇及妇女在月经期间;全身明显衰弱的患者,如有心血管系统、呼吸系统疾病,心肺功能较差的患者;虽然有腰痛或坐骨神经痛症状,但是由结核或肿瘤引起,腰椎有破坏性改变者;虽然诊断明确,可进行牵引治疗,但牵引后症状不但不减反而加重或疼痛剧烈者。

(五)中医治疗

1. 中医辨证施治

(1)风寒湿痹型

主症:腰腿痛时轻时重,酸胀较重,拘急不舒,遇冷或阴寒雨湿加重,得温则舒,舌苔白腻、脉沉。

治法:疏风散寒除湿,温经通络。

方药:独活 15 克,牛膝 12 克,防风 12 克,秦艽 12 克,当归 15 克,羌活 10 克,细辛 3 克,桑寄生、杜仲、补骨脂各 9 克,桂枝、威灵仙、没药各 6 克。

用法:每日 1 剂,水煎分早晚服。

(2)湿热型

主症:腰腿痛,痛处伴热感,小便混浊黄赤,口苦,舌苔黄腻,脉弦数或濡数。

治法:清热除湿,舒筋止痛。

方药:牛膝 15 克,木瓜、黄柏、苍术、络石藤各 12 克,木通、泽泻、女贞子各 10 克。

用法:每日 1 剂,水煎分早晚服用。

(3)气滞血瘀型

主症:腰部胀痛,疼痛窜走不定,转侧困难,舌质暗红,舌苔薄白,脉涩。

治法:理气止痛,活血通络。

方药:香附、川芎、苍术各 15 克,当归 20 克,陈皮 15 克,白芍 15 克,白芷 15 克,麻黄 9 克,炮干姜 6 克。

用法:每日 1 剂,水煎分早晚服用。

(4)痰瘀互阻型

主症:腰腿酸胀或刺痛、隐痛,局部僵硬或有畸形,消瘦,舌质淡或紫暗,脉滑涩。

治法:温经散瘀,化痰通络。

方药:黄芩 20 克,青礞石 9 克,当归 13 克,陈皮 9 克,赤芍、防风、桂枝各 9 克,威灵仙 12 克,甘草 6 克。

用法:每日 1 剂,水煎分早晚服。

(5)瘀血阻络型

主症:腰腿痛,痛有定处,腰部僵硬,下肢麻木,舌质紫暗有瘀斑,脉涩不利。

治法:活血化瘀,舒筋通络。

方药:当归 15 克,赤芍 12 克,牛膝 15 克,香附 9 克,五灵脂 9 克,红花、没药各 9 克,蒲黄、羌活各 9 克。

用法:每日 1 剂,水煎分早晚服。

(6)肝肾两虚型

主症:腰膝酸软,多见于慢性或反复发作,久治不愈,劳累加重,卧位时痛减,喜按喜捶,畏寒怕冷,四肢不温,舌苔薄白,脉沉细。

治法:补肝养肾,兼以通络。

方药:熟地黄 20 克,山药 20 克,党参 15 克,云茯苓 15 克,续断 15 克,附片 12 克,泽泻、杜仲、狗脊、牡丹皮、苍术各 10 克。

用法:每日 1 剂,水煎分早晚服。

2. 效验秘方疗法

(1)蜈蚣酒:捉活蜈蚣 3 条(或干品 10 克),置白酒 500 毫升中,7 日后可饮用。每次 2～3 盅,每日 2 次。具有活血散瘀,疏经通络的功效。适用于腰椎间盘突出并有坐骨神经痛等。孕妇禁用。

(2)枫蛇酒:干枫荷梨根 150 克,蕲蛇、乌梢蛇各 100 克,金钱白花蛇 3 条。置容器中,加白酒 500～1000 毫升,密封 1 个月后饮用。每次 30～50 毫升,每日 3 次。具有祛风湿,祛风通络止痛的功效。适用于腰腿痛。

(3)乌头汤:川乌、草乌、麻黄、甘草各 10 克,白芍、当归、牛膝、木瓜、五加皮、黄芪各 15 克,细辛 3 克。每日 1 剂,水煎分 3 次服。具有祛寒除湿,通络止痛的功效。适用于腰腿疼痛、坐骨神经痛等。

(4)强筋健骨汤:党参 30 克,茯苓 20 克,白术、怀牛膝各 12 克,半夏、陈皮、延胡索各 10 克,桑寄生、杜仲各 15 克,大枣 5 枚,甘草 6 克。每日 1 剂,水煎服。具有健脾益肾养肝,理气止痛的功效。适用于中老年腰腿痛。

(5)荆地细辛汤：荆芥9克，生地黄30克，天花粉12克，七叶一枝花9克，牛膝12克，徐长卿12克，蜈蚣3条，细辛5克。每日1剂，水煎服。具有散瘀通络，解痉止痛，滋阴养血的功效。适用于腰腿痛。

(6)薏苡仁汤：薏苡仁90克，桑寄生、威灵仙各18克，牛膝、独活、地龙、当归各10克，炙甘草6克。每日1剂，水煎服，10日为1个疗程。具有舒筋除痹，活血通络的功效。适用于各类型腰腿痛、腰椎间盘突出症等。

(7)地龙汤：地龙15克，桃仁、泽兰各12克，当归、苏木、乌药、大茴香、小茴香各10克，桂枝7克，麻黄6克，甘草9克。每日1剂，水煎服。具有理气活血止痛的功效。适用于坐骨神经痛、腰臀部疼痛。梨状肌损伤或臀上皮神经损伤者，加牛膝12克，白芍30克；疼痛甚者，加红花30克，独活10克，杜仲、桂枝各12克。

(8)桃仁承气汤：桃仁20克，桂枝、姜黄、威灵仙、骨碎补各12克，川芎、大黄、归尾各10克，甘草5克。每日1剂，水煎分3次服。具有活血祛瘀，通络止痛的功效。适用于腰椎间盘突出症、急慢性腰腿痛等。

(9)土鳖虫泽兰汤：土鳖虫、炙地黄、桑寄生、七叶一枝花各20克，牛膝、泽兰、伸筋草、三棱、莪术、杜仲、没药各12克，生大黄10克，生甘草6克。每日1剂，加水1000毫升，煎汁300毫升，每日分2次服。具有活血祛瘀，补肾壮腰，祛风通络止痛的功效。适用于腰腿痛、坐骨神经痛等。

(10)归仙胎汤：全当归、威灵仙、走马胎各30克。每日1剂，水煎服。具有温经通络，破积滞，祛瘀止痛的功效。适用于腰腿痛、坐骨神经痛等。

(11)益肾活血汤：当归、狗脊、骨碎补各20克，牛膝、杜仲、续断、益母草各15克，桃仁、乳香、没药各10克。每日1剂，水煎服分 2～3 次服。具有补肾活血的功效。适用于腰腿疼痛,坐骨神经痛等。

(12)延胡白芍汤:延胡索、白芍各 15 克,小茴香、穿山甲各 10 克,牵牛子、白术、牛膝各 12 克,陈皮 10 克。每日 1 剂,水煎分 3 次服。具有理气,活血化瘀,通络止痛的功效。适用于腰椎间盘突出症。

(13)舒筋活瘀汤:当归、丹参、赤芍、桂枝、鸡血藤、伸筋草、续断、刘寄奴、桑寄生、王不留行、延胡索各 15 克,川乌、草乌各 6 克。每日 1 剂,水煎服。具有活血舒筋,通络止痛的功效。适用于腰椎间盘突出症,腰肌劳损,坐骨神经痛等。

(14)五虎散:地龙 21 克,土鳖虫、全蝎、乌梢蛇、穿山甲各 9 克。急性发作用汤剂,每日 1 剂,早晚各服 1 次;恢复期用散剂,即将上药焙干研细末,每日 2 次,每次 3～4 克,用黄酒送服。具有活血化瘀,舒筋通络的功效。适用于腰椎间盘突出症引起的腰肌劳损。梨状肌综合征、骨质增生症等也有较好的疗效。

(15)核归丸:核桃仁 250 克,黑芝麻 210 克,杜仲 60 克,续断 50 克,补骨脂 50 克,木瓜 30 克,菟丝子 60 克,延胡索 30 克,香附 15 克,当归 60 克。除黑芝麻、核桃仁外,余药晒干,研细末过筛备用,将黑芝麻、核桃仁一起研细,再与药粉一起倒盆内,以炼蜜 250 克分数次加入盆内搅拌,反复揉搓团块,制成重 7 克的丸子。每次 1 丸,每日 2 次,黄酒 20 毫升送服,连服 100 丸为 1 个疗程。具有活血祛瘀,消肿止痛的功效。适用于腰椎间盘突出症,腰肌劳损并发坐骨神经痛。

3. 中药热熨疗法 详见本书基础部分的中药热熨疗法。

4. 中药包热敷疗法 详见本书基础部分的中药包热敷疗法。

5. 中药液热敷疗法 详见本书基础部分的中药液热敷疗法。

6. 中药熏蒸疗法 详见本书基础部分的中药熏蒸疗法。

7. 推拿按摩疗法 推拿疗法历史悠久,源远流长,流派众多,各流派又有其特色手法。手法按摩对腰椎间盘突出或急(慢)性腰痛都具有促进血液循环,松解软组织粘连,加速病变部位水肿和炎症的消退,以及缓解肌肉痉挛等功效。手法的重点是揉、按、压、捋、弹拨两侧腰肌,揉压脊柱两侧的经穴和两下肢经穴等。同时,施以过度屈腰、伸腰、扳腰手法,手法要轻快、温柔、灵活、稳妥。再用合适的手法将突出的椎间盘回纳原位,减轻突出的椎间盘挤压神经根,从而减轻疼痛。脊柱结核、骨髓炎、新鲜骨折、肿瘤患者和妇女孕期为禁忌证。

(1)指揉法:患者俯卧位,操作者站在患者的患侧,用拇指末节背伸,以指腹、指侧着力,腕部松韧柔和,富有弹性地做回旋揉法,重点是腰背部膀胱经、督脉的穴位和压痛点,遇到肌结节部位时着力按揉。本法对解除肌肉结节和痉挛疗效非常明显。常用于腰背肌肉酸痛、腰椎间盘突出所致腰部肌肉痉挛性疼痛,腰骶骨质增生等。

(2)掌揉法:患者俯卧位,操作者站在患者的患侧,用单手或双手叠加,以手掌的鱼际部位贴于患者的身上,借用双臂的力量做环行向前的按揉,从背部至腰骶部直到腓肠肌部,由轻到重,遇到肌紧张、痉挛的部位重点按揉,以逐渐解除肌肉痉挛和深层筋膜、韧带的粘连(图5-10)。本法的施术要点是一定要吸着,力量深入,不宜在皮肤表面上搓来搓去。常用于背腰部肌肉酸痛,腰椎间盘突出所致腰部肌肉痉挛性疼痛,腰骶骨质增生等。

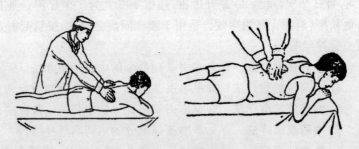

图5-10 掌揉法

（3）指按法：患者俯卧位，操作者立其身旁，用拇指或用中指屈曲的指间关节凸起，也可用肘屈凸起部，对循脊椎两旁的足太阳膀胱经径路自上而下，点按揉摩脊筋，过承扶穴后改用揉捏，下至殷门、委中而过承山穴，重复3～5次（图5-11）。

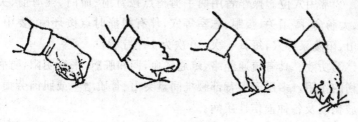

图 5-11　指按法

（4）点穴法：点穴法是根据经络循行路线，选择适当的穴位，操作者用手指在经穴上点压、按摩，又称穴道按摩（图5-12）。

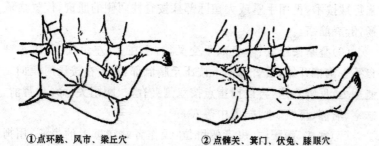

①点环跳、风市、梁丘穴　　　②点髀关、箕门、伏兔、膝眼穴

图 5-12　点穴法

①操作要点。医者用拇指、食指、中指或一指点法，或五指并拢，呈五指点法。用力大小可分轻、中、重按3种。轻按是以腕关节为活动中心，主要用腕部力量，以肘和肩关节配合，其力轻而富有弹性，是一种轻刺激手法，多用于小儿及年老体弱者；中按是以

肘关节为活动中心,主要用上臂的力量,腕关节固定,肩关节予以配合,是一种中等刺激手法;重按是以肩关节为活动中心,主要用上臂的力量,腕关节固定,肘关节予以配合,是一种强刺激手法,多用于青壮年患者及软组织丰厚部位。

②常用穴位。操作者用两手拇指点按肾俞、命门、气海俞、关元、大肠俞、腰阳关、腰眼、志室等穴,伴有腿痛时点按环跳、委中、承山、阳陵泉等穴,每日 1 次,10 次为 1 个疗程。

③功效。具有疏通经络,疏通气血,调和脏腑,平衡阴阳,防病疗伤的作用。多用于腰背部腰椎间盘突出、骨质增生或肌肉劳损、四肢伤筋及各种损伤性疾病。

(5)穴位按揉法:患者俯卧治疗床上,肢体放松,术者用两手拇指或手掌,自大杼穴开始由上而下,阿是穴、肾俞、气海俞、大肠俞、腰阳关、腰眼、志室穴(针、灸、拔罐);肾俞、大肠俞、后溪、承山穴(复方当归注射液穴位注射),经下肢环跳、委中、承山、昆仑等穴,施行揉按术,再用手掌或大鱼际部揉按脊柱两侧的肌肉,使气血流畅,舒展筋络。

(6)叠掌按压法:术者双手交叉,右手在上,左手在下,以手掌自第一胸椎开始,沿督脉向下按压至腰骶部,左手在按压时稍向足侧用力,反复 5 遍,再以拇指点按双侧夹脊穴、腰阳关、命门、肾俞、志室、居髎、环跳、承扶、委中等穴。

(7)掌按、颤腰法:患者俯卧位,操作者站在患者的患侧,用拇指、食指、中指的指腹或掌根、肘顶等部位用中等力度在患者的体表病变部位,或穴位进行按压治疗(图 5-13)。操作要点:通过拇指或掌根、肘顶部按压的力量作用于病变部位或以双手重叠在一起以圆心螺旋式或均匀式按压,必要时操作者可用身体前倾的姿势加强按压力。用力的大小视病情需要,身体的部位和患者耐受程度而定。肘顶加压一般用于腰臀部肌肉特别丰富的部位。具有活血化瘀,散结,调气血、解痉止痛的作用。多用于腰椎间盘突出、腰背肌肉痉挛、小关节骨质增生,腰背肌肉疼痛、劳损及新(旧)伤。

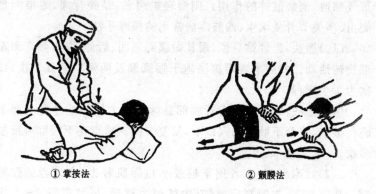

① 掌按法　　　　　　② 颤腰法

图 5-13　掌按、颤腰法

(8)揉按法:患者俯卧位,术者站于患者左侧,用两手拇指向脊柱两侧,由背部起始,顺序缓揉而下,直至腰骶或沿坐骨神经至小腿后部(图 5-14),如此连续进行 5～10 遍。

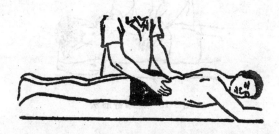

图 5-14　揉按法

(9)摩法:操作者用手掌面或食指、中指、无名指指腹放置于体表一定部位上,以腕关节连同前臂轻轻地、慢慢地、均匀地做圆形的有节律的抚摩与摩动。操作要点:肘关节自然屈曲,腕部放松,掌指自然伸直,着力部分要随着腕关节连同前臂做盘旋活动,由浅入深,由表及里,由慢到快,和缓自如,每分钟 100～120 次。具有行气和血,消瘀散肿的作用。刺激轻柔缓和,是腰背痛、腰椎间盘突出、小关节骨质增生、四肢疼痛常用的按摩手法。

(10)擦法:患者站立位,嘱其做腰部屈曲、后伸、左右侧弯和腰部旋转活动。然后术者用擦法施于腰骶部及两侧。每日 1 次,10 次为 1 个疗程。

(11)搂法:术者于患者背腰部督脉和足太阳膀胱经自上而下施行搂法,直至下肢承山穴以下,反复 6 次。重点在下腰部可反复多次。

(12)揉摩舒筋:术者用掌根或小鱼际肌着力,在患者的腰骶部。从上至下,先健侧后患侧,边揉摩边移动,反复进行 3～5 次(图 5-15),使腰骶部感到微热为宜。

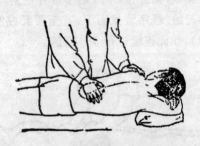

图 5-15　揉摩舒筋法

(13)推理腰肌。操作者立于患者腰部健侧,以双手拇指在压痛点上方自棘突旁把骶棘肌向外下方推开,由上而下,直至髂骨后上棘,如此反复操作 3～4 次。

(14)直推法:患者俯卧位,操作者站在患者的患侧,用手的鱼际、掌根、全掌等不同手势着力于患者一定部位,做直线前推,称为直推法(图 5-16)。应用直推法时,令患者俯卧于床上,用按摩乳涂于腰骶部、臀部(患侧)、下肢的后外侧,以单手或双手直推,可用鱼际或全掌,自上而下,动作应稍慢,力量均匀柔和;在腰骶部、臀部、小腿腓肠肌部,力量可稍大,次数应稍多。此法可使肌肉放松,血液循环加快,常用于缓解因腰椎间盘突出所致腰背肌肉痉挛、腰骶骨质增生等。

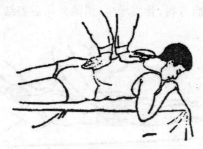

图 5-16　直推法

(15)平推法:以手掌从肩后脊柱两侧,顺序而下推至腰部,连续 3 次,其中一次推至两侧足跟(图 5-17)。平推时手掌须紧贴皮肤,缓缓移动,不可轻浮。

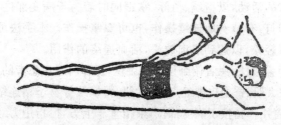

图 5-17　平推法

(16)叩击法:是指操作者用手掌或小鱼际掌、空心拳叩击,击打损伤部位或病变部位的一种方法(图 5-18)。用拳捶击肌肤叫捶击法,用手掌拍打患处的手法叫拍打法,这两种方式并用,称叩击法。操作要点:操作者一手平放在患者背部,另一手频击其手背,由胸部脊柱正中顺序,自上而下,自左而右,反复击打,击打时要求用力轻巧而有反弹感,免得患者有震动感。动作要有节奏,快慢一致,不要击打骨骼突出部位。击至腰部时连击3下,如此反复进行5～10遍。具有疏通气血,祛风散寒,舒筋止痛的功效。用于腰椎间盘突出,腰肌劳损,骨质增生,消除外伤后瘀结及疲劳酸胀。

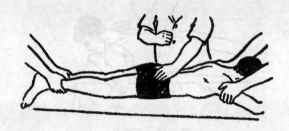

图 5-18 叩击法

(17)空心掌:患者俯卧位或坐位,操作者站在患者的患侧,肘关节自然弯曲,五指并拢屈曲,使手掌呈勺形,掌心虚空,腕部运动带动虚掌的活动,以指端、鱼际、掌根同时着力于病变部位,如此自上而下叩打,有节奏地连续操作,也可双掌操作。本手法可使患者感到舒适轻松,以达到肌肉放松,活血通络的作用。

(18)弹拨法:患者俯卧位或侧卧位,操作者站在患者的患侧,在患侧的臀大肌、臀上皮神经点、梨状肌、臀横纹等易于粘连结节的部位,操作者用拇指按于病变部位,余指置于上方,拇指用力对结节进行弹拨,如弹弦状,可有效地剥离粘连,解除痉挛。常用于腰背肌肉痉挛,腰椎间盘突出所致腰部肌肉痉挛性疼痛,坐骨神经痛等症。

(19)提拿法:患者俯卧法,操作者站在患者的患侧,用双手置于患者下肢,拿住或提起病变部位的肌肉,然后放下,如此反复进行(图5-19)。此法可迅速缓解腰背部或下肢肌肉的紧张和痉挛,促进血液循环。常用于腰背肌肉痉挛、腰椎间盘突出所致腰部肌肉痉挛性疼痛等。

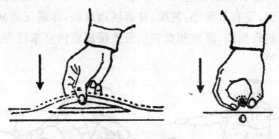

图 5-19　提拿法

(20)捏拿腰肌法:患者俯卧位,操作者站在患者的患侧,用单手或双手的拇指与其余手指对合呈钳形,施以夹力提拿于施治部位(图 5-20)。根据施治部位的不同可分为三指拿、四指拿和五指拿。操作要点:施力时,应在一定的部位或穴位上进行有节律的提捏,手指用力应对称持续,由轻到重,再由重到轻。不可突然用力,边提拿边连续地上下、前后顺序移动,将拿于手指中的肌肉逐渐挤捏松脱滑动,动作和缓而连贯。有通经和络,散寒祛邪,活血止痛功效。常用于腰背肌肉痉挛、腰骶骨质增生等。

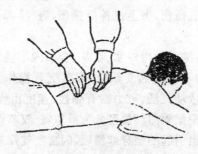

图 5-20　捏拿腰肌

(21)滚通法:患者俯卧位,操作者站在患者的后面,由后向前,双手抱住患者胸部,而助手双手用力压住患者的双侧膝关节,操作者则用力将患者抱起而左右滚动(图 5-21)。频率不宜太快,往左右时要到位,要有节奏感,使腰、臀部肌肉放松,疼痛反应减轻。常用于腰背肌肉酸痛,腰椎间盘突出所致腰部肌肉痉挛性疼痛,腰骶骨质增生等。

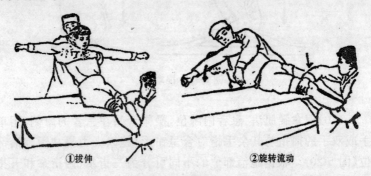

①拔伸　　　　　　　　　　②旋转流动

图 5-21　滚通法

(22)肘运法:患者俯卧位,操作者站在患者的患侧,袒露肘关节,前臂屈曲,肘尖置于肌肉丰满的病变部位,做表里俱动,速度均匀,压旋运动,带动肌肉,勿离部位,柔和深透。重点作用于腰椎间盘突出所致梨状肌损伤,臀上皮神经损伤,臀、腰部肌肉痉挛性疼痛等。

(23)掌剁法:操作者用单掌、双掌、合掌的小指掌侧面小鱼际部如刀剁式,着力于患者病变部位,起落交替操作,即为剁掌法。肘关节和腕关节活动灵活,着力富有弹性,速度由慢到快,节奏规律有序。掌剁法根据着力部位可分为单掌剁、双掌剁、合掌剁。剁法对腰椎间盘突出引起的腰背部僵硬,闪腰岔气疗效显著,也可作为推拿治疗的收势手法,缓解某些推拿手法的疼痛刺激。

(24)腰部摇法:患者坐在高方凳上,操作者站在患者的后面,双手由后向前,将患者抱起悬空,助手用力压住患者的骨盆,医者用力摇起患者的躯干部，施于腰部病变处及腰椎两侧，同时配合下肢后抬腿动作（图 5-22），反复操作 4～6 遍，每日 1 次，10 次为 1 个疗程。

(25)牵引推擦法：患者两手紧握床头，助手双手拿住患者小腿远端牵引 2～3 分钟。然后用力上、下抖动 5～10 遍，操作者用手或手掌从上往下进行推、擦至双侧小腿，每日 1 次，10 次为 1 个疗程。

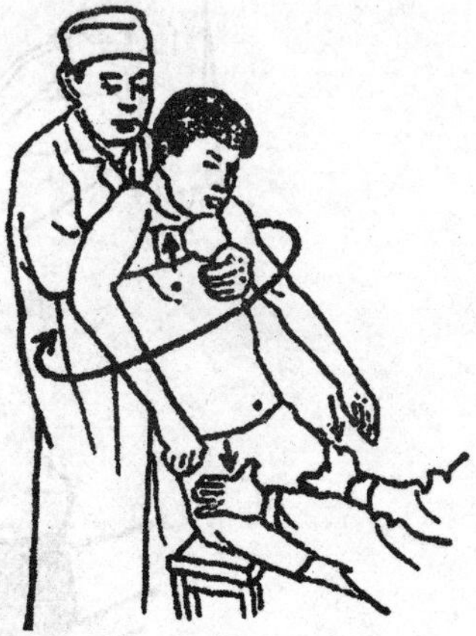

图 5-22　腰部摇法

(26)牵引运动法：患者仰卧，医者将患肢小腿抱于腋下，用力抱住患肢向上、向下、向内侧做牵引运动，操作 3～5 遍，必要时依同法做另一侧，每日 1 次，10 次为 1 个疗程。

(27)牵引按压法：患者俯卧位，两手把住床头，一助手在床前拉住患者腋窝，另一助手拉住患者双踝部，向两端拔抻牵引约 10 分钟。操作者立于患者一侧用拇指或手掌按压椎旁压痛点，按压时力由轻变重。此法可使椎间隙增宽，髓核还纳。

(28)牵抖法：患者俯卧位，一助手双手拉住患者腋下，或由患者自己手抓紧床头，操作者双手握住患者双踝关节做对抗牵引，持续 1 分钟，再慢慢松开。如此重复数次，然后用力将下肢快速地上下抖动数次，使牵引之力传至腰部（图 5-23）。令患者慢慢起床，一般都可使腰部伸直，必要时第二日可重复牵抖治疗，使腰能全伸，每日 1 次，10 次为 1 个疗程。

(29) 侧扳法：患者侧卧，操作者站在患者的前方，用侧扳法活动腰椎（图 5-24），左右各 1 遍，每日 1 次，10 次为 1 个疗程。

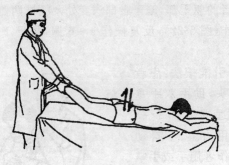

图 5-23 牵抖法

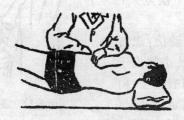

图 5-24 侧扳法

(30)斜扳法:患者侧卧位,患侧在上,髋、膝关节屈曲,健侧髋、膝关节伸直。操作者立于患者背侧,一肘推臀部,一肘扳肩,两肘相对用力,使上身旋后,骨盆前移,令患者腰部放松,活动到最大范围时,用力做一稳定的推扳动作(图 5-25)。此时往往可听到清脆的弹响声,疼痛即可缓解,每日 1 次,10 次为 1 个疗程。

(31)扳推法:患者俯卧位,操作者左手扳肩,右手推腰;或左手推腰,右手搬左腿;或左手扳肩,右手推臀(图 5-26),每日 1 次,10 次为 1 个疗程。

(32)坐位旋转法:患者坐于床的一端,双手相扣于颈后,两肘朝前,躯干前屈。操作者站在患者背后,左手搂过患者的胸部,握住患者的右臂,使躯干屈曲并向左旋转,然后将右手置于患者的右肋下

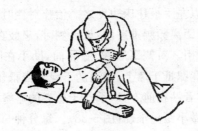

图 5-25　斜扳法

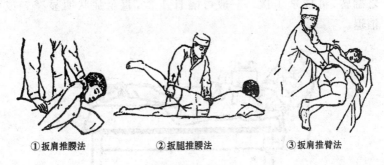

①扳肩推腰法　　　　②扳腿推腰法　　　　③扳肩推臂法

图 5-26　扳推法

缘处。当进一步用左手用力旋转躯干的同时,用右手做一稳快的推动(图 5-27)。然后在相反方向重复以上动作。在进行旋转或其他手法中,常常可听到腰部发出一种响声。此种响声并非因粘连断裂而发出,而是在小关节互相分离时,造成一时性局部真空所发出的清脆响声。

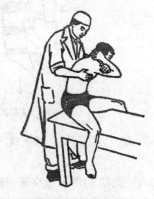

　　(33)腰髋引伸法:患者俯卧,将右腿拉过左侧床面呈交叉形,操作者立于交叉之中,以左手固定患者右腿,右肘压于患者右侧环跳穴处。若

图 5-27　坐位旋转法

力量不够时，可以左手扳住床边助之。治疗对侧时操作方向相反。

（34）定点短距离频频推动法：患者侧卧，患肢在上，髋膝伸直，由小腿做纵轴牵引。对侧下肢髋、膝屈曲，助手在腋部施加牵引。床后放一小凳，凳腿抵于墙上，凳面的下缘适当抵住受累或疼痛部位的上方。操作者站在前方，双手扶于患者的髂嵴和股上部，待牵引平稳后，向后做小距离推动（图5-28）。每分钟50～100次，时间为0.5～1分钟。对双侧坐骨神经痛或脊椎骨性关节病患者，可使之翻转，再推拿1次。一般可隔日1次，直至症状明显减轻或消退。

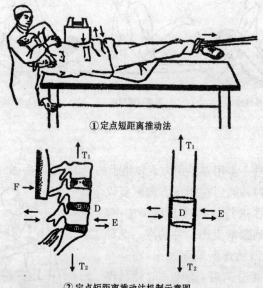

①定点短距离推动法

②定点短距离推动法机制示意图

图5-28　定点短距离频频推动法

此法利用一般桌凳，操作方便，但需要2人同时进行。为了节省人力，设计制作了推拿床，利用机械牵引，操作只需1人。

如图 5-28 之②所示，D 为向后突出的椎间盘，T_1、T_2 为沿脊柱纵轴牵引之力，F 为抵于受累椎间隙上方的凳面，E 为推拿之力。有节奏的、多次小幅度的和定点的推拿动作，即在纵轴牵引和上方抵住的情况下频频进行。这样，一是降低了椎间的压力，二是可使粘连松解，三是使后纵韧带向前推动，因而产生了使突出椎间盘的还纳作用。

此种有控制的、小距离的摇动作用，正如我们日常生活中想解脱两节套叠的烟筒一样，欲使之解脱，任何粗暴或大幅度扭曲或拔抻之力都是徒劳的，不但达不到解脱的目的，反而造成烟筒的损坏。只有在两端进行牵引，一面在套叠处做小距离摇动，才能既不损坏烟筒，又达到解脱的目的。脊柱的推拿机制虽然不是各个脊节的解脱，但对于突出椎间盘的还纳或僵硬、离位小关节松解，也起到同样安全而有效的作用。

(35)腰椎旋转复位法：患者端坐在方凳上，两足分开与肩同宽。以右侧痛为例，操作者坐于患者之后右侧，右手经患者右腋下至患者颈后，用手掌压住颈后，拇指向下，其余 4 指扶持左颈部。同时，嘱患者双足踏地，臀部正坐不要移动，操作者左手拇指推住偏歪的腰椎棘突之右侧压痛处。助手面对患者站立，两腿夹住并用双手协助固定患者左大腿，使患者在复位时能维持正坐姿势。然后，操作者右手压患者颈部，使上半身前屈 $60°\sim90°$，再继续向右侧弯，在最大侧弯时使患者躯干向后内侧旋转。同时，左手拇指向左顶椎棘突，此时可感到指下椎体轻微错动，有"咔嗒"响声。然后使患者恢复正坐，操作者用拇指、食指自上而下理顺棘上韧带及腰肌(图 5-29)。

(36)直腿抬高复位法：患者仰卧，两助手分别握住患者两踝部及两侧腋下，做对抗拔伸，然后将患肢屈髋屈膝，做顺时针方向旋转髋关节 $3\sim6$ 圈后，再将患肢做直腿抬高试验，并在最高位置时用力将踝关节背伸 5 遍，健侧也做 5 遍(图 5-30)。

(37)侧卧扳腿法:患者侧卧,患侧在上,操作者站于患者背后,以一侧手臂托起患侧之大腿,另一手压住患侧腰部,先转动髋关节3～6圈,再将髋关节在外展30°位置时做向后过伸3次,即再换体位做另一侧(图5-31)。

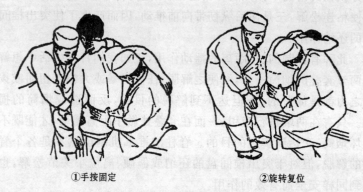

①手按固定   ②旋转复位

图 5-29　腰椎旋转复位法

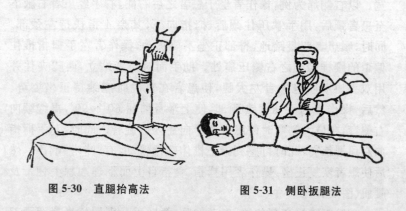

图 5-30　直腿抬高法　　　图 5-31　侧卧扳腿法

(38)俯卧位运腰法:患者俯卧,操作者将两下肢摇动2～3圈(此时腰部随之摇动),然后做腰过伸,共2～3次(图5-32)。

(39)对抗牵引按压法:患者俯卧位,助手2～3人,做腰部对抗拉拔,同时操作者用掌根部按压第4～5腰椎棘突部,共做3次,每次约1分钟(图5-33)。

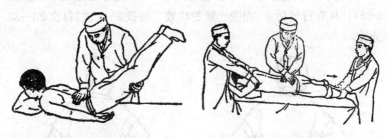

图 5-32　俯卧位运腰法　　　　图 5-33　对抗牵引按压法

　　腰椎间盘突出所致急(慢)性腰痛发作手法复位治疗,目的是缓解腰、臀、腿的肌肉痉挛,促进局部血循环,具有解除肌肉痉挛、松解粘连、活血消肿、祛瘀止痛的作用。

　　以上手法应遵循辨证施治的原则,按患者的体质、年龄、性别、病期、腰部活动受限的方位,以及手法过程与手法后患者的感受,灵活选用,不可千篇一律。

8. 自我按摩疗法

　　(1)摩肾堂:两手掌或拳背紧贴在背后脊柱两侧,由两手尽可能摸到的最高位置开始,然后往下摩擦,经肾俞直至尾闾骨,顺序做30次。中医学认为,风邪伤人多由背部入侵,由之主张"背亦常暖"。《景岳全书》强调"风邪伤人,必在背部、颈根之间"。所以,在背部、肩肋骨及肩关节等处予以运动、扭转,能散一身诸证,有主治百病无所不疗的功效。腰为肾之府,足少阴之别贯腰,足太阳之直抵腰,督脉夹脊抵腰,足阳明之筋循助属脊,足太阳之筋者着背,因之背、腰部,尤其在肾俞、命门、尾闾等穴的刺激,可以散发津液,下通水液。具有滋阴润燥,泻热消炎,培补下元的功效。

　　①搓腰。两手相互搓热,搓腰部两侧各20遍(图5-34)。具有固精益肾、培补元气、强壮腰脊的功效。每日2～3次,每次20～30

分钟。

②搓尾骨。用食指和中指揉搓尾骨,两手交替各做约 30 遍(图 5-35)。具有行气活血、固脱止痛的功效。每日 2～3 次,每次 20～30 分钟。

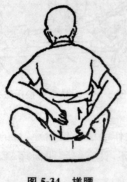

图 5-34 搓腰

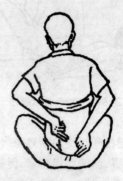

图 5-35 搓尾骨

(2)拿下肢:用一手或两手捏拿大腿根部至踝部,自上而下,顺捏 20 次,每日 3～4 次。因为患者的患肢疼痛,活动负重减少,肌肉可能出现失用性萎缩,时常捏拿,可有效地预防,又可刺激周围神经,促进损伤神经的恢复。

(3)通经络:患者在患侧下肢循经压穴,如腰俞、肾俞、上髎、次髎、中髎、下髎、承扶、殷门、委中、承山、昆仑、环跳、阳陵泉等穴,每穴持续按压 1～2 分钟,以疏通经络,减轻疼痛。

患者自行推拿时,可不必拘时间、次数,动作要轻柔、缓和,以自感舒适为宜。患者自行操作时可隔衣或裸露患肢,但裸露时应避免着凉,要注意保暖和充足的休息。

9. 拍打疗法 患者俯卧在治疗床上,松开裤腰带,腰部和双下肢均裸露,令患者全身放松。自己拍打不用任何介质,可根据疼痛部位及承受力度进行拍打,或在穴位上加重力度拍打。如操作者拍打,则站在患者的一侧,将准备好的丁香油,或配制好的外用药酒少许,倒在要进行治疗的皮肤上,用手掌均匀揩平后,五指并拢在患者的腰、骶、髋和双下肢进行均匀拍打。拍击的力量以患者的皮肤发红为度,在每拍打 3～5 遍后用食指和中指在患者的夹脊穴、肾俞、环跳、承扶、殷门、委中、承山、昆仑等穴位进行重点指压,每穴指压 1 分钟左右,再进行拍打。

(1)掌拍法:操作者五指并拢,用虚掌平拍病变部位。

(2)拳击法:操作者用空拳或手掌根部击打有病变的部位。击打要有节奏感,不要击打在有骨骼突出部位。主要适用于肌肉丰满的部位,如肩、腰、背、大腿等部位。

10. 卧床医疗体操 在腰椎间盘突出的急性期或恢复阶段,患者下床活动,由于身体负重而出现疼痛,需要继续卧床休息,在卧床期间配合医疗体操,促进身体健康,早日康复,患者可照图操练。

(1)第一套

第一节:握拳屈肘屈踝运动

预备姿势:患者仰卧位,两腿自然伸直,两足间距 20 厘米,两臂置于身体两侧。

动作:①两手握拳,先屈曲两肘和两踝关节。②还原成预备姿势,重复 15～20 次(图 5-36)。

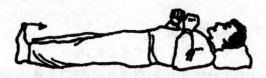

图 5-36 握拳屈肘屈踝运动

第二节:举臂挺腰运动

预备姿势:同第一节。

动作:①双臂上举(吸气),同时尽量挺腰。②还原成预备姿势(呼气),重复 15～20 次(图 5-37)。

第三节:交替直抬腿运动

预备姿势:同第一节。

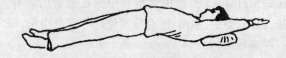

图 5-37　举臂挺腰运动

动作:①左腿伸直上抬(尽量抬高)。②还原成预备姿势。③、④同①、②,但左右腿交替。左右各重复 8～10 次(图 5-38)。

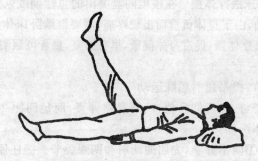

图 5-38　交替直抬腿运动

第四节:转体击拳运动

预备姿势:患者仰卧位,两手握紧拳,屈肘。

动作:①双下肢伸直不动,躯干抬起,同时左转,左拳向右前方出击。②还原成预备姿势。③、④同①、②,但方向相反,击右拳。左右各重复 8～10 次(图 5-39)。

第五节:屈腿抬腰运动

预备姿势:患者仰卧位,屈双膝,两手握拳,屈双肘置于身体两侧。

动作:①尽量挺胸,抬腹将躯干抬起越高越好。②还原成预备姿势,重复 18～20 次（图 5-40）。

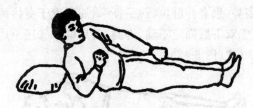

图 5-39　转体击拳运动

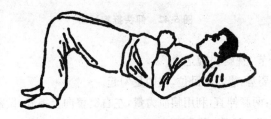

图 5-40　屈腿抬腰运动

第六节:抱膝呼吸运动

预备姿势:患者仰卧位。

动作:①两臂侧平举,同时吸气;屈曲左膝,躯干抬起,两手抱膝,同时呼气。②还原成预备姿势。③、④同①、②,但抱右膝。左右各重复8～10 次(图 5-41)。

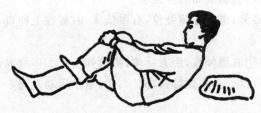

图 5-41　抱膝呼吸运动

第七节:仰头挺胸运动

预备姿势:患者仰卧位,两手握拳,屈肘置于身体两侧。

动作:①双下肢固定不动,挺胸,头后仰。②还原成预备姿势。重复 18～20 次(图 5-42)。

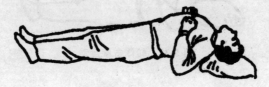

图 5-42 仰头挺胸运动

第八节:直腿提髋运动

预备姿势:患者仰卧位,但两足勾起。

动作:两膝伸直,利用腰肌力量,左右交替向上提髋,做踏步运动。重复进行 18～20 次(图 5-43)。

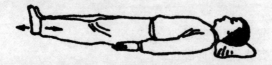

图 5-43 直腿提髋运动

第九节:直腿前屈后伸运动

预备姿势:患者左侧卧位,右手扶床,右腿在上伸直,左腿在下屈曲。

动作:①右腿伸直,用力后伸,挺腰仰头。②还原成预备姿势。重复 8～10 次。再右侧卧位,同①、②,重复运动左腿 8～10 次(图 5-44)。

第十节:单直腿后上抬运动

预备姿势:患者俯卧位,两臂及两腿自然伸直。

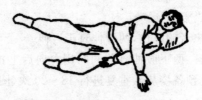

图 5-44 直腿前屈后伸运动

动作:①左下肢伸直并尽量向后上抬。②还原成预备姿势。③、④同①、②,但向后上抬右下肢。左右交替,各重复 8～10 次(图 5-45)。

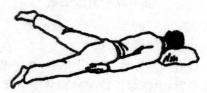

图 5-45 单直腿后上抬运动

第十一节:俯卧撑运动

预备姿势:患者俯卧位,两肘屈曲,两手置于胸前按床,两腿自然伸直。

动作:①两肘伸直撑起,同时躯干向上抬起,挺胸仰头。②还原成预备姿势。重复 18～20 次(图 5-46)。

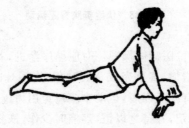

图 5-46 俯卧撑运动

第十二节:"船形"运动

预备姿势:患者俯卧位,两臂伸直于后伸。

动作:①两臂、两下肢伸直并同时用力向后上抬起,同时挺胸抬头。②还原成预备姿势。重复进行18～20次(图5-47)。

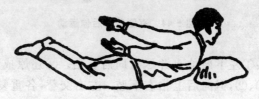

图5-47 "船形"运动

第十三节:伏地挺胸撑起运动

预备姿势:患者臀部后坐,跪撑于床上,两手撑于前方。

动作:①屈双臂,上体尽可能俯地面并向前移,然后两臂伸直撑起。②还原成预备姿势。重复进行18～20次(图5-48)。

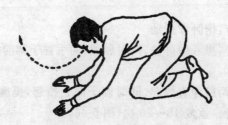

图5-48 伏地挺胸撑起运动

开始进行卧位医疗体操锻炼时应循序渐进,动作到位,待适应后,运动量逐渐增加,直至完成全套动作;在锻炼时开始可能有轻微疼痛,但不应有剧烈疼痛,运动中应避免用力过猛,力量应均匀;锻炼要视病情而定,并持之以恒,疼痛时少作,恢复期应多做,才能达到病情康复及预防的作用。一般每日2～3次,每次30～50分钟。患急性腰椎间盘突出症的患者,常因为害怕疼痛而减少活动,这样做并不利于疾病的恢复。患者应遵循"力所能及、适量运动"的原则,在床上或房间,坐位或站立均可进行锻炼,如有些好转时,就应进行有体力的运动,如慢走、慢跑、球类运动都可以进行,特制的体操更为有益。

(2)第二套:患者双手叉腰站立,先轮流直腿向前抬起,接着尽量分开两腿站立,轮流弯膝关节,使身体呈弓形下蹲。此时使没有屈曲膝关节的下肢受到牵引和拉伸。

(3)第三套:患者坐于床沿或椅上,双腿垂地,足跟着地,足尖翘起,双手可能仅能达到小腿部,坚持锻炼后能达到足背和足尖。

(4)第四套:仰卧体操。

①头和四肢支撑过伸法。即以头、双肘及双足为着力点,用力将躯干和下肢离开床面做过伸锻炼。

②头和双足支撑过伸法。以头和双足为着力点,两上肢置胸前方,用力将躯干和大腿离开床面做过伸锻炼。

③双手和双足支撑过伸法。以两手掌和双足为着力点,头部、胸部和大腿均离开床面做过伸锻炼,此操作比较困难,如能力不支,可因人而异。

④腘绳肌锻炼。患者仰卧,两手掌抱后头部,两下肢交替做直腿上举 90°的动作,小腿再屈至 90°。患者俯卧,用力屈曲膝关节。以后逐渐于踝部捆扎重量后再同法屈曲膝关节。

⑤四头肌、股收肌等锻炼。患者平卧位,两下肢伸直,用力收缩股四头肌做肌肉等长收缩运动;患者仰卧,两下肢屈曲,小腿平举,然后做两大腿分开、合拢的交替动作。最后两髋、膝关节尽量屈曲,再乘势用力前伸踢出。

(5)第五套:俯卧体操。

①患者两下肢交替做后升上举动作。

②腹部垫软枕,两上肢外展将手握住床边,两下肢(或单肢交

替)同时做后升上举动作。以后还可于踝部悬吊重量,做抗阻力性后升上举锻炼。

③姿势同上,两下肢固定不动,上身逐渐向后做背伸运动;熟练后,再于前臂部悬吊重量,做抗阻力性背伸运动。

④两上肢向后伸,两下肢及上胸部同时离床,做背伸运动,如是维持数秒钟后,再行恢复卧位休息片刻,以后同法继续操练。

(六)护 理

1. 卫生护理 一个正常健康人生活基本的卫生要求大体是一致的。对于腰椎间盘突出症的患者卫生护理,应该从健康人正常生活最基本的要求出发。

(1)皮肤与毛发的卫生护理

①通过洗澡清洁皮肤,刺激皮肤血液循环,使肌肉放松,皮肤得到锻炼。洗澡的方法,次数视皮肤及患者全身情况而定。对于某些特殊部位(如阴部)应予特别注意。为防止皮肤过度干燥或潮湿可用润滑剂或吸水剂。

②按患者的一般情况及毛发的属性选定洗发的方法及洗发剂,并注意安全,洗发可促进血液循环和毛束的营养,除去灰尘和油垢,改进患者的外貌。

③每早应梳理头发改变头发蓬乱的状况,并注意剪剃过长的头发和其他部位的毛发。

(2)指甲与脚的卫生护理:指(趾)甲是四肢末端的质硬的保护性覆盖物,具有保护指(趾)甲下床软组织的作用,因此对于指(趾)甲与脚的清洗卫生不可忽视。随时清洁指(趾)甲与脚的卫生,清除病菌,定时修剪指(趾)甲,防止污垢藏集于甲缝,做好脚的清洁,除去皮屑,软化皲裂,干燥脚汗。

(3)口腔的卫生护理:口腔卫生关系到患者的心身健康。口臭会妨碍人际交往。口腔内常存有细菌,当机体有病,抵抗力下降,病菌会侵犯机体引起感染,加重病情。因此,口腔卫生不可忽视,保持健康而卫生的口腔对人体是非常重要的。口腔卫生护理方法主要是通过刷牙,清洁维持和改进口腔卫生的一般状况。刷牙可减少微生物、除碎屑,减少牙垢的形成,晚上睡觉前刷牙尤为重要。此外,每次进食后用水或淡盐水漱口,可去除残留的物质。

(4)眼、耳、鼻的卫生护理:眼、耳、鼻等特殊器官是调节人与环境相互关系的基本通道。当受到损害时,就会失去识别周围环境的能力,妨碍人们之间的交往。对眼、耳、鼻进行卫生护理的目的在于预防感染,维护这些器官的功能。

(5)大小便的护理:患者大小便的护理是护理工作中一个重要的项目,对于行动不便的腰椎间盘突出症与腰腿痛病情较重者,应做好大小便的护理。

①向患者提供排便机会。

②尽量为患者准备舒适的排便条件,以及提供便器及其他用具的卫生服务。

③协助患者排便,帮助患者正确使用便器。

④指导或帮助患者洗手,清除室内污浊的空气。

(6)床铺的卫生护理:床铺是患者生活的基地,保持床铺的清洁,对患者身心健康十分重要。床铺的卫生护理主要目的是,整理折叠被褥,保持床的整洁,及时更换床单、被褥、枕头,保持床上用品的卫生。根据患者情况给予舒适的卧位。

(7)晚间护理:睡眠是人们生活的一个基本组成部分,约占人生1/3的时间。睡眠是人类维持生命必需的生活现象,是保持健康所必要的条件之一。由于在睡眠时机体的生理活动降低,意识几乎不存在,对周围反应很弱,感觉器官的功能也减弱。因此,人们在日间机体所遭受的损伤,消耗和过劳等现象,都可借睡眠得到修复、补充和恢复。睡眠对正常人如此重要,而对腰椎间盘突出症患者的康复无疑是十分有益的,所以护理工作中要注意引导患者休息和保证足够良好的睡眠。

①患者的环境适宜于睡眠的气氛,如减少房间光线,保持安静和温暖及空气清新等。

②在舒适程度上要保持床铺和被褥清洁、柔软。

③在帮助患者保持正确卧床方面,应备有各种垫枕,以用于保持良好的解剖学位置及保护受压点。

④解除肌肉疲劳方面可采用按摩以减少肌肉痉挛和僵直,并及时协助患者翻身。

⑤需要镇痛者,应在临睡前提前给予镇痛药,以便发挥药效,加强睡眠效果。

⑥睡前除一般洗漱外,应给患者用热水泡双脚。

2. 心理护理　心理护理又称精神护理。近代医学心理学的研究表明,人是一个统一的整体,精神和躯体是同一生命过程的两个方面,它们在这个有机的生命里共同起着作用,影响着疾病的康复。为了使腰椎间盘突出症患者早日康复,心理护理不可忽视,腰椎间盘突出症与腰腿痛病情较重的患者,大概的心理特点如下。

(1)烦躁易怒:腰椎间盘突出症与腰腿痛病情较重的患者往往反复发病,情绪常随病情变化而波动。病情好转表现高兴和愉快,病重时,夜间常因疼痛不能很好入睡,由于睡眠不好,次日烦躁不安,容易被激怒,有时为一件小事都会发很大的脾气。

(2)焦虑多疑:患者对慢性迁延不愈反复发作的情况会产生消极及闷闷不乐的心理,有的患者患肢会出现肌张力低下,甚至肌肉萎缩、无力等情况而使患者焦虑不安,多疑好猜,怀疑自己的病不能治好,会残疾等心理。

(3)求愈心切:一般腰椎间盘突出症的疗效缓慢,不能骤然见效。病程较长,能吃能睡不能劳动,患者精神较痛苦。而患者有着治疗速效心理,迫切希望找到灵丹妙药,尽快把病治好,听到某种治疗有效都想试一试。有的今天在这家医院诊治,明天到那个医院诊治,几天内换多家医疗单位治疗,总是追求速效,若不能满足要求,就会出现悲愤失望的情绪。

(4)自居于"患者"角色:腰椎间盘突出症一般均有反复发作现象,使患者感到久治不愈,而常以"患者"自居,总认为尚未康复,疗效不巩固,害怕病情复发;或认为自己体质虚弱,要继续依赖医生治疗和他人照顾,不想发挥自己的力量,有时即使病情已好转或确已恢复了健康,仍有对医疗及药物恋恋不舍地心理。

以上这些心理状态,不利于治疗及康复,应有计划有准备地进行心理治疗。要把有关方面的医学卫生常识教给患者,以期达到消除烦躁易怒、焦虑多疑、求愈心切的心理,积极配合治疗,早日恢复健康。

3. 室内活动 腰椎间盘突出症常为急性或亚急性发病,任何原因引起的腰椎间盘突出症与腰腿痛病情较重在急性期疼痛剧烈难忍,十分痛苦,应酌情卧床休息2~4周。疼痛缓解后,应鼓励患者在室内(急性期)进行活动。在活动时应注意以下几点。

①患有腰椎间盘突出症与腰腿痛病情较重患者,室内活动最好选用方向朝阳的房间。因朝阳的房间不仅冬暖夏凉,不潮湿,而且能保证充足日照。阳光对患者的康复有很大意义。

②早晨柔和的阳光,使患者心情舒畅,精神振奋,全身放松;阳光的照射可使室内气温上升,尤其是春、秋、冬季时,暖和的环境能改善人体组织的功能,有利于患者恢复健康。

③阳光还具有消毒作用,中午前后的阳光透过玻璃照射3小时以上,可使室内的细菌减少50%左右,开窗照射杀菌效果更好。

④朝阳的房间阳光充足,应防止阳光直接照射在患者的头面部,以免头昏目眩,午睡时用窗帘遮挡阳光,使之安静休息。

⑤室内的温度在春冬季节室内保持在14℃~18℃,夏秋季节室温在18℃~28℃为宜。室内气温过高会使患者情绪不安,出

汗、烦躁等不良反应。室内温度过低易感冒,甚至使人发抖,消耗热量,对坐骨神经痛患者很不利,所以应采取措施,让室内温度保持相对恒定。

⑥室内空气流通,有利于排除室内污气异味,防止二氧化碳积聚。使用电风扇和开窗通气时避免对着患者身体某一部位猛吹,尤其是腰腿部位,使其散热不均,引起局部肌肉突然降温而发生痉挛收缩,血液流通不畅,加重病情。

4. 室外活动 腰椎间盘突出是多种原因引起的,最常见的并发症是腰骶神经根炎,腰背部疼痛,腰部外伤和受寒为其诱因,因此平时注意防止外伤和受寒很重要。患腰椎间盘突出的患者在室外活动(恢复期)时应注意如下事项。

①天气寒冷时外出要添加衣服,特别是腰腿部应防止寒气冷风的侵袭;注意防止雨水浸湿衣服。

②不要直接坐卧湿冷地上及一切寒冷的物体上。

③急性期最好不要室外活动,多休息,活动过多会加重病情。

④慢性期多在室外活动,加强锻炼,经恢复运动功能,防止肌肉萎缩。活动时应注意缓、松、静、恒、直、稳。

⑤运动时动作尽可能"缓",以避免发生意外,防止坐骨神经痛突然加重。

⑥腰腿部肌肉一定要放松,活动时尽量不用力,以使腰肌、关节在各个方向得到最大限度的舒展,放松以后会促进局部气血流通,加快病变部位的神经康复。

⑦活动时应心神宁静,排除杂念,专心练习,这样会对整个机体起到良好的调节作用。

⑧在室外锻炼一定要持之以"恒",不能因略见成效就停止练习,要真正理解及牢记"生命在于运动"这句话。

⑨站立时胸部挺起,腰部尽量平直,小腿微收,两腿起立,两足距离约与骨盆宽度相同,这样使全身重力均匀地从脊柱、骨盆传向

下肢,再由两下肢传至足,此时人体的重力线正好通过腰椎椎体或腰椎间盘后部,可有效地防止髓核突出加重坐骨神经痛。

⑩活动时要注意身体稳定,要脚踏实地(女性忌穿高跟鞋),用力不要过猛、过速,尤其是下蹲及弯腰动作应特别注意,而且下蹲及弯腰时间不宜过久。

5. 腰围(托)保护法 大多数腰椎间盘突出症都会引起腰腿痛,脊柱的保护有利于腰腿痛的康复,所以腰椎间盘突出症的患者在有条件的情况下还是应该使用腰围保护。在使用腰围时应注意以下几点。

(1)腰围或腰支架的规格要与自身的腰长度、周径相适应,上缘须达肋下缘,下缘至臀裂以下。腰围后侧不宜过分前凸,一般以平坦或略向前凸为好。千万不要使用过窄的腰围,以免腰椎过度前凸;也不要使用过短的腰围,以免腹部过紧。一般要试戴1小时左右,以不产生不适感为宜。

(2)腰围佩戴的时间要根据病情适当掌握,如腰部症状较重,戴腰围时又无不适,应经常戴用,不要随意取下,并配合牵引、理疗、按摩等治疗进行。症状较轻者,可在工作时,外出或久站、久坐时戴用,在睡眠或休息时可解除腰围。在患者的症状与体征逐渐减轻或变为阴性以后,应去掉腰围,开始循序渐进地进行腰部肌肉正常活动和锻炼。一般使用时间为1~2个月。

(3)因为腰围限制了腰部的一些功能活动,所以佩戴腰围后仍要注意避免腰部过度活动,一般以完成正常的日常生活及工作的活动为宜。但对手术后,腰椎骨折、脱位或腰椎有结核、肿瘤等破坏性病灶患者,腰部活动要按医嘱进行,解除腰围须经医生的同意。

(4)在使用腰围期间,应在医生的指导下逐渐增加腰部肌肉锻炼,不可长时间连续使用,以防肌肉萎缩。

(七)预　防

1. 工作中预防　人们在日常生活中有许多工作需要去做,加强劳动中的疾病防护是很有必要的。如在有条件的情况下,应尽量减少在不良体位下工作,并力争在符合机体生物力学要求的状态下从事劳动,这种改善措施并不是指去改变工种、职业或减轻劳动量等,而是通过纠正与改变工作中的不良体位而获得较好的效果。如搬运工作,弯腰搬重物时要先屈髋、屈膝及尽量避免单手提重物,尽量用肩扛重物,因为肩扛重物的"力臂"较手提重物时短得多,所以肩扛重物远较手提重物来得省力。

长期在办公室工作人员,避免本身的坐姿不良或不良姿势过久,选择符合人体生物力学原理的桌椅,并且在工作一段时间后,酌情调整自己的工作体位。提倡工间操、直立伸臂挺腰恢复操(两腿略分开直立位,两手交叉互握后反转手掌向上挺举,然后身体再向左、右来回旋转数次)。另外,腰部自我按摩或集体交替互助按摩,可以避免肌肉乳酸积聚增加,防止腰肌疲劳。

2. 步行中预防　在任何地方、任何时间都能进行的运动就是步行,行走不仅不受任何条件限制,而且可以作为一种很好的放松运动,以松弛紧张的神经及疲劳的肌肉,这对于预防坐骨神经痛是极有帮助的。

正确的步行姿势应该是头部端正,两眼前视,下颌微收,胸部略微前挺,并在任何时候都应做到腹部内收,腰背挺直,收小腹,臀部肌肉用力,全身的重量尽可能落在双足的踇趾,使重力线正确地通过应走的线路。在整个行走过程中,脊柱不能偏向任何一边,身体应保持中立位,否则就易造成过度负担。此外,上、下楼时,如果行走姿势不当,就会出现脚"踏空"闪腰的情况。因此,下楼时的正确步态更为重要。正确上楼步态应全足踏在梯板上,不要只踏半脚,膝关节应略后屈,腹部向内收,臀部向里收,上身正直。下楼时,上半身的姿势和上楼时没有变化,两膝应微弯,足尖略向外方。

3. 站立时预防 脊柱的稳定性主要依赖脊柱的骨性结构及周围肌肉来维持内外、前后平衡。站立姿势不良,尤其脊柱不正,导致脊柱的自身失稳是造成腰椎间盘突出症的潜在隐患。

正确的站立姿势应该是两眼平视,下颌稍内收,胸部挺起,腰背平直,收小腹,小腿微收,两腿直立,两足距离约肩同宽。这样,整个骨盆就会向前倾,使全身的重力均匀地从脊柱、骨盆传向下肢,再由两下肢传至足。而此时,人体的重力线是通过腰椎椎体或椎间盘后部,而不是通过关节突。此外,在站立时,双下肢用力应自然,避免膝盖部发僵或过分用力牵拉坐骨神经。

在劳动时应采取的较好的站立体位是,膝关节微屈,臀大肌轻轻收缩,自然收缩腹肌。这一站位与标准站立体位相似,可使骨盆轻度后倾,腰椎轻度变直,减少腰骶角的角度,增加脊柱的支撑力,使椎间盘等组织不受损或少受损伤。售货员、理发员、民警等这些从事站立位职业的人员容易产生腰腿痛,因为在工作时易将身体的重心落在一只脚上,这种工作姿势就会使一侧的腰椎关节承担过多过久的压力,增添了椎间关节的负担。因此,首先应该注意站立时的姿势,尽量避免不良姿势,以减少对腰椎关节的压力。另外,就是在站立工作一段时间后,应该做一些腰部后伸、左右旋转运动及下肢的踢腿、下蹲等运动。

4. 坐位时预防 人的坐姿好坏的标准主要看其坐时脊柱,尤其是腰椎能否尽可能符合生理曲度、符合生物力学原理。无论什么坐姿,只要造成了腰椎过度的弯曲,窝胸弓背均属于不良坐姿。

正确的坐姿应该上身挺直,收腹,下颌微收,两下肢并拢。如果可能的话,在双脚下垫一踏脚或脚凳,使膝关节微微高出腰部,这样可以让腰背部更加平直而不易弯曲。这种坐姿由于腰骶部韧带、肌肉等未受到过度的牵拉,所以能使腰椎乃至整个脊柱保持正直,而且身体所消耗的能量也较少。坐在有靠背的椅子上时,则应在上述姿势的基础上,尽量将腰背紧贴并倚靠于椅背。这样,腰骶部的肌肉不至于太疲劳。坐姿良好也应该常活动一下,有利于腰部、下肢,甚至全身。久坐之后,将一足放在另一足上,不断地交换,这样可以使下肢部分的肌肉交替地获得松弛,双脚放松,缓解长时间坐姿对坐骨神经的压迫和牵拉。

六、腰椎小关节紊乱

(一)病　因

每个腰椎被上下两个椎间盘相隔,并有上下各两个小关节面,关节面多,关节小,肌肉多而大,肌腱、筋膜丰富。由于中老年人骨骼多脱钙,骨质相对疏松,骨密度稀疏,关节软骨萎缩,肌肉筋膜也逐渐萎缩,当有姿势不对或用力过猛,或不符合身体力学标准时就有发生腰椎小关节的错位等。属于中医"骨错缝,筋出槽"的范畴。

(二)临床表现

由于腰神经分支中有一个后(返)支,是专分配到腰背部皮肤,当腰椎小关节发生紊乱时此时患者多为急性发病,疼痛较剧烈,活动明显受限,腰部呈板状,所谓"板状腰"。患者早上起床时腰痛,逐渐加重,发病突然,疼痛点较固定,表情痛苦,行动困难。患者呈急诊状态就诊。

(三)鉴别诊断

1. 急性腰肌劳损　患者因劳作而突然出现腰痛,多有外伤史,检查时腰呈板状腰,脊柱的两侧腰肌紧张,压痛点在脊柱两侧,活动困难。而腰椎小关节紊乱的压痛点在脊柱中偏左或偏右。

2. 腰椎骶化　腰椎骶化是指第五腰椎横突与骶髂融合(长)在一起形成骨性融合,有两侧,也有单侧融合,患者一般情况下不痛,偶尔气候变化时或因潮湿、寒冷时出现腰部疼痛,劳累后也会出现疼痛,但疼痛比较温和,或时痛时轻。在临床上是可以鉴别的。

3. 腰肌劳损 腰肌劳损是平时局部肌肉因劳累过度而未治愈,或是因肌肉损伤后因气候异常,或是因潮湿、寒冷时出现腰部疼痛;也可因再次劳损出现疼痛。该病疼痛温和,时轻时重,能忍耐。

4. 坐骨神经痛 坐骨神经痛是腰腿痛最常见的并发症,病情也很复杂,可能是根性坐骨神经痛,有腰痛;也可能是干性坐骨神经痛,下肢疼痛;还有混合性坐骨神经痛等;病程相对时间长,治疗也很困难。但该病最大特点是发病时有下肢放射性疼痛,小腿外侧麻木,足底和足趾除了放射性疼痛外,也有麻木,患肢无力。

5. 中医肾虚 中老年人的腰痛大多数为中医的肾虚。中医学认为,本病发病机制主要是肾精亏虚。因中老年人肾气衰退,精血不足,或患者体质虚弱,或房劳过度,或跌打劳损等,以致肾精血亏损,无以濡养筋骨,气血瘀阻,筋脉凝滞不得宣通而发生腰痛。

（四）西医治疗

1. 镇痛药的使用 见颈椎病西药治疗。

2. 手法复位 见腰椎间盘突出症的手法复位。

3. 封闭疗法 封闭疗法是用适量麻醉药中加入少量糖皮质激素类药混悬液或其他药物,注射到疼痛的患部或相关穴位,通过药物的作用治疗疾病。

（1）适应证:腰椎小关节紊乱、突发性疼痛、急性损伤者。

（2）常用药物:封闭疗法常用的麻醉药有普鲁卡因注射液、利多卡因注射液;糖皮质激素的有氢化可的松、泼尼松龙、地塞米松混悬液等。此外,还有维生素 B_1 注射液、维生素 B_6 注射液、维生素 B_{12} 注射液、5％葡萄糖注射液、生理盐水,亦可作为封闭疗法药物。

（3）操作方法：选在疼痛最明显的部位或周围。对局部常规皮肤消毒，铺无菌洞巾，局部麻醉，用1％普鲁卡因注射液1～2毫升做皮肤麻醉，再用1％普鲁卡因注射液10毫升，加地塞米松注射液5毫克或泼尼松龙4～5毫升，直接注入疼痛点。达到深度时，应抽活塞，无血液回液。每次注入10～20毫升，针眼处用无菌纱布覆盖，患者卧床休息30分钟，无不良反应，则可回家或回病房卧床休息。一般封闭2～3日1次，3～5次为1个疗程，每2个疗程后停止治疗4周。

（4）注意事项：严格无菌操作，常规皮肤消毒。封闭药液如使用普鲁卡因，应在术前做过敏试验。少数患者在封闭注射后出现头晕、盗汗、脸色苍白、脉搏细弱、血压下降、恶心、呕吐等反应，给予平卧、吸氧，同时掐人中、内关、列缺等穴位，肌内注射肾上腺素1支或地西泮注射液2毫克等对症处理。千万不可将药物注射到血管内。

（五）中医治疗

1. 中医辨证施治

（1）风寒湿型

主症：腰腿痛时轻时重，酸胀较重，拘急不舒，遇冷或阴寒雨湿加重，得温则舒，舌苔白腻，脉沉。

治法：疏风散寒除湿，温经通络。

方药：独活15克，牛膝12克，防风12克，秦艽12克，当归15克，羌活10克，细辛3克，桑寄生、杜仲、补骨脂各9克，桂枝、威灵仙、没药各6克。

用法：每日1剂，水煎分早晚服。

（2）气滞阻络型

主症：腰部胀痛，疼痛走窜走不定，转侧困难，舌质暗红，舌苔薄白,脉涩。

治法:理气止痛,活血通络。

方药:香附、川芎、苍术各 15 克,当归 20 克,陈皮 15 克,白芍 15 克,白芷 15 克,麻黄 9 克,炮干姜 6 克。

用法:每日 1 剂,水煎分早晚服。

(3)瘀血阻络型

主症:腰腿痛,痛有定处,腰部僵硬,下肢麻木,舌质紫暗有瘀斑,脉涩不利。

治法:活血化瘀,舒筋通络。

方药:当归 15 克,赤芍 12 克,牛膝 15 克,香附 9 克,五灵脂 9 克,红花、没药各 9 克,蒲黄、羌活各 9 克。

用法:每日 1 剂,水煎分早晚服。

(4)肝肾两虚型

主症:腰腿酸软,多见于慢性或反复发作,久治不愈,劳累加重,卧位时痛减,喜按喜捶,畏寒怕冷,四肢不温,舌苔薄白,脉沉细。

治法:补肝养肾,兼以通络。

方药:熟地黄 20 克,山药 20 克,党参 15 克,云茯苓 15 克,续断 15 克,附片 12 克,泽泻、杜仲、狗脊、牡丹皮、苍术各 10 克。

用法:水煎服,每日 1 剂,水煎分早晚服。

2. 针刺疗法 针刺对腰椎止痛效果显著,能缓解肌肉痉挛,改善血液循环缓解疼痛。

(1)常用穴位:阿是穴、肾俞、腰阳关、腰眼、命门、委中、昆仑、大椎、十七椎、关元俞、气海俞、大肠俞、小肠俞、志室、秩边。

(2)操作方法:患者取舒适体位,利于正确取穴与操作,治疗中嘱患者不要移动体位,以防引起滞针、弯针、断针。针刺前操作者应将手洗净,选准穴位后用 75% 酒精或碘酊消毒。进针时针尖应迅速通过皮肤,然后逐渐刺入,待有针感(酸、麻、胀等)后,按病情施行不同手法。留针 10～20 分钟。拔针时,先将针体轻轻捻转向上提起,至皮下后即迅速拔出。针眼出血者,用无菌棉球轻压针眼,注意核对针数,防止遗留在患者身上。每日 1 次,10～12 次为1 个疗程。

3. 电针疗法　在针刺的基础上,进行电针治疗。

(1)患者俯卧在治疗床上,取舒适体位。针刺有针感后,将输出线正负极分别接在针柄上,上为正极,下为负极,接通电源,缓慢旋钮输出电流,至所需电流强度,逐渐加大强度。治疗结束时,先将输出电位器缓慢退至"0"位,关闭电源开关,取下导线,拔针。

(2)根据病情选用适当波型与频率,镇静、镇痛、消炎可选用较高频率的密波、疏密波;兴奋神经及加强肌张力可选用较慢频率的疏波、断续波、锯齿波。

(3)电流强度一般由小到大,以患者能耐受为宜。治疗中,还可以适当加大电流强度。

(4)治疗时间 20～30 分钟,每日 1 次,10～15 次为 1 个疗程。

4. 艾灸疗法

(1)取腰部疼痛点为穴(阿是穴),以艾条 1 根(长 20 厘米,直径约 1.5 厘米)将一端点燃,对准穴位,距离皮肤 2～3 厘米即可,以患部有温热感而无灼痛为宜。一般每处灸 5～7 分钟,至皮肤出现红晕为度,每日 1 次,15 日为 1 个疗程。

(2)根据症状选取阿是穴、肾俞、腰阳关、腰眼、命门等穴位,用艾卷悬灸上述穴位,至局部皮肤发热。每穴灸 8～10 分钟,每日 1次,7～10 次为 1 个疗程。

(3)患者俯卧位,操作者首先确定背部疼痛点并做标记。将厚约 0.5 毫米老姜片置于疼痛点,再将锥形艾炷置于姜片上。点燃艾炷,待艾炷将燃烧尽时再续燃 1 壮,连续灸 3 壮,使皮肤疼痛点有温热感为止。每日 1 次,7～10 次为 1 个疗程。

(4)患者俯卧位,操作者点燃 2 支灸条,对准背部疼痛点,距离体表皮肤 2～3 厘米做悬灸，以皮肤有温热感而无灼痛感为宜，直至皮肤出现潮红为止。然后用手指点按刺激阿是穴、肾俞、腰阳关、腰眼、命门、委中、昆仑、大椎、十七椎、关元俞、气海俞、大肠俞、小肠俞、志室、秩边等穴位，出现局部酸胀感后，再悬灸上述穴位。每穴 2～3 分钟，每日 1 次，10 日为 1 个疗程。

5. 拔罐疗法

（1）常用穴位：阿是穴、肾俞、腰阳关、腰眼、命门、委中、昆仑、大椎、十七椎、关元俞、气海俞、大肠俞、小肠俞、志室、秩边。

（2）操作方法：用拔罐治疗操作方法很多，主要有投火法、贴棉法、闪火法、水吸法、闪罐法、温罐法。在拔灌的同时，加用红外线、频谱、激光等理疗仪器进行局部热疗，以加强治疗效果。先针后拔罐，先针阿是穴，后用罐口将针一起置于罐内。每日 1 次，每次留罐 20 分钟。

6. 点穴疗法

（1）常用穴位：阿是穴、大椎、肾俞、腰阳关、腰眼、命门、十七椎、关元俞、大肠俞、小肠俞、上髎、中髎、下髎、志室、秩边、委中、昆仑。

（2）点揉操作手法：患者呈俯卧位，操作者站立于治疗床旁，用中、重度手法进行点揉，至背腰部酸胀为止。

①点揉阿是穴、肾俞、腰阳关、腰眼、命门。用健侧手的拇指指端按压住患侧上肢，以感到酸胀为佳，然后按顺时针方向点揉两穴，每穴各 1～2 分钟。

②操作者用手掌或肘尖重点揉阿是穴、腰阳关、腰眼，再按患侧上肢上髎、中髎、下髎、志室、秩边、委中、昆仑，以感到酸胀为佳，然后按顺时针方向点揉 1～2 分钟。

7. 验方秘方疗法

（1）土鳖虫单方：土鳖虫 6～10 克。焙干，研细末，用酒送服。具有活血祛瘀作用。适用于腰椎小关节紊乱、腰臀腿痛、坐骨神经痛等。

(2)蜈蚣酒:活蜈蚣 3 条(或干品 10 克),置白酒 500 毫升中,7日后可饮用,每次 2～3 盅,每日 2 次。具有活血散瘀,疏经通络作用。适用于腰椎小关节紊乱、腰臀腿痛等。孕妇禁用。

(3)桃仁承气汤:桃仁 20 克,桂枝、姜黄、威灵仙、骨碎补各 12克,川芎、大黄、当归尾各 10 克,甘草 5 克。每日 1 剂,水煎分 3 次服。具有活血祛瘀,通络止痛作用。适用于腰椎小关节紊乱、腰臀腿痛等。

(4)土鳖虫泽兰汤:土鳖虫、炙地黄、寄生、七叶一枝花各 20克,牛膝、泽兰、伸筋草、三棱、莪术、杜仲、没药各 12 克,生大黄 10克,生甘草 6 克。每日 1 剂,加水 1 000 毫升,煎汁 300 毫升,分 2次服。具有活血祛瘀,补肾壮腰,祛风通络止痛作用。适用于腰椎小关节紊乱、坐骨神经痛等。

(5)益肾活血汤:当归、狗脊、骨碎补各 20 克,牛膝、杜仲、续断、益母草各 15 克,桃仁、乳香、没药各 10 克,每日 1 剂,水煎分2～3 次。具有补肾活血的作用。适用于腰椎小关节紊乱、坐骨神经痛等。

(6)延胡白芍汤:延胡索、白芍各 15 克、小茴香、穿山甲各 10克、牵牛子、白术、牛膝各 12 克,陈皮 10 克。每日 1 剂,水煎分 3次服。具有理气,活血化瘀,通络止痛的作用。适用于腰椎小关节紊乱、腰椎间盘突出症、腰臀腿扭伤等。

8. 中草药疗法

(1)舒筋活血汤组方

组方:羌活 9 克,当归尾 6 克,五加皮 6 克,独活 6 克,续断 9克,炒杜仲 9 克,荆芥 6 克,青皮 6 克,红花 6 克,防风 6 克,牛膝 9克,枳壳 6 克,甘草 3 克。

用法:每日 1 剂,水煎分 2 次服。

主治:腰椎小关节紊乱,腰椎间盘突出症,腰臀肌肉疼痛等。

(2)十全大补汤

组方:熟地黄 12 克,当归 12 克,白术 6 克,人参 4 克,白芍 9 克,黄芪 9 克,茯苓 9 克,川芎 6 克,肉桂 3 克,甘草 4 克。

用法:每日 1 剂,水煎分 2 次服。

主治:腰椎小关节紊乱,坐骨神经痛,腰腿肌肉疼痛等。

(3)舒筋活瘀汤

组方:当归、丹参、赤芍、桂枝、鸡血藤、伸筋草、续断、刘寄奴、桑寄生、王不留行、延胡索各 15 克,川乌、草乌各 6 克。

用法:每日 1 剂,水煎分 2 次服。

主治:腰椎小关节紊乱,腰肌劳损,坐骨神经痛等。

(4)五虎散

组方:地龙 21 克,土鳖虫、全蝎、乌梢蛇、穿山甲各 9 克。

用法:急性发作水煎服,每日 1 剂;恢复期将上药焙干,研细末,每次 3～4 克,用黄酒送服,每日 2 次。

主治:适用于腰椎小关节紊乱,腰肌劳损,梨状肌综合征,骨质增生症等。

9. 中药热熨疗法　见本书基础知识的中药热熨疗法。

10. 中药包热敷疗法　见本书基础知识的中药热敷疗法。

11. 矿泉浴疗法　见本书基础知识的矿泉浴疗法。

12. 热泥疗疗法　见本书基础知识的热泥疗法。

13. 日光浴疗法　见本书基础知识的日光浴疗法。

14. 氡泉浴疗法　见本书基础知识的氡泉浴疗法。

15. 热沙浴疗法　见本书基础知识的热沙浴疗法。

16. 外用疗法

(1)软膏:用时直接涂于患处,涂的范围应根据疼痛范围大小,涂药厚薄一般在 5 毫米左右,外加盖敷料包扎或塑料膜覆盖即可。如消肿散瘀止痛类(定痛膏、乌龙膏、三色敷料、接骨膏等);舒筋活血类(舒筋活络膏、伸筋膏、伤湿止痛膏、一枝蒿止痛膏、云南白药膏等);温经散风寒类(温经通络膏、驱风止痛膏等)。

(2)膏药:用时直接粘贴于患处。祛瘀止痛类(祛瘀消肿膏、损伤风湿膏、跌打劳损膏等);祛风除湿类(狗皮膏、万应膏等)。还有消炎镇痛膏、麝香追风膏、虎骨止痛膏等。其功效为活血祛瘀,通筋止痛,祛风除湿等。

(3)酊剂:采用中西药成分配制而成,直接涂搽患部,如解痉止痛酊、云南白药喷雾剂、正红花油等。

17. 牵引疗法 见本书腰椎间盘突出症的牵引疗法。

18. 推拿按摩疗法 见本书腰椎间盘突出症的推拿按摩疗法。

19. 自我按摩疗法 见本书腰椎间盘突出的自我按摩疗法。

七、髋关节骨质增生

（一）病　因

　　髋关节是人体负重关节之一，上连骨盆，下连肢体，有丰满的肌肉保护，因此外伤的机会相对少。髋关节的活动范围较大，屈曲130°～140°，超伸 10°～15°，内旋 40°～50°，外旋 30°～40°，外展 30°～40°，内收 20°～30°（图 7-1）。能使人体由爬行到直立，适应周围环境。

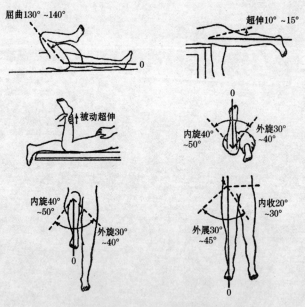

图 7-1　髋关节活动范围

　　髋关节是双侧对称、平衡性、负重的关节；如果在人的生产与生活中打破了这种平衡，时间稍久，躯干部的肌肉平衡性就被破坏。当躯干部肌肉平衡破坏之后，身体的重心就偏向一侧，此时髋关节一侧负重，另一侧相对就轻，重侧方的髋臼软骨长时间磨损，很容易出现髋关节骨质增生（图 7-2）。由于股骨头上端与髋臼下缘经常磨损或是下肢出现外髋内翻、外翻时股骨头上端与髋臼下缘经常磨损位置不在正常点上（生物力点偏移），极易出现髋关节的骨质增生。

　　另外，髋关节被结核杆菌感染，股骨头被结核杆菌破坏过，结核虽被治愈，但关节面的软骨已被损坏，难以恢复原来的平滑。还有一种为外伤、骨折、股骨头圆韧带内动脉受损，即造成股骨头坏死等，对髋关节白损伤较重难以修复。

　　平时行走时不注意步态纠正，而习惯性过度外甩或内收，使身体重力不能准

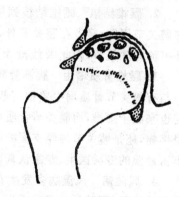

图 7-2　髋关节间隙狭窄、软骨下骨
囊性变、骨赘形成 X 线示意图

确对准股骨头上中点，股骨头上中点对准髋臼中点（生物力学的纵轴线），久之髋臼边缘就会出现骨质增生。

（二）临床表现

　　髋关节骨质增生主要表现为髋关节疼痛，肿胀，功能障碍，尤其是在运动时或是劳累后，或在气候变化时疼痛更重。患肢无力，还表现保护性姿态，肌肉萎缩，如骨盆倾斜，走路时出现跛行，患肢

无力而呈跛行,脚呈甩步态等。患者轻则髋关节疼痛,重则严重影响生活质量。

(三)鉴别诊断

1. 髋关节结核　髋关节结核多发生在儿童或青年时期,病史时间长,患儿多有营养不良,低热,行走时有跛行步态,血化验血沉快等特点。

2. 腰椎结核　腰椎结核到中期、晚期,被结核菌破坏组织流向髋关节周围,轻者在髋关节外,重侧在髋关节内形成窦道,甚至还可流向膝关节,因此 X 线摄片可以协助确诊。

3. 腰椎骨质增生　腰椎骨质增生而压迫支配髋关节的神经,要与有髋关节骨质增生鉴别有些困难,因为支配髋关节的神经支配也来源于腰椎,而髋关节骨质增生也在髋关节,究竟是髋关节本身疼痛,还是髋关节神经支配的肌肉或韧带引起的疼痛,这需要有丰富经验的专科医生、专家认真鉴别方可提出最佳治疗方案。

4. 风湿病　风湿病多发生在青年女性,血沉快者和抗"O"增高容易诊断;而髋关节骨质增生多为中老年人。

髋关节骨质增生,最好的检查是 X 线摄片和 CT、磁共振检查,结合临床很容易诊断出骨质增生,但对髋关节的神经所致病变不容易诊断清楚。

(四)西医治疗

1. 西药疗法　详见本书基础知识的镇痛药物使用方法及注意事项。

2. 封闭疗法

（1）药物选择

①0.5％～1％盐酸利多卡因注射液 10 毫升，或 0.5％～0.75％甲磺酸罗哌卡因氯化钠注射液 10 毫升，与地塞米松磷酸钠注封液 5 毫克混合，缓慢注入患者髋关节囊内。每周 1 次，可连续治疗 3～5 次。

②复方倍他米松注射液 2～3 毫升，做髋关节囊内注射，每周 1 次，可封闭 2～4 次。

③透明质酸钠注射液 2～4 毫升，做关节内注射，每周 1 次，可封闭 2～4 次。

（2）操作方法

①前方穿刺法。患者仰卧位，患侧下肢轻度外旋。操作者于髂前上棘和耻骨联合之间划一条直线，该直线为腹股沟韧带的体表投影。再用手指于腹股沟韧带中点附近触及跳动的股动脉并做标记。封闭穿刺点选择在腹股沟韧带中点下方 2 厘米，股动脉外侧约 2 厘米处。常规消毒皮肤后，使用 8 厘米长的穿刺针垂直刺入（图 7-3），待针尖刺入关节囊时，可有阻力感，继续进针即可进入髋关节囊内。轻轻推入 1～2 毫升生理盐水，如无明显阻力，或回抽活塞见有少量关节液，表明穿刺针位于髋关节内，可注入药物。

②外侧穿刺法。患者向健侧卧位，患侧髋关节向上。操作者首先确定大粗隆顶点（最高点），再将手指向大腿远端滑移 2～3 厘米，即为大粗隆下缘，并

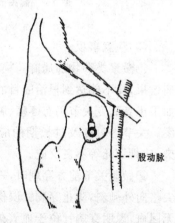

股动脉

图 7-3　髋关节前方穿刺示意图

做好标记。常规消毒皮肤后,用 8 厘米穿刺针沿股骨颈方向(与股骨干呈 120°～130°)并紧贴股骨颈的骨皮质刺入(图 7-4)。由于穿刺针要通过髂胫束、关节囊等组织,阻力较大,一旦突破,则阻力会明显减小。如果穿刺针抵住大粗隆的骨皮质,则针尖不能前进,阻力极大,应稍退针并调整进针方向,直至刺入关节囊。回抽活塞无回血或仅有少量关节液,说明穿刺成功,可注入药物。

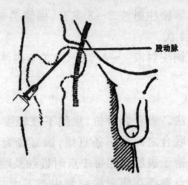

股动脉

图 7-4　髋关节外侧方穿刺示意图

(3)注意事项

①激素类药物加局麻药物混合封闭治疗骨关节炎有较好的镇痛效果,但不能达到根治的目的。所以,经过 2～5 次封闭治疗后,如果患者病变关节仍有疼痛、肿胀及活动受限,应考虑其他治疗方案。关节内过度及过长期的应用激素类药物容易造成关节内感染、软骨坏死等不良反应。

②做髋关节前方穿刺时,一定要确认股动脉的位置,穿刺时针尖略向外倾斜,防止穿刺针误伤股动脉。可边进针边回抽活塞,如无回血,说明穿刺针位于血管外,可继续进针。如有回血,说明穿刺针损伤了血管,应立即退针,并改变进针方向。

③封闭治疗完成后,应保持皮肤局部清洁、干燥,防止感染。

3. 物理电疗法　详见基础知识的物理电疗法及注意事项。

4. 手术疗法　髋关节骨质增生多是因髋臼缘骨质增生,影响髋关节负重,直立和行走时疼痛,一般对症治疗症状多能减轻,平时多注意保温。对于髋臼骨刺大或尖者,损伤关节软骨,甚至长期足不能行走,引起下肢肌肉萎缩等,可以进行微创手术将其骨刺铲除治疗,这种创伤小,后遗症少。

目前对单纯髋关节骨质增生者,很少进行手术治疗,除有严重骨质增生伴有髋关节陈旧性破坏者外,可进行髋臼置换、人工股骨头等手术,手术后多能维持 10 余年。同时,患者在术后要加强股四头肌功能锻炼等。

(五)中医治疗

1. 中医辨证施治

(1)风寒湿型

主症:髋关节疼痛时轻时重,酸胀较重,拘急不舒,遇冷或阴寒雨湿加重,得温则舒,舌苔白腻、脉沉。

治法:疏风散寒除湿,温经通络。

方药:独活 15 克,牛膝 12 克,防风 12 克,秦艽 12 克,当归 15 克,羌活 10 克,细辛 3 克,桑寄生、杜仲、补骨脂各 9 克,桂枝、威灵仙、没药各 6 克。

用法:每日 1 剂,水煎分早晚服。

(2)湿热型

主症:髋关节疼痛,痛处伴热感,小便浑浊黄赤,口苦,舌苔黄腻,脉弦数或濡数。

治法:清热除湿,舒筋止痛。

方药:牛膝 15 克,木瓜、黄柏、苍术、络石藤各 12 克,木通、泽泻、女贞子各 10 克。

用法：每日1剂，水煎分早晚服。

（3）气滞阻络型

主症：髋关节疼痛，疼痛窜走不定，转侧困难，舌质暗红，舌苔薄白，脉涩。

治法：理气止痛，活血通络。

方药：香附、川芎、苍术各15克，当归20克，陈皮15克，白芍15克，白芷15克，麻黄9克，炮干姜6克。

用法：每日1剂，水煎分早晚服。

（4）痰瘀互阻型

主症：髋关节酸胀或刺痛、隐痛，局部僵硬或有畸形，消瘦，舌质淡或紫暗，脉滑涩。

治法：温经散瘀，化痰通络。

方药：黄芩20克，青礞石9克，当归13克，陈皮9克，赤芍、防风、桂枝各9克，威灵仙12克，甘草6克。

用法：每日1剂，水煎分早晚服。

（5）瘀血阻络型

主症：髋膝关节疼痛，痛有定处，腰部僵硬，下肢麻木，舌质紫暗有瘀斑，脉涩不利。

治法：活血化瘀，舒筋通络。

方药：当归15克，赤芍12克，牛膝15克，香附9克，五灵脂9克，红花、没药各9克，蒲黄、羌活各9克。

用法：每日1剂，水煎分早晚服。

（6）肝肾两虚型

主症：髋关节酸软，多见于慢性或反复发作，久治不愈，劳累加重，卧位时痛减，喜按喜捶，畏寒怕冷，四肢不温，舌苔薄白，脉沉细。

治法：补肝养肾，兼以通络。

方药：熟地黄20克，山药20克，党参15克，云茯苓15克，续断 15 克,附片 12 克,泽泻、杜仲、狗脊、牡丹皮、苍术各 10 克。

用法:每日 1 剂,水煎分早晚服。

2. 偏方、单方疗法　人们在日常生活中,总结了许多治疗髋关节疼痛的偏方、单方和秘方,并在临床上取得了较好的效果,患者不妨试用。内服中药,可消肿止痛,活血祛瘀的中药汤剂,如四物止痛汤、桃仁四物汤等。适用于髋关节骨质增生、关节滑膜炎、关节扭伤等。

(1)五虎散:地龙 21 克,土鳖虫、全蝎、乌梢蛇、穿山甲各 9 克。急性发作用汤剂,每日 1 剂,早晚各服 1 次;恢复期用散剂,即将上药焙干研细末,每次 3～4 克,每日 2 次,用黄酒送服。具有活血化瘀,舒筋通络的功效。适用于髋关节病变,对骨质增生症等也有较好的疗效。

(2)蜈蚣、土鳖虫单方:蜈蚣 3 条,土鳖虫 6～10 克。焙干,研细末,用酒送服。具有活血祛瘀作用。适用于髋关节骨质增生。

(3)强筋健骨汤:党参 30 克,茯苓 20 克,白术、怀牛膝各 12 克,半夏、陈皮、延胡索各 10 克,桑寄生、杜仲各 15 克,大枣 5 枚,甘草 6 克。水煎服,每日 1 剂。具有健脾益肾养肝,理气止痛的功效。适用于中老年骨关节骨质增生。

(4)地龙汤:地龙 15 克,桃仁、泽兰各 12 克,当归、苏木、乌药、大茴香、小茴香各 10 克,桂枝 7 克,麻黄 6 克,甘草 9 克。水煎服,每日 1 剂。具有理气活血止痛的功效。适用于髋关节骨质增生。梨状肌损伤或臀上皮神经损伤者,加牛膝 12 克,白芍 30 克。疼痛甚者,加红花 30 克,独活 10 克,杜仲、桂枝各 12 克。

(5)舒筋活血汤:鸡血藤、伸筋草、当归、丹参、赤芍、桂枝、续断、刘寄奴、桑寄生、王不留行、延胡索各 15 克,川乌、草乌各 6 克。水煎服,每日 1 剂。具有活血舒筋,通络止痛的功效。适用于髋关节骨质增生等。

(6)益肾活血汤:当归、狗脊、骨碎补各 20 克,牛膝、杜仲、续断、益母草各 15 克,桃仁、乳香、没药各 10 克。每日 1 剂,水煎分2～3次服。具有补肾活血的功效。适用于髋关节病变。

3. 推拿疗法 每日 1 次,每次 20～30 分钟,12 次为 1 个疗程。

(1)患者先取俯卧位,操作者在髋部痛点及臀部周围做按揉、弹拨、拔伸、牵引及配合髋关节被动活动。然后改用远侧上臂夹住小腿远端,手扶膝下后方,使其屈髋,同时移近侧手,四指在外,拇指指腹按在股直肌向近端推以顺筋。重点在肌腱处,反复屈髋顺筋5～10 遍。

(2)患者仰卧,操作者站在患侧,面对患者,于患处先用手指或手掌按揉法舒筋,让患者臀部肌肉放松,再做弹拨手法疏理紧张的筋与肌肉。

(3)患者仰卧床上,操作者立于患侧,面向患侧髋关节,近侧手按髂骨,远侧手握患侧踝关节上,牵引下肢,并由下向外上内旋转摇晃5～7 遍。再用髋部屈摇法或直摇法进行治疗(图 7-5、图 7-6)。

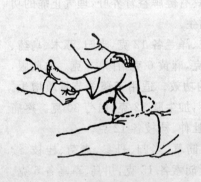

图 7-5 髋部屈摇法

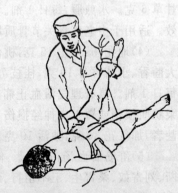

图 7-6 髋部直摇法

4. 针刺疗法

(1)常用的穴位:阿是穴、腰俞、环跳、秩边、上髎、中髎、下髎、秩边等。

(2)操作方法

①患者摆好位置,操作者应将手洗净,选准穴位后进行常规皮肤消毒。

②根据针刺穴位及治疗需要,选择适当长度及粗细的针,并注意检查,凡发现针尖倒钩、变钝、生锈、针柄松动等情况,均应经修理后方可使用。

③进针时针尖应迅速通过皮肤,然后逐渐刺入,待有针感(酸、麻、胀等)后,按病情施行手法。

④留针时间一般为 10~20 分钟。

⑤出针时,先将针体轻轻捻转向上提起,至皮下后即迅速拔出。针眼出血者,用无菌棉球轻压针眼,注意核对针数,防止遗留在患者身上。

⑥每日 1 次,视病情而定,10~15 次为 1 个疗程。

(3)注意事项

①应熟悉重要器官及穴位与周围组织的解剖关系,切实掌握针刺深度与方向。

②针刺应避开血管与瘢痕。

③进针手法要轻柔,对初次接受针刺者,手法不宜过重,以免发生滞针、晕针、断针等意外。

④遇过劳、过饱、大汗和饥饿等情况,暂不做针刺或休息后或进食后再针刺。

5. 艾灸疗法 适用于髋关节病变、关节滑囊炎,急(慢)性肌肉劳损等。一般每日 1~2 次,10 次为 1 个疗程。常与体针疗法配合使用。

(1)艾灸的穴位:阿是穴、腰俞、腰眼、环跳、秩边、上髎、中髎、下髎等。

(2)操作方法

①体位。指导患者自然摆好体位,选择所治疗穴位。体位选择要以能较长时间治疗为原则。

②艾条温和灸。将艾条的一端点燃,对准应灸的腧穴部位或患肢,距皮肤2～3厘米进行熏烤,使患者局部有温热而无灼痛为宜,一般每穴灸5～7分钟,至皮肤红晕为度。

③艾炷直接灸。将灸炷直接放在穴位皮肤上,点燃顶端,燃至患者有灼热感即取下,另换一壮,一般连续灸3～5壮。间接灸即在艾炷下放姜片、蒜片、附子饼、盐等施灸。

④温针灸。毫针留针过程中,将纯净细软的艾绒捏在针尾上,或用艾条插在针柄上点燃施灸。

(3)注意事项

①掌握热量,防止烫伤,尤其对局部皮肤知觉减退及昏迷患者。

②做好防护,以防艾火掉下烧伤皮肤与烧坏衣被。

③艾炷灸容易起疱,应注意观察,如已起疱不可擦破,任其自然吸收;如水疱过大,经75％酒精消毒后用注射器将疱内液体抽出,外涂甲紫或2.5％碘酊,再用敷料保护,以防感染。

6. 外用疗法

(1)伤膏贴法

①软膏。为糊状物,用时直接涂于患处,涂的范围应根据疼痛范围大小,涂药厚薄一般在5毫米左右,外加盖敷料包扎或塑料膜覆盖即可。消肿散瘀止痛类(定痛膏、乌龙膏、三色敷料、接骨膏等),舒筋活血类(舒筋活络膏、伸筋膏、伤湿止痛膏、一枝蒿止痛膏、云南白药膏等),温经散风寒类(温经通络膏、祛风止痛膏等)。

②膏药:经加温烘烤烊化后才可使用,用时直接粘贴于患处。如祛瘀止痛类,祛瘀消肿膏、损伤风湿膏、跌打劳损膏等。祛风除

湿类,如狗皮膏、万应膏等。

③胶布膏药:消炎镇痛膏、麝香追风膏、虎骨止痛膏等。其功效为活血祛瘀、通筋止痛、祛风除湿等。

(2)搽剂疗法:采用中西药成分配制而成,直接涂搽患部,如解痉止痛酊、云南白药喷雾剂、正红花油等。

7. 中草药外用疗法 中草药外用治疗法常用方剂为舒筋活血汤和杜仲汤等。对髋关节骨质增生肌肉疼痛有舒筋、活血、化瘀、止痛的作用。

(1)舒筋活血汤组方:当归尾 20 克,羌活 20 克,续断 15 克,炒杜仲 15 克,牛膝 15 克,荆芥 10 克,红花 10 克,防风 15 克,独活 15 克,枳壳 6 克,青皮 6 克,甘草 3 克。上药煎水 3 000 毫升,坐浴浸泡,每日 1～2 次,每剂可连用 4～6 日。

(2)杜仲外用汤组方:杜仲 20 克,赤芍 20 克,桃仁 20 克,牡丹皮 15 克,乌药 10 克,生地黄 9 克,延胡索 15 克,续断 12 克,细辛 10 克。上药煎水 3 000 毫升,坐浴浸泡,每日 1～2 次,每剂药可连用 4～6 日。

(3)桂枝加术附外用汤组方:桂枝 20 克,白芍 20 克,桑枝 20 克,附子 16 克,苍术 15 克,大枣 12 克,生姜 9 克,没药 12 克,甘草 6 克。上药煎水 3 000 毫升,坐浴浸泡,每日 1～2 次,每剂药可连用 2～6 日。

(4)羌活胜湿外用汤组方:羌活 20 克,独活 20 克,防风 20 克,川芎 15 克,藁本 10 克,蔓荆子 10 克,白术 18 克,五加皮 12 克,干姜 10 克。上药煎水 3 000 毫升,外用每日 1～2 次,每剂药可连用 4～6 日。

8. 运动疗法 髋关节骨质增生患者运动疗法主要包括肌肉训练、伸展收缩运动和负重运动 3 种。

(1)坐位直腿抬高运动:患者坐于椅子的前部,双手扶椅子面,身体前倾(图 7-7),一侧下肢伸直,踝关节保持 90°;另一侧下肢膝关节屈曲。将伸直的下肢慢慢抬起,离开地面 10～20 厘米高时,停留 5～10 秒钟,然后放下,再改用另一侧下肢做上述运动,交替进行,每次 10～30 次,每日 2～3 次。

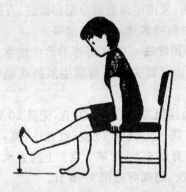

图 7-7 坐位直腿抬高运动示意图

(2)卧位直腿抬高运动:此运动主要对大腿前方的肌肉进行训练。患者仰卧位,下肢伸直,踝关节保持 90°,将一侧下肢慢慢抬起,离开床面约 10 厘米高时停留 5～10 秒钟后放下,再改用另一侧下肢做上述抬腿运动,交替做 10～30 遍,每日 2～3 次。

上述直腿抬高训练适应后,应增加下肢抬高的阻力,可在双侧踝关节附近系上重物(如沙袋等),再做上述直腿抬高运动。重物起始重量为 500～1 000 克,随着大腿肌肉运动力量的增加,可逐渐增加重物的重量。

(3)侧卧下肢外展运动:该方法主要锻炼大腿外侧肌肉。患者侧卧位,一条腿的膝关节屈曲约 90°,置于床面;另一条腿伸直置于对侧下肢之上(图 7-8)。将上方的腿慢慢抬起,离开床面 10～20 厘米高时,停留 5～10 秒钟后放下,休息 2～4 秒钟后重复上述抬腿运动,反复做 20～30 遍。然后患者改变侧卧方位,做上述抬腿运动,反复做 20～30 遍,每日 2～3 次。

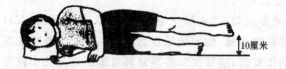

10厘米

图 7-8　侧卧下肢外展运动示意图

卧位下肢外展运动适应后,可在踝关节附近加以重物(500～1 000克),再按上述方法做侧卧抬腿运动。

(4)夹球运动:该方法主要训练大腿内侧肌肉,患者坐于床上或地毯上,将一个球(排球或篮球大小)置于两大腿之间。患者用力夹球5～10秒钟(球不离开床面或地面),然后放松。反复夹球10～30遍,每日2～3次。

(5)纠正不良步态:学走模特步。

9. 骨关节体操

(1)下蹲运动:患者站立位,双足分开与肩同宽,双上肢向前平举,双膝关节慢慢屈曲做下蹲运动。当膝关节屈曲一半时,暂停下蹲运动,维持半蹲状2～5秒钟,然后继续下蹲,直至双膝关节屈曲度达极限位,停留2～5秒钟后起立。反复做下蹲10～15遍,每日1～2次。

(2)扶物体下蹲运动:患者站立位,双足分开与肩同宽,双上肢扶墙或者扶家具等,缓慢做下蹲运动,过程与"下蹲运动一"相同。每次做10～15遍,每日1～2次。

(3)踢腿运动:患者站立位或背靠墙,一条腿抬起,使足部离地,保持3～5秒钟,然后用力向前踢腿,使膝关节伸直,维持2～5秒钟后放松,将踢出的腿恢复原位。再将另一条抬起,做同样踢腿运动。反复进行10～20遍,每日2～3次。

(4)伸腿运动:患者站立位,双手叉腰或扶墙,双下肢交替做向后伸腿动作,每条腿向身后伸展达极限后维持 2～5 秒钟后回复原位,反复进行。

(5)踏步运动:患者站立位,双手叉腰,抬头挺胸,双目平视,双下肢交替屈髋屈膝,做原地踏步运动。踏步时尽量将膝关节抬高。开始时动作要慢,随膝关节疼痛减轻可逐渐增加踏步速度,开始踏步时间为 3～5 分钟,可增加到 5～10 分钟,每日 2～3 次。

(6)压膝运动:患者站立位,双足分开与肩同宽。患者弯腰,双手扶住膝关节前方,缓慢、有节奏地向身体后放按压膝关节,同时收缩大腿和小腿肌肉,以保持站立的稳定。每次压膝关节 20～40 次,可双膝同时按压,也可双膝交替按压,每日 2～3 次。

(7)揉膝运动:患者坐位,双膝屈曲。患者用手按揉双侧膝关节。先做顺时针方向按揉,再做逆时针方向按揉,每个方向按揉 10～20 遍。再将双膝完全伸直,双足跟置于地面,患者用双手反复揉按膝关节前方,方法同上,每日做 2～3 次。

(8)抱膝运动:患者仰卧于床,一条腿极度屈膝屈髋,同时双手抱住该膝关节 2～5 秒钟,然后双手放松,膝关节回原位。再屈曲另一条腿并做同样抱膝运动,双下肢交替进行。每次做 10～15 遍,每日 1～2 次。

10. 饮食疗法 髋关节或多关节骨质增生患者,多兼有风寒湿痹证,可应用饮食疗法进行治疗。在此介绍几种常用食疗处方。

(1)五加乌头粥

主料:刺五加皮 10 克,川乌 5 克,粳米 60 克,鲜姜 2 片,蜂蜜适量。

制法:刺五加皮、川乌(研末)、蜂蜜、鲜姜、粳米同入砂锅内,加水 500 毫升,慢慢熬成稀粥,每日早晚食用。

功效:祛风散寒除湿。川乌有毒,故此粥不宜多食、久食。

(2)豨莶猪蹄饮

主料:豨莶草 100 克,一把抓 100 克,杜仲 80 克,猪蹄(7 寸)1

个,黄酒 1 000 毫升。

制法:将猪蹄洗净,置砂锅内,放水 500 毫升煮至将熟时,再将上述药物入锅,一起煮熟即可。每日分 3 次吃猪蹄,喝汤。

功效:祛风散寒,温经活血。适用于风寒湿痹,腰腿酸痛。

(3)葡萄根炖猪蹄

主料:猪蹄 1 个,白葡萄根 60 克,黄酒 500 毫升。

制法:猪蹄刮洗干净,剖开,放锅内,加洗净、切碎的白葡萄根,用黄酒和水各半炖煮至猪蹄熟烂即可。每日分 2 次吃猪蹄,喝汤。

功效:祛风逐寒,通络活血。适用于坐骨神经痛。

(4)煨猪腰

主料:猪腰 2 只,杜仲 10 克,黄芪 10 克,补骨脂 6 克。

制法:猪腰去臊腺,剖开洗净,剔去筋膜,装入杜仲、黄芪、补骨脂,外用纸包好,放入火中煨熟,即出切片食用,每次 30~50 片,每日 2 次。

功效:补肾壮腰、祛风除湿。适用于肾阳虚者腰腿痛。

八、滑膜炎与膝关节骨质增生

人体的膝关节是负重关节,是由股骨远端、胫骨的近端及髌骨构成,特点是两端骨较膨大,接触面积大,骨质相对疏松,周围保护组织少,主要是靠韧带组织来稳定膝关节。膝关节囊较薄而松弛,附着于各骨关节软骨的周缘。关节囊的周围有韧带加固。前方的叫髌韧带,外侧有腓侧副韧带,内侧有胫侧副韧带。膝关节内有两条交叉韧带。关交叉韧带附着于胫骨髁间前窝,止于胶骨外侧髁内面的后伤,有制止胫骨前移的作用;后交叉韧带起自胫骨髁间后窝及外侧半月板的后端,附着于胶骨内侧髁外面的前伤,具有限制胫骨后移的作用(图 8-1)。膝关节的主要功能是屈曲、过伸较小,内收、外展更小。膝关节容易受外伤,对寒、湿、风、潮、气候变化均

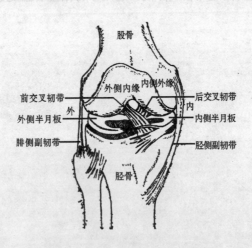

图 8-1　膝关节内部结构示意图

较敏感。随着年龄的增长,膝关节在长期的岁月中,损伤的机会多,不知不觉留下了烙印,给以后的生活带来不同的结果。因此,在日常生活中,要特别注意膝关节疾病的预防。

(一)病 因

1. 滑膜炎 滑膜位于人的关节内,而膝关节是滑膜最多、最大的部位,具有丰富血管的结缔组织,形状似一层带有皱襞的薄膜,贴附于关节囊及关节内部分组织表面,具有润滑、散热、抗感染和协调关节运动等多种功能。滑膜的重要功能之一是分泌滑液,也称为关节液。滑液由滑膜下毛细血管内的血浆滤过生成,经过滑膜进入关节腔,同时滑膜细胞也分泌许多透明质酸,共同形成滑液,起到润滑关节、营养软骨、吸收热能、抑制炎症、调节酸碱平衡等作用。当关节受到创伤,特别是急性受伤时,滑膜就会出现炎症反应,迅速产生大量滑液;如果创伤导致滑膜损伤破裂,可有出血、积液、积血等表现,使膝关节内压力升高,阻碍淋巴回流,酸性代谢产物堆积在关节内,导致急性创伤性滑膜炎,浮髌试验为阳性(图8-2)。如果急性创伤性滑膜炎未得到有效治疗,膝关节长期处于致病因素影响下,则转化为慢性滑膜炎,最终导致滑膜增厚、组织纤维化、关节肿胀粘连等现象。

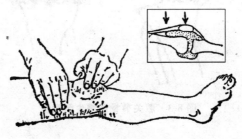

图 8-2 浮髌试验

　　膝关节是人体也是全身滑膜面积最大、最多的关节,由于膝关节具有位置表浅,承受重力最大,活动量大的特点,所以容易发生创伤性滑膜炎。滑膜炎主要有急性滑膜炎,由急性创伤所致,如膝关节挤压伤、挫伤、关节内骨折、半月板损伤、侧副韧带或交叉韧带损伤等;另一类为慢性滑膜炎,即因急性滑膜炎治疗不及时或膝关节长期处于致病因素影响下转变为慢性滑膜炎,如膝关节骨关节炎、关节肿胀、关节内游离体等。

　　2. 膝关节骨质增生　　也称为骨关节炎、关节退行性变、肥大性关节病等。膝关节的功能明显受到影响,由于股骨远端与胫骨的近端的骨骼膨大,骨质较疏松,随着年龄的增长,膝关节长期站立负重,外伤、暴力等致使骨质较疏松关节边缘出现骨质增生(图8-3)。外加关节周围都附着很多韧带、肌腱,长期牵拉的骨皮质部出现骨质增生,韧带和肌腱跨过膝关节,而关节周围无肌肉,皮下脂肪较少,对外界风、寒、湿、冷、热都敏感,如有外伤时,无缓冲余地,损伤较重。所以,膝关节最容易受伤,如直接外击伤、扭伤、屈曲可致髌骨损伤、关节滑膜炎。轻者韧带损伤,重者关节内骨折。

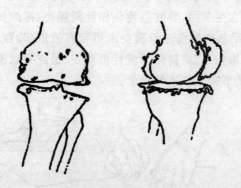

图8-3　膝关节骨质增生示意图

　　中医学认为,"肾主骨,生髓,髓居骨中,骨赖髓以充养"。因此,本病的发生以肾精亏虚为根本,还与损伤、外邪侵袭有关。老年人肾精亏虚,无力充养骨髓,导致关节功能退变;外邪侵袭,受风寒湿邪,若着凉,久居湿之地,冒雨涉水,外邪侵袭筋骨而发病。其膝关节最早是关节周围组织改变,关节软骨表面粗糙,软骨基质中的胶原纤维裸露,进一步磨损则呈绒毛状漂起,软骨细胞坏死,使软骨软化。直至暴露软骨下骨,致使软骨下硬化、光滑,呈象牙样改变。软骨边缘因关节稳定性减弱,关节囊韧带的牵引刺激而血管增生,通过软骨形成的骨赘也叫骨质增生。在软骨发生改变时关节液也发生变化,由于关节软骨改变致关节滑膜分泌液的成分和分泌量都有改变,这些变化进一步形成恶性循环,加重了关节软骨的损伤。

(二)临床表现

1. 膝关节滑膜炎 是根据滑膜炎病变部位的大小和严重程度来决定,如血源性或是感染性滑膜炎病变范围大,如外伤性病变范围小症状不严重,多因治疗不彻底而留下后遗症。临床急性期常见的有以下临床表现。

(1)发热:急性滑膜炎属于关节的无菌性炎症,具有炎症的红、肿、热、痛等临床特征。检查者可见受累关节局部潮红,皮肤充血明显,边界不清,用手触及局部皮肤可感觉到皮温明显升高。慢性滑膜炎一般无皮肤发热现象。

(2)肿胀:关节肿胀是滑膜炎最常见的体征,原因是关节受到机械性损伤后,关节滑膜立即出现水肿、渗出和积液等病理反应。当滑膜渗出的速度大于吸收速度时,所渗出的液体就会淤积于关节腔内,使关节出现明显的肿胀。

(3)疼痛:机械性损伤所致,如软组织损伤、局部皮肤擦伤或挫伤、侧副韧带及交叉韧带损伤或断裂、骨折等;滑膜撕裂;出血等引起的关节内张力升高。

(4)功能障碍:主要表现为关节屈伸功能障碍,患者因疼痛、肿胀等原因不能完全屈曲或伸直关节。

(5)条索状物体:局部检查检查关节时可触及条索状物体,并有压痛,有时可有滑动感。

(6)肌肉萎缩:常见于慢性滑膜炎患者。由于关节存在疼痛、肿胀、活动受限等表现,使患者在站立、行走时倾向使用健侧下肢而减少患侧下肢的受力。随着时间延长,患侧下肢的肌肉(主要是大腿的股四头肌)会出现萎缩,与健侧下肢比较,可见下肢变细,肌肉力量下降。

2. 膝关节骨质增生　多数发生于 50 岁以后的女性,或是曾有外伤史,少数有多个关节受累。体格检查时发现关节运动或关节屈曲时有功能障碍或摩擦音,局部可有轻度压痛,自觉症状多在活动(如上、下楼梯)时膝部疼痛;如遇有天气变化,阴天下雨时,疼痛加剧,或者关节静止一段时间后或在晨起时出现僵直感,活动一段时间后,疼痛减轻或消失。晚期出现畸形,行走困难。主要是站立或行走时膝关节疼痛、酸胀、难以负重、功能障碍、难上下楼,梯膝关节畸形呈"O"形或"X"形腿。平时不愿活动,活动时疼痛加重,晚间疼痛加重影响睡眠等,形成恶性循环。

当膝关节无明显原因出现关节功能障碍、肿胀时,可穿刺液进行诊断(确诊),并注入一定的药物进行治疗(图 8-4)

(三)诊断与鉴别诊断

1. 诊断

(1)创伤史:创伤史是诊断创伤性滑膜炎的重要依据,尤其是急性创伤性滑膜炎肯定与创伤有关。患者常可准确说出受伤的时间、地点、损伤过程等,为医师的诊断提供依据。慢性创伤性滑膜炎患者常无明确的创伤史，或不能明确受伤时间、地点等。

(2)临床表现：受伤的关节可出现疼痛、肿胀、功能障碍、肌肉萎缩，以及膝关节局部出血红、肿、热、痛等炎症反应。

(3)浮髌试验：患者仰卧位，双下肢伸直，下肢肌肉放松。检查者一只手位于患侧膝关节髌骨近端髌上滑囊部并下压髌上滑囊，将髌上滑囊中的

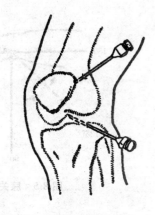

图 8-4　膝关节穿刺示意图

滑液"驱赶"至膝关节腔内；用另一只手的食指、中指用急迫动作将髌骨垂直下压，即将髌骨压向股骨髁方向。如果感觉到髌骨撞击股骨髁为阳性，说明膝关节腔内有较大量的积液，可能为滑膜炎所致。如果未感觉到髌骨撞击股骨髁为阴性，说明膝关节腔内积液不多。因为在正常情况下，髌骨紧贴股骨髁，其间无液体存在，所以按压时不会有撞击现象。

(4)膝关节活动度测量：膝关节伸直时为中立位。膝关节正常活动范围为：伸、屈 0°～135°，可过伸 10°左右(图 8-5)。创伤性滑膜炎患者由于关节内存在积液，影响关节的功能，可使膝关节活动度明显减小。

(5)下肢周径测量：患者仰卧位，双下肢伸直，肌肉放松。从髌骨上缘向大腿方向测量一个距离(一般为 10 厘米)，用卷尺测量大腿周径，再从髌骨下缘向小腿方向测量一个距离(一般为 10 厘米)，用卷尺测量小腿周径并做记录。同样方法测量对侧下肢的周径。将双侧大、小腿的相应周径做比较，即可了解患侧下肢是否存在肌肉萎缩，以及肌肉萎缩的程度。

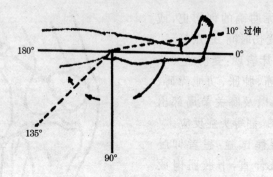

图 8-5　膝关节活动度测量示意图

(6)滑膜液(关节液)检查：正常滑膜液呈淡黄色或无色，清晰透明，但不能自行形成凝集块，黏蛋白凝集试验良好，白细胞总数<0.2×10⁹/升，中性粒细胞<0.2，葡萄糖含量(空腹)略低于血糖水平，细菌培养为阴性。创伤性滑膜炎患者滑膜液常为黄色或浅红色，黏蛋白凝集试验良好，白细胞总数<10×10⁹/升，中性粒细胞<0.25，显微镜检查可见红细胞。

(7)X线检查：创伤性膝关节滑膜炎患者的骨质多无异常，有时可见膝关节退行性变，如关节间隙改变、骨赘形成、软骨下骨囊性变，髌骨软化等，或可见关节内游离体。关节积液量较多时可见关节囊膨胀影。

2. 鉴别诊断

(1)关节结核与滑膜炎相鉴别：关节结核多发生在青少年，血源性扩散，病程长和缓慢，逐渐出现行走跛行，而滑膜炎多为急性，全身症状重，局部症状也重。

(2)关节韧带损伤与滑膜炎相鉴别：关节韧带损伤与滑膜炎很有相似之处，因为它的解剖位置很接近。关节韧带损伤多有外伤史，行走时有疼痛或触摸时有条索感。而滑膜炎也多有外伤史，但症状较重。

（3）风湿性膝关节炎与膝骨关节炎相鉴别：风湿性膝关节炎主要表现为全身发热，膝关节红、肿、热、痛，实验室化验检查血沉、抗"O"升高。

（4）类风湿关节炎与膝骨关节炎相鉴别：类风湿关节炎多发生在青年女性，患者病史时间长，实验室化验检查血沉加映、抗"O"升高。

（5）半月板损伤与膝骨关节炎与鉴别：半月板损伤多发生在青年男性，有明显的外伤史，上、下楼梯时疼痛显著，大腿肌肉有萎缩。X线片上无异常表现；膝骨关节炎X线正、侧位片提示，膝关节骨质疏松，脱钙，边缘有骨质增生，骨赘形成，关节间隙变窄，软骨下骨硬化和囊性变，有时可见游离体。

（四）西医治疗

1. 西药治疗

（1）镇痛药：见本书基础知识镇痛药使用方法。

（2）硫酸氨基葡萄糖（维骨力）：每次250～500毫克，口服，每日3次，持续4～12周为1个疗程，每年重复2～3个疗程。有过敏者禁用。

（3）透明质酸钠：透明质酸钠不仅能起到软骨保护，抑制炎症反应作用，还可诱导内源性透明质酸钠的分泌增加，用法与剂量详见说明书或遵医嘱。对早、中期骨性关节炎是较理想的治疗方法。

（4）糖皮质激素：激素仅适用于骨性关节炎患者伴发滑膜炎出现关节腔积液时做局部关节腔内注射，禁忌全身应用。

（5）改善病情类药物：S-腺苷基蛋氨基酸起效慢，服药时间长，但停药后疗效仍持续一定时间，既能抗炎镇痛，又能放缓骨性关节炎的发展。用法与剂量详见说明书或遵医嘱。

对中度或严重的膝关节炎患者，以上药物治疗仍不能长期解除疼痛,临床多选择手术治疗。

2. 物理电疗法 物理电疗法对膝关节炎效果很好,因为滑膜炎位置较表浅,物理电热作用在病变部位较直接,所以治疗效果就好,患者不妨试试。操作方法和注意事项详见本书基础知识的物理电治疗使用方法及注意事项。

3. 手术治疗

(1)膝关节骨质增生症的手术治疗,主要是针对膝关节骨质增生中、晚期非手术治疗难以奏效时。因膝关节内的骨刺严重影响负重和行走功能,行走时疼痛,下肢肌肉萎缩等,这种恶性循环对中老年人晚年的生活质量很不利。因此,对膝关节骨刺较大而伴有其他关节内损伤较重者,可采用微创手术切除骨刺;如股骨髁或胫骨平台损毁较重,需要进行人工膝关节的部分或全部置换。

膝关节严重骨质增生患者,经非手术治疗效果不佳者,需要通过手术方法将增生的骨质去除或做人工膝关节置换手术,关节灌洗术、关节截骨术,直视或关节镜下关节清理术、关节成形术、全关节置换术、关节融合术等。

现在被广泛使用的膝关节运动装置称之为控制下的被动运动系统(简称CPM),基本原理是将患肢固定于托架上,托架在电动装置的驱动下,以缓慢的速度运动,使膝关节随托架运动而被动运动,人们可以调节膝关节起始活动的角度及活动速度等,循序渐进地运动膝关节。使用CPM时,膝关节活动角度由小到大,每日酌情增加 10°,活动速度不宜太快。每活动 1 小时,休息 10 分钟左右。总之,使膝关节多活动,少休息,这样可使膝关节发生粘连及僵直的概率减小。

(2)滑膜炎一般都不需手术治疗。

4. 封闭疗法

(1)创伤性滑膜炎

①操作方法。患者仰卧位,患肢伸直,肌肉放松。首先确定膝

关节穿刺部位。理由是髌骨内侧组织相对薄弱,穿刺深度相对较浅,易于操作。常规消毒皮肤,穿刺针头于髌骨边缘由内下至外上方向直接刺入膝关节腔,回抽活塞,如看见关节液(常为浅红色血性关节液)进入活塞,说明穿刺成功,穿刺针位于关节腔内。继续回抽针管,将关节液分次抽出。在回抽过程中,可用手掌轻压髌上囊,将滑膜液挤压至关节腔内,以便尽可能将其抽出。关节液抽出后可注入药物。

②药物选择。复方倍他米松注射液1～2毫升,0.5％～1％盐酸利多卡因注射液2～3毫升,关节腔内注射,每周1次,可封闭2～4次;透明质酸钠注射液2～4毫升,关节腔内注射,每周1次,可封闭2～5次。

③注意事项。关节穿刺时进针要快,尽量做到一次穿刺成功。如果反复穿刺、反复进针则会引起患者疼痛及肌肉痉挛。

(2)骨质增生

①操作方法。患者仰卧位,充分暴露患侧膝关节,放松股四头肌。常用的穿刺点有髌骨外上、外下、内上、内下等象限。髌骨内下象限穿刺更为便利和安全。常规消毒皮肤,穿刺针头于髌骨边缘由内下至外上方向直接刺入膝关节腔内(见图8-4)。抽出关节内积液,然后注入药物。

②药物选择

● 1％盐酸利多卡因注射液5毫升(或0.5％～0.75％甲磺酸罗哌卡因氯化钠注射液5毫升),泼尼松龙注射液2毫升混合,缓慢注入膝关节腔内,每周1次,可连续治疗3～5次。

● 复方倍他米松注射液1～2毫升,关节内注射,每周1次,可封闭2～4次。

● 透明质酸钠注射液2～4毫升,关节内注射,每周1次,可封闭2～4次。

③注意事项

●激素类药物加局麻药物混合物封闭治疗骨关节炎有较好的镇痛效果,但不能达到根治的目的。关节内过度及长期应用激素类药物容易造成关节内感染、软骨坏死等不良反应。

●注入药物前要确认穿刺针位于膝关节腔内,防止将药物注入关节周围软组织内。对于肥胖及下肢粗壮的患者,要选用较长的穿刺针,特别是对于透明质酸钠注射液关节内注射的患者,如果误将透明质酸钠注射液注入关节外软组织内,可引起较剧烈的疼痛,此时可对症处理,一般经过 5～10 小时后疼痛可缓解,预后良好。

●药物注入膝关节腔后,嘱患者主动屈伸膝关节,使注入的药物分散于关节腔各部位,以提高疗效。

●注意保持穿刺部位的清洁,防止感染。

●对于软骨破坏严重、膝关节变形(畸形)明显、游离体形成并有关节绞锁现象的患者,不宜选择封闭疗法,对于诊断不明确,怀疑有膝关节结核、肿瘤和感染的患者,禁忌做封闭疗法。

●骨关节炎提倡综合治疗,包括运动疗法、物理疗法、中医疗法、手术治疗等。

(五)中医治疗

1. 辨证施治

(1)肝肾不足,筋脉瘀滞型

主症:运作牵强,关节疼痛,膝酸胫软,活动不利,舌质偏红,苔薄或薄白,脉滑或弦。

治则:活血化瘀,通络止痛。

方药:身痛逐瘀汤。秦艽 15 克,川芎 3 克,桃仁 12 克,红花 10 克,甘草 3 克,羌活 10 克,没药 10 克,香附 6 克,牛膝 15 克,地龙 10 克,当归 12 克,五灵脂 15 克。

备选方:当归 15 克,赤芍 12 克,牛膝 15 克,香附 9 克,五灵脂 9 克,红花、没药各 9 克,蒲黄、羌活各 9 克。

用法:每日 1 剂,水煎分早晚服。

(2)脾肾两虚,湿注骨节型

主症:关节疼痛,肿胀积液,活动受限,舌质偏红,或舌胖质淡,苔薄或薄腻,脉滑或弦。

治则:散寒逐湿,温经通脉。

方药:蠲痹汤。白芍、当归、羌活、姜黄、黄芪、防风各 12 克,甘草 3 克。

备选方:香附、川芎、苍术各 15 克,当归 20 克,陈皮 15 克,白芍 15 克,白芷 15 克,麻黄 9 克,炮干姜 6 克。

用法:每日 1 剂,水煎分早晚服。

(3)肝肾亏虚,痰瘀交阻型

主症:关节肿痛,痿弱少力,骨节肥大,活动受限,舌质偏红,或舌胖质淡,苔薄或薄腻,脉滑或弦细。

治则:舒筋活络,滋养肝肾。

方药:山茱萸、熟地黄各 15 克,茯苓、山药、牡丹皮、泽泻各 12 克;或熟地黄 20 克,山药 20 克,党参 15 克,云茯苓 15 克,续断 15 克,附片 12 克,泽泻、杜仲、狗脊、牡丹皮、苍术各 10 克。

用法:每日 1 剂,水煎分早晚服。

2. 中成药疗法

(1)软骨丹:每次 1 丸,每日 2～3 次,温开水或酒送服,30 日为 1 个疗程。补肾壮骨,活血祛寒。

(2)追风透骨丸:每次 1 丸,每日 2 次,温开水或酒送服,30 日为 1 个疗程。祛风通络止痛。

(3)野木瓜片:每次 3 片,每日 3 次,口服。祛风除湿,通络止痛。

(4)健步壮骨丸:每次 1 丸,每日 2~3 次,温开水送服,30 日为 1 个疗程。补益肝肾,祛风散寒,通络止痛。

(5)壮骨关节丸:每次 1 丸,每日 2~3 次,温开水或酒送服,30 日为 1 个疗程。补肾壮骨,活血祛风。

(6)伸筋丹:每次 5 粒,每日 3 次,温开水送服,30 日为 1 个疗程。活血消肿,舒筋活络。

(7)骨刺消痛液:每次 20 毫升,每日 2 次,口服。活血消肿,舒筋活络,通络止痛。

(8)根痛平冲剂:每次 1 包,每日 2 次,饭后开水冲服。活血消肿,通络止痛。

3. 外敷疗法

(1)枳实 350 克,马钱子 350 克,白芷 25 克,细辛 25 克,穿山甲 10 克,甘草 50 克,百年老墙泥 500 克。上药于砂锅中炒至微黄,研成细末备用。取上述药物 40 克,用白酒调成糊,加热至适当温度,外敷于疼痛关节,每日 1 次,可连续外敷使用。

(2)地龙 100 克,栀子 200 克,云南白药 40 克。将地龙、栀子研成细末过筛,再与云南白药混匀备用。根据疼痛关节部位,取适量上述药物粉末与凡士林膏或适量白酒调匀,均匀敷于疼痛关节,用纱布包扎,外用热水袋热敷。每日早晚各 1 次,隔日换药 1 次,5 次为 1 个疗程,可连续使用 2~4 个疗程。

(3)生草乌 15 克,生天南星 10 克,赤芍 10 克,干姜 10 克,肉桂 15 克,白芷 15 克。将上述药物研成细末,过筛,制成散剂备用。治疗时根据病变关节肿胀的范围,用适量白酒将药粉调成糊,敷于患处,外覆塑料薄膜,并用绷带固定。隔日 1 次,10 次为 1 个疗程。部分患者用药后皮肤有灼热或轻度疼痛感,无须处理。不能耐受者可缩短外敷药物时间,皮肤过敏者可改用米醋调制药物,或停止治疗。

(4)小茴香 10 克,威灵仙 15 克,花椒 10 克,桂枝 15 克,制草乌 20 克,制川乌 20 克,五加皮 10 克,制乳香 10 克,制没药 10 克。将上述药物研成细末,装入布袋,上屉蒸 30 分钟。温度适宜时将药袋热敷于疼痛关节部位,每日 2~3 次,每次 30 分钟,10 日为 1 个疗程,可连续治疗 2~3 个疗程。

(5)木瓜 20 克,海桐皮 20 克,续断 15 克,黑老虎 25 克,虎杖 15 克,苍术 20 克,栀子 20 克,透骨香 30 克,鱼腥草 25 克,生川乌 20 克,生天南星 15 克,生白附子 20 克,生半夏 25 克。将上述药物研磨成粉,混匀过筛备用。治疗时取药物粉末 70 克,与医用凡士林膏混匀并加热,然后将药膏摊于牛皮纸上,外敷于疼痛关节皮肤表面,外盖油纸,绷带固定,隔日换药 1 次。

(6)白芷 40 克,芒硝 40 克,冰片 5 克,吸水树脂 5 克。将药物研磨成末,过筛备用。取药物粉末 50 克,用黄酒调配成糊,涂抹于疼痛关节部位,厚约 5 毫米,外用塑料薄膜覆盖,再用纱布包裹固定,每日换药 1 次,连用 20 日。

(7)川椒 10 克,制川乌 10 克,怀牛膝 15 克,伸筋草 20 克,透骨草 20 克,海桐皮 15 克,五加皮 15 克,艾叶 20 克,急性子 10 克,海风藤 10 克。将上述药物研磨成粉末,装入布袋,放入锅中加白酒 250 毫升,米醋 500 毫升,水 2 000 毫升,小火煮沸 10~15 分钟。治疗时把药汁倒入盆中,疼痛关节置于盆上用热气熏蒸患处,待药袋温度适合后,外敷于疼痛关节周围。每日 2~3 次,每次 30~40 分钟,7 日为 1 个疗程,可连续治疗 2~4 个疗程。

(8)怀牛膝 250 克,天南星 25 克,乳香 15 克,没药 15 克,芒硝 50 克,鲜姜 500 克。将鲜姜捣成泥,其余 5 种药研成细末,混合均匀。治疗时加面粉调成糊,摊于布上,敷贴于疼痛关节部位,用绷带绑紧,用热水袋或理疗仪器进行热敷,每次 1~2 小时,每日 2 次。

4. 中药疗法

(1)苍术 12 克,白术 12 克,茯苓皮 20 克,薏苡仁 30 克,金银花各 30 克,川牛膝 15 克。若湿重者,加滑石 30 克;热重者,加地龙 12 克;痛甚者,加赤芍 20～30 克;肿甚者,加赤小豆 15 克。加水 600 毫升煎煮 20 分钟,取浓缩药汁 300 毫升。每日 1 剂,水煎分 2 次服,10 剂为 1 个疗程。

(2)猪苓 9 克,泽泻 9 克,茯苓皮 15 克,赤小豆 15 克,黄芪 15 克,白术 15 克,桂枝 6 克,穿山甲 6 克,汉防己 6 克。病变初期宣肺利水,可加入麻黄 6 克,桔梗 10 克;中期加强健脾渗湿,加入薏苡仁 10 克;后期温肾补脾,加入胡芦巴 10 克,锁阳 15 克。气血亏虚者,选用当归 10 克,生地黄 8 克,阿胶 15 克,鹿角胶 15 克,黄芪 10 克,党参 10 克;肝肾亏损者,选用木瓜 15 克,桑寄生 8 克,山茱萸 8 克;脾肾阳虚者,选用附子 15 克,肉桂 10 克;气滞血瘀者,选用丹参 10 克,田七 8 克,枳壳 10 克。将药物混匀,加水 800 毫升,小火煎煮 30 分钟,取药汁 300 毫升,分 2 次服,10 剂为 1 个疗程。

(3)生黄芪 50 克,伸筋草 12 克,莪术 12 克,白术 15 克,橘络 12 克,法半夏 12 克,胆南星 9 克,牛膝 30 克,木通 12 克,泽泻 12 克,白芷 15 克,五加皮 20 克,甘草 10 克。加水 500 毫升,小火煎煮,药汁浓缩至 300 毫升,分 2 次服,隔日 1 剂,10 剂为 1 个疗程。

(4)丹参 15 克,川芎 12 克,牛膝 18 克,茯苓 12 克,泽泻 20 克,木瓜 20 克,木通 10 克,威灵仙 30 克,伸筋草 30 克,续断 12 克,细辛 3 克,甘草 6 克。上方加水 500 毫升,小火煎至 300 毫升,分 3 次温服,每日 1 剂。再将其药渣加水 1 000 毫升左右,煎 10～15 分钟,用药水蒸气熏蒸病变关节处 10～20 分钟,至水温降至 50℃左右时,用毛巾蘸药液擦洗患处,每日熏洗 2～3 次。

(5)猪苓 9 克,泽泻 9 克,茯苓皮 15 克,赤小豆 15 克,黄芪 15 克,白术 15 克,桂枝 6 克,穿山甲 6 克,汉防己 6 克,制马钱子 2 克。每日 1 剂,加水煎 20 分钟,取浓缩药汁,分 2 次服,10 剂为 1 个疗程。

(6)桃仁 12 克,红花 12 克,金银花 30 克,赤小豆 30 克,薏苡仁 30 克,泽泻 12 克,大黄 6 克。上药加水 600 毫升,小火煎煮 20 分钟。每日 1 剂,早晚各服 1 次,7 剂为 1 个疗程。

(7)羌活 15 克,独活 20 克,藁本 15 克,防风 20 克,甘草 8 克,川芎 10 克,蔓荆子 10 克。上药加水 600 毫升,小火煎煮 20 分钟。取汁服用。每日 1 剂,早晚各服 1 次,7 剂为 1 个疗程。

(8)麻黄 9 克,白芍 9 克,黄芪 10 克,制川乌 9 克,炙甘草 9 克。肿胀疼痛明显者,加羌活 6 克,姜黄 6 克,当归 20 克,赤芍 6 克,黄芪 6 克,防风 10 克,炙甘草 6 克,生姜 5 片。每日 1 剂,水煎分 2 次服。10 剂为 1 个疗程,可连续治疗 2～3 个疗程。

(9)防风 10 克,知母 15 克,泽泻 10 克,猪苓 13 克,白术 20 克,当归 10 克,升麻 10 克,人参 8 克,苦参 10 克,苍术 20 克,茵陈 15 克,羌活 10 克,黄芩 16 克,葛根 12 克,炙甘草 10 克。每日 1 剂,水煎分 2 次服,连服 7 剂。

(10)薏苡仁 30 克,牛膝 10 克,苍术 10 克,黄柏 10 克,茯苓 10 克,当归 10 克,独活 15 克,鸡血藤 20 克,赤小豆 30 克,防己 15 克,桃仁 10 克,红花 10 克,川芎 10 克,赤芍 10 克,地龙 10 克。兼有寒者,加桂枝 15 克;兼有风者,加防风 10 克;兼有热者,加金银花 15 克;痛甚者,加蜈蚣 1 条。将上述药物加水 1 000 毫升,慢火煎煮 20 分钟,取浓缩药汁 500 毫升。每日 1 剂,分 2 次服,连续 6 剂为 1 个疗程,停服 2 日后继续第二个疗程。

(11)威灵仙 12 克,当归尾 12 克,赤芍 15 克,白芍 20 克,桃仁 6 克,红花 6 克,秦艽 10 克,桑枝 9 克,木瓜 6 克,牛膝 9 克,鸡血藤 30 克,独活 9 克,女贞子 9 克,墨旱莲 6 克,金银花 30 克。每日 1 剂,水煎分 2 次服。另加三七(粉冲服)2 克,7 剂为 1 个疗程。

(12)秦艽 9 克,木瓜 6 克,威灵仙 9 克,五加皮 9 克,海桐皮 9 克,桑枝 9 克,苍术 9 克,桃仁 6 克,红花 6 克,川芎 6 克,防己 6 克,女贞子 9 克,墨旱莲 6 克,丹参 9 克,杜仲 9 克,独活 9 克。每日 1 剂,加水 600 毫升,小火煎煮,取药汁。每日早晚各服 1 次,10

剂为 1 个疗程。

5. 偏方、单方疗法　人们在日常生活中,总结了许多治疗膝关节疼痛的偏方、单方,并在临床上取得了较好的疗效,患者不妨试用。适用于膝关节骨质增生、关节退行性变等。

(1)二藤汤

组成:鸡血藤 30 克,生薏苡仁 30 克,茯苓 20 克,丹参 15 克,川牛膝 15 克,当归 12 克,地龙 12 克,炒白术 10 克,制南星 10 克,羌活 10 克,生甘草 10 克,雷公藤 6 克。

用法:雷公藤先煎 30 分钟,再加其他药煎 30 分钟,连煎 3 次合并煎汁,每次 200 毫升,每日 2 次,餐后服用。

功效:补益肝肾,祛风散寒,通络止痛。适用于各型骨质增生。

(2)健骨汤

组成:延胡索 20 克,黄芪 15 克,丹参 15 克,杜仲 15 克,川牛膝 15 克,鹿角片 15 克,淫羊藿 10 克,骨碎补 10 克,鸡内金 10 克,炮穿山甲 6 克。

用法:先将炮穿山甲、鹿角片放入锅中,加水煎 40 分钟,然后加入其他药,煎煮 40 分钟,连煎 3 次,合并煎汁,分 3 次餐后服,每日 3 次,每次 200 毫升。

功效:补益肝肾,理气活血。适用于肝肾亏损所致的骨质增生。

(3)四虫散

组成:土鳖虫 90 克,全蝎 90 克,炮穿山甲 90 克,蜈蚣 30 条。

用法:将上述药物备干研成细粉末,装入瓶中备用。每次 6 克,每日 2 次,用温开水或酒送用,20 日为 1 个疗程。

功效:活血通络。适用于气滞血瘀型膝关节骨质增生。

(4)活筋汤

组成:白芍 30 克,木瓜 20 克,威灵仙 15 克,当归 15 克,五加皮 12 克,甘草 6 克。

用法:每剂煎 3 次,每次 200 毫升,早晚各服 1 次,20 次为 1
个疗程。

功效:祛风散寒,通络止痛。适用于风寒之邪阻络所致的膝关
节骨质增生。

(5)曲直汤

组成:丹参 30 克,当归 15 克,知母 15 克,山茱萸 12 克,乳香 6
克,没药 6 克。

用法:每剂煎 3 次,每次 200 毫升,早晚各服 1 次,20 次为 1
个疗程。

功效:活血化瘀,清热凉血,通络止痛。适用于气滞血瘀所致
的膝关节骨质增生。

(6)灵仙活血汤

组成:乌蛇 50 克,威灵仙 40 克,牡丹皮 40 克,姜黄 30 克,木
瓜 30 克,狗脊 20 克,当归 15 克,秦艽 12 克,补骨脂 10·克,苏木 10
克,花椒 5 克。

用法:每剂煎 3 次,每次 200 毫升,早晚各服 1 次,20 次为 1
个疗程。

功效:补益肝肾,温经通络,理气活血。适用于骨关节炎,颈、
膝关节骨质增生。

(7)益肾散瘀汤

组成:熟地黄 30 克,鸡血藤 30 克,白芍 15 克,牛膝 15 克,黄
芪 15 克,肉苁蓉 20 克,杜仲 15 克,当归 12 克,淫羊藿 10 克,红花
10 克,狗脊 10 克,木香 6 克。

用法:每剂煎 3 次,每次 200 毫升,早晚各服 1 次,20 次为 1
个疗程。

功效:益肾养血,活血化瘀。适用于肝肾亏损、瘀血内阻所致
的膝关节骨质增生。

（8）活络通痹汤

组成：黄芪 30 克，独活 30 克，熟地黄 25 克，桑寄生 25 克，丹参 20 克，续断 15 克，川牛膝 12 克，地龙 10 克，乌药 10 克，制川乌 6 克，炙甘草 6 克，北细辛 3 克。

用法：先煎制川乌 30 分钟，然后放入其他药，煎 40 分钟。每剂煮 3 次，早晚各服 200 毫升，20 次为 1 个疗程。

功效：益肾养血，温经通络，活血化瘀。适用于膝关节和颈、腰椎骨质增生。

（9）荆地细辛汤

组成：荆芥 9 克，生地黄 30 克，天花粉 12 克，七叶一枝花 9 克，牛膝 12 克，徐长卿 12 克，蜈蚣 3 条，细辛 5 克。

用法：每日 1 剂，水煎服。

功效：散瘀通络，解痉止痛，滋阴养血。适用于膝关节骨质增生。

（10）薏苡仁汤

组成：薏苡仁 90 克，桑寄生、威灵仙各 18 克，牛膝、独活、地龙、当归各 10 克，炙甘草 6 克。

用法：每日 1 剂，水煎服，10 日为 1 个疗程。

功效：舒筋除痹、活血通络。适用于膝关节骨质增生、关节病等。

（11）强筋健骨汤

组成：党参 30 克，茯苓 20 克，白术、怀牛膝各 12 克，半夏、陈皮、延胡索各 10 克，桑寄生、杜仲各 15 克，大枣 5 枚，甘草 6 克。

用法：每日 1 剂，水煎服。

功效：健脾益肾养肝，理气止痛。适用于膝关节骨质增生、关节病疼痛。

（12）地龙汤

组成：地龙 15 克，桃仁、泽兰各 12 克，当归、苏木、乌药、大茴香、小茴香各 10 克,桂枝 7 克,麻黄 6 克,甘草 9 克。

加减:梨状肌损伤或臀上皮神经损伤者,加牛膝 12 克,白芍 30 克;疼痛甚者,加红花 30 克,独活 10 克,杜仲、桂枝各 12 克。

用法:每日 1 剂,水煎服。

功效:理气活血止痛。适用于膝关节骨质增生、关节病疼痛等。

(13)解痉汤

组成:白龙须、紫丹参各 20 克,熟地黄 18 克,钩藤根、当归尾、伸筋草各 15 克,白芍 35 克,延胡索、续断各 12 克,炙甘草 20 克,生麻黄 3 克,制乳香、制没药各 10 克,草红花 3 克。

用法:每日 1 剂,水煎分 2 次服。

功效:理气活血,祛风解痉止痛。适用于膝关节骨质增生、关节病疼痛。

(14)五虎散

组成:地龙 21 克,土鳖虫、全蝎、乌梢蛇、穿山甲各 9 克。

用法:急性发作期用汤剂,每日 1 剂,早晚各服 1 次;恢复期用散剂,即将上药焙干研细末,每日 2 次,每次 3～4 克,用黄酒送服。

功效:活血化瘀,舒筋通络。适用于膝关节骨质增生、关节病疼痛。

6. 手法治疗与推拿

(1)手法治疗:中老年人由于膝关节骨质增生经常出现膝关节绞锁现象或是因膝关节内有小关节鼠,因某个姿势关节鼠突然卡住关节,此时必须进行复位。膝关节骨质增生的手法治疗,主要针对中、晚期因骨质增生,影响到行走、疼痛而肌肉萎缩,形成恶性循环,而手法其一是促进膝关节周围软骨、韧带的血液循环。其二,通过按摩将小的或新生小软骨给予磨平(图 8-6)。其三,让萎缩部分肌肉逐渐恢复。

①膝关节骨质增生可用舒顺筋膜,尤其是膝关节周围的肌肉

可多做,解除粘连,恢复萎缩的肌肉,恢复关节功能。其操作为患者仰卧,伤肢伸直,操作者站在患侧以按揉、搓捏、舒顺肌肉筋膜,从上往下至小腿部,反复 10～20 次;并配合按压阿是穴、血海、足三里、阳陵泉、阴陵泉、三阴交等穴位。

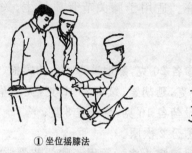 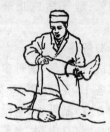

① 坐位摇膝法　　　　　② 仰卧位膝部摇法

图 8-6　膝关节增生手法治疗

②嘱患者仰卧,放松患肢,操作者左手拇指按摩痛点,右手握踝部,徐徐屈曲膝关节并做内外旋转小腿,然后伸直患膝,初期可能在膝关节周围和大腿前部施以擦、揉等手法,以促进血液循环减轻局部疼痛。

③对膝关节有绞锁的患者亦可采用屈伸手法解除绞锁。患者仰卧,屈膝屈髋 90°,一助手握持股骨下段端,操作者握持踝部,二人做相对牵引,术者可内外旋转小腿几次,然后使小腿尽量屈曲,再伸直下肢,即可解除绞锁。

(2)推拿疗法:推拿疗法是治疗膝关节骨质增生和缓解疼痛的常用方法,具有改善关节血运状态,促使炎症吸收,硬结消散,松解关节粘连等功效。手法操作如下:

①摩、擦、捏膝周法。患者仰卧位,疼痛的膝关节微屈,腘部垫枕。操作者站立于疼痛侧,用双手大鱼际部或手掌摩揉膝部脂肪垫区及局部,以患者感到温热为度。然后,用双手掌指关节擦膝部

脂肪垫区,小鱼际揉髌骨上下部位3~5分钟;拇指和食指左右、上下活动髌骨,并沿髌骨两侧间隙上下滑捏数次,多指捏提髌骨及股四头肌下段数次,以达到活血消炎之目的。

②过屈伸膝点揉法。接上法。操作者一只手握住患者膝部,另一只手握住踝关节,先将膝关节充分屈曲,再使膝关节处于过伸位,同时用手掌用力按压髌骨,用一只手的拇指点、揉、拨、刮髌骨旁脂肪垫区痛点2~3分钟。

以上两步手法,反复3遍为1次治疗过程。

③自动屈膝环转法。嘱患者弯腰,屈膝,双手抱膝使其靠拢,做膝关节环转活动,顺时针和逆时针旋转各15~20遍即可。若患者不能完成此动作,可改为仰卧位,屈曲膝关节并双手抱膝,顺时针和逆时针方向活动膝关节。

④牵引回旋屈伸法。牵引回旋屈伸法。患者俯卧位,操作者站立于疼痛下肢侧,用一只手按压大腿,起固定作用;另一只手握住踝关节部,将膝关节屈曲90°进行拔伸牵引,同时向各方向旋转小腿,再过度屈曲膝关节,缓缓伸直,此时被嵌夹的脂肪垫即可解除,疼痛得以缓解。

⑤拿下肢。用一手或两手捏拿大腿根部开始至踝部止,自上而下,顺捏20遍,每日3~4次。有防治患肢肌肉萎缩,减轻疼痛,疏通经络的作用。因为患者的患肢疼痛,活动负重减少,肌肉可能出现失用性萎缩,时常捏拿可有效地预防,又可刺激周围神经,促进损伤神经的恢复。

⑥通经络。患者在患侧下肢循经压穴,如阿是穴、委中、承山、昆仑、阳陵泉、阴陵泉、三阴交等穴。每穴按压时有酸胀感,持续按压1~2分钟,以疏通经络,减轻疼痛。

⑦拍打。以单手或双手掌或空心拳,自上而下,先两侧后前后,顺序拍打患脚。每次20~30分钟,每日3~4次。患者自行物推拿时,可不必拘时间、次数,动作要轻柔、缓和,以自感舒适为宜。

患者自行操作时可隔衣或裸露患肢,但裸露时以要注意保暖和充足的休息。将操作前准备好的丁香油,或配制好的外用药酒,少许倒在要进行治疗的皮肤上,用手掌均匀揎平后,五指并拢在患者的腰、骶、髋和双下肢进行均匀拍打。拍击的力量以患者的皮肤发红为度,在每拍打 3～5 遍后用食指和中指在患者的夹脊、肾俞、环跳、殷扶、委中、承山、昆仑等穴位进行重点指压,每穴指压 1 分左右,再进行拍打。

7. 中药热熨疗法 详见本书基础知识的中药热熨疗法及注意事项。

8. 中药包热敷疗法 详见本书基础知识的中药包热敷疗法及注意事项。

9. 中药液热敷疗法 详见本书基础知识的中药液热敷疗法及注意事项。

10. 中药熏蒸疗法 详见本书基础知识的中药熏蒸疗法及注意事项。

11. 针刺疗法

(1)常用穴位:第一组取阿是穴、内侧膝眼、血海、膝关、足三里、阳陵泉、阴陵泉、太溪、太冲等穴;第二组取阿是穴、鹤顶、犊鼻、曲泉、阳陵泉、阴陵泉、风市、委中等穴。

(2)操作方法:穴位常规皮肤消毒,同时检查针状况,或用一次性针。两组穴可交替使用,或根据患者的治疗效果,选用相应穴位。两组穴位均平补平泻,留针 20 分钟。由阳凌泉穴直刺进针,向阴陵泉穴透针,局部酸胀感或有麻木放电感向足部放散。每日 1 次,10～15 次为 1 个疗程。

12. 艾灸疗法

(1)常用穴位:阿是穴、内侧膝眼、血海、足三里,阳陵泉、阴陵泉、太溪、太冲等。

(2)操作方法:每穴灸 20 分钟,每日 1 次,10 次为 1 个疗程。

①艾条温和灸。将艾条的一端点燃,对准应灸的腧穴部位或患肢,距皮肤 2～3 厘米,进行熏烤,使患者局部有温热而无灼痛为宜,一般每穴灸 5～7 分钟,至皮肤红晕为度。

②艾炷灸。直接灸。将灸炷直接放在穴位皮肤上,点燃顶端,燃至患者有灼热感即取下,另换一壮,一般连续灸 3～5 壮。

③间接灸。即在艾炷下放姜片、蒜片、附子饼、盐等施灸。其灸法同上。

④温针灸。毫针留针过程中,将纯净细软的艾绒捏在针尾上,或用艾条插在针柄上点燃施灸。

13. 外用疗法　详见"腰椎小关节紊乱症"的外用疗法内容。

14. 矿泉浴疗法　见本书基础知识的矿泉浴疗法及注意事项。

15. 热泥疗法　见本书基础知识的热泥疗法及注意事项。

16. 日光浴疗法　见本书的基础知识日光浴疗法及注意事项。

17. 医疗保健操

(1)下蹲运动一:双手扶靠椅,双足分开与肩同宽,做缓慢下蹲,下蹲到最大限度,返回伸直,如此反复,根据患者自身情况尽可能多练,次数、时间不限。

(2)下蹲运动二:患者站立位,双足分开与肩同宽,双膝关节慢慢屈曲做下蹲运动。当膝关节屈曲一半时,暂停下蹲运动,维持半蹲状 2～5 秒钟,然后继续下蹲,直至双膝关节屈曲度达极限位,停留 2～5 秒钟后起立。反复做下蹲 10～15 遍,每日 1～2 次。

(3)下蹲运动三:患者站立位,双足分开与肩同宽,双上肢扶墙或者扶家具等,缓慢做下蹲运动,过程与"下蹲运动一"相同。每次做 10～15 遍,每日 1～2 次。

(4)踢腿运动:患者站立位或背靠墙,一条腿抬起,使足部离地,保持 2～5 秒钟,然后用力向前踢腿,使膝关节伸直,维持 2～5

秒钟后放松,将踢出的腿恢复原位。再将另一条腿抬起,做同样踢腿运动。反复进行10~20遍,每日2~3次。

(5)伸腿运动一:患者站立位,双手叉腰或扶墙,双下肢交替做向后伸腿动作,每条腿向身后伸展达极限后,维持2~5秒钟后回复原位,反复进行。

(6)伸腿运动二:患者端坐中、高凳或坐在沙发上,可将患腿抬起,能坚持多久,时间越长越好,边看电视边做膝关节运动。次数、时间不限。

(7)卧位直腿抬高运动:此运动主要对大腿前方的肌肉进行训练。患者仰卧位,下肢伸直,踝关节保持90°,将一侧下肢慢慢抬起,离开床面约10厘米高时停留5~10秒钟后放下,再改用另一侧下肢做上述抬腿运动,交替做10~30次,每日2~3次。

(8)坐位直腿抬高运动:患者坐于椅子的前部,双手扶椅子面,身体前倾,一侧下肢伸直,踝关节保持90°;另一侧下肢膝关节屈曲。将伸直的下肢慢慢抬起,离开地面10~20厘米高时,停留5~10秒钟,然后放下,再改用另一侧下肢做上述运动,交替进行,每次10~30遍,每日2~3次。

(9)下肢外展运动:该方法主要锻炼大腿外侧肌肉。患者侧卧位,一条腿的膝关节屈曲约90°,置于床面;另一条腿伸直置于对侧下肢之上。将上方的腿慢慢抬起,离开床面10~20厘米高时,停留5~10秒钟后放下,休息2~4秒钟后重复上述抬腿运动,反复做20~30遍。然后患者改变侧卧方位,做上述抬腿运动,反复做20~30次,每日2~3次。

(10)踏步运动:患者站立位,双手叉腰,抬头挺胸,双目平视,双下肢交替屈髋屈膝,做原地踏步运动。踏步时尽量将膝关节抬高。开始时动作要慢,随膝关节疼痛减轻可逐渐增加踏步速度,开始踏步时间为3~5分钟,可增加到5~10分钟,每日2~3次。

(11)压膝运动:患者站立位,双足分开与肩同宽。患者弯腰,双手扶住膝关节前方,缓慢、有节奏地向身体后放按压膝关节,同时收缩大腿和小腿肌肉,以保持站立的稳定。每次压膝关节 20～40 遍,可双膝同时按压,也可双膝交替按压,每日 2～3 次。

(12)揉膝运动:患者坐位,双膝屈曲。患者用双手按揉双侧膝关节。先做顺时针方向按揉,再做逆时针方向按揉,每个方向按揉 30～50 遍。再将双膝完全伸直,双足跟置于地面,患者用双手反复揉按膝关节前方,方法同上,每日做 2～3 次。

(13)抱膝运动:患者仰卧于床,一条腿极度屈膝屈髋,同时双手抱住该膝关节 2～5 秒钟,然后双手放松,膝关节回原位。再屈曲另一条腿并做同样抱膝运动,双下肢交替进行。每次 10～15 次,每日 1～2 次。

(14)夹球运动:该方法主要训练大腿内侧肌肉,患者坐于床上衰地毯上,将一个球(排球或篮球大小)置于两大腿之间。患者用力夹球 5～10 秒钟(球不离开床面或地面),然后放松。反复夹球 10～30 遍,每日 2～3 次。

九、踝关节骨质增生

(一)病　因

踝关节呈马鞍形，相对较稳定，亦是负重关节，踝部的关节活动功能不大。踝关节骨质增生多数有外伤史，单侧踝关节扭伤多不会引起骨质增生，只有踝部经常性或习惯性扭伤或撕脱性骨折之后，该骨的成骨细胞生长过多，破骨细胞滞后，而出现该部骨质增生过多，统称为踝关节骨质增生。当跗骨出现骨质增生时，足部经常疼痛、不适，甚至不能行走等。

(二)临床表现

踝关节多有明显的外伤史，时间也较长久。踝关节因受某种诱因或再次外伤后踝部有疼痛，活动功能障碍，局部肿胀，患足不能用力着地，活动时疼痛加剧。

(三)鉴别诊断

1. 丹毒　丹毒是皮下组织感染引起的一种急性感染性疾病，皮肤出现红、肿、热、痛，功能障碍。患者有体温升高，白细胞计数很高。而踝关节骨质增生无此症状。

2. 痛风性踝关节炎　痛风性踝关节炎发作期会出现红、肿、热、痛和功能障碍，不活动时患者局部也痛。踝关节骨质增生患者在活动时疼痛，休息时不痛，而踝关节常规正、侧位 X 线摄片可以确诊骨质增生。

（四）西医治疗

1. 西药治疗

（1）解热镇痛药：见本书基础知识的镇痛药使用及其注意事项。

（2）膏药与外用药

①膏药类。狗皮膏,骨壮筋膏,辣椒风湿膏,万应膏,万灵膏,跌打伤湿膏,东方活血膏,麝香壮骨膏,麝香追风膏,伤湿止痛膏,舒筋活络膏,活血散,三色膏,消肿散,定痛膏,藏药奇正止痛贴,磁贴等纸或胶布膏药。

②外搽类。搽剂包括软膏、油剂、酒剂、喷剂等,如正红花油、云南白药酊、万花油、骨友灵、活血酒、急伤乐酊、百痛克喷剂、伤油膏。水剂有疏筋药水,舒筋止痛水,活络油膏等,对骨质增生引起不适、疼痛,都能减轻症状或起到消除疼痛的作用。

2. 物理电疗法　见本书基础知识的物理治疗及其注意事项。

3. 封闭疗法

（1）操作方法：患者仰卧位,充分暴露患侧踝关节,常用的穿刺点有痛点（图 9-1）。常规消毒皮肤,穿刺针头于外踝边缘或痛点,刺入踝关节腔内。抽出关节内积液,然后注入药物。

（2）药物选择

①1%盐酸利多卡因注射液 5 毫升（或 0.5%～0.75%

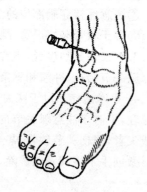

图 9-1　踝关节穿刺示意图

甲磺酸罗哌卡因氯化钠注射液 5 毫升)与泼尼松龙注射液 2 毫升混合,缓慢注入患者踝关节腔内。每周 1 次,可连续治疗 3～5 次。

②复方倍他米松注射液 1～2 毫升,关节内注射,每周 1 次,可封闭 2～4 次。

③透明质酸钠注射液 2～4 毫升,关节内注射,每周 1 次,可封闭 2～4 次。

(3)注意事项

①激素类药物加局麻药物混合物封闭治疗骨关节炎有较好的镇痛效果,但不能达到根治的目的。关节内过度及过长期的应用激素类药物容易造成关节内感染、软骨坏死等不良反应。

②注入药物前要确认穿刺针位于踝关节腔内,防止将药物注入关节周围软组织内。对于肥胖及下肢粗壮的患者,要选用较长的穿刺针,特别是对于透明质酸钠注射液关节内注射的患者,如果误将透明质酸钠注射液注入关节外软组织内,可引起较剧烈的疼痛,此时可对症处理,一般经过 5～10 小时疼痛可缓解,预后良好。

③药物注入踝关节腔后,嘱患者主动屈伸踝关节,使注入的药物分散于关节腔部位,以提高疗效。

④注意保持穿刺部位的清洁,防止感染。

⑤对于软骨破坏严重、踝关节变形(畸形)明显、游离体形成并有关节绞锁现象的患者,不宜选择封闭疗法。对于诊断不明确,怀疑有膝关节结核、肿瘤和感染的患者,禁忌封闭疗法。

4. 手术治疗 对于踝关节骨质增生者,一般对症治疗症状多能减轻,平时多注意踝关节的保温和选择合适的鞋子。对于骨刺大或尖者,损伤关节软骨,甚至长期足不能行走,肌肉萎缩等,可以进行微创手术将其骨刺铲除,这种关节创伤小,后遗症少。

（五）中医治疗

1. 中医辨证施治

（1）风寒湿型

主症：踝关节骨质增生所致关节痛时轻时重，酸胀较重，拘急不舒，遇冷或阴寒雨湿加重，得温则舒，舌苔白腻，脉沉。

治法：疏风散寒除湿，温经通络。

方药：桃仁、没药、当归、独活各 15 克，牛膝 12 克，防风 12 克，秦艽 12 克，羌活 10 克，桑寄生、杜仲、补骨脂各 9 克，桂枝、威灵仙没药各 6 克，细辛 3 克。

用法：每日 1 剂，水煎分早晚服。

（2）湿热型

主症：踝关节疼痛，痛处伴热感，小便浑浊黄赤，口苦，舌苔黄腻，脉弦数或濡数。

治法：清热除湿，舒筋止痛。

方药：乳香、没药、牛膝各 15 克，木瓜、黄柏、苍术、络石藤各 12 克，木通、泽泻、女贞子各 10 克。

用法：每日 1 剂，水煎分早晚服。

（3）气滞阻络型

主症：踝关节疼痛，疼痛窜走不定，转侧困难，舌质暗红，舌苔薄白，脉涩。

治法：理气止痛，活血通络。

方药：当归 20 克，陈皮 15 克，白芍 15 克，白芷 15 克，香附、川芎、苍术各 12 克，麻黄 9 克，炮干姜 6 克。

用法：每日 1 剂，水煎分早晚服。

（4）痰瘀互阻型

主症：踝关节酸胀或刺痛、隐痛，局部僵硬或有畸形，消瘦，舌质淡或紫暗,脉滑涩。

治法:温经散瘀,化痰通络。

方药:黄芩 20 克,当归 15 克,威灵仙 12 克,陈皮、赤芍、防风、桂枝各 10 克,青礞石 9 克,甘草 6 克。

用法:每日 1 剂,水煎分早晚服。

(5)瘀血阻络型

主症:踝关节疼痛,痛有定处,下肢、足底麻木,舌质紫暗有瘀斑,脉涩不利。

治法:活血化瘀,舒筋通络。

方药:当归 15 克,赤芍 12 克,牛膝 15 克,香附 9 克,五灵脂 9 克,红花、没药各 9 克,蒲黄、羌活各 9 克。

用法:每日 1 剂,水煎分早晚服。

(6)肝肾两虚型

主症:踝关节酸软,多见于慢性或反复发作,久治不愈,劳累加重,卧位时痛减,喜按喜捶,畏寒怕冷,四肢不温,舌苔薄白,脉沉细。

治法:补肝养肾,兼以通络。

方药:熟地黄 20 克,山药 20 克,党参 15 克,茯苓 15 克,续断 15 克,附片 12 克,泽泻、杜仲、狗脊、牡丹皮、苍术各 10 克。

用法:每日 1 剂,水煎分早晚服。

2. 推拿疗法

(1)对踝关节骨质增生轻而有临床症状者,可行手法治疗。患者平卧,操作者一手托住足跟,一手握住足尖部,缓缓做踝关节的背伸、跖屈及内翻、外翻动作,然后用两掌心对握内外踝,轻轻用力按压,理顺筋络(图 9-2),有消肿止痛作用。再在商丘、解溪、丘墟、昆仑、太溪、足三里等穴按摩,经疏通经络之气。

(2)踝关节扭伤是踝部常见损伤,偶有行走在不平的路上,有小石子,下楼梯都有可能扭伤踝关节,如果踝部扭伤,可行踝部扳法(图 9-3)或牵引摇摆、摇晃屈伸等手法,外加固定局部即可很快恢复。

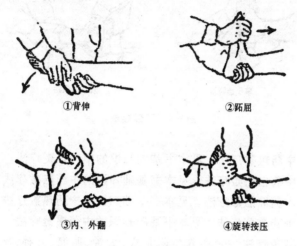

①背伸　　　　　　　　　②跖屈

③内、外翻　　　　　　　④旋转按压

图 9-2　踝关节伤筋理筋法

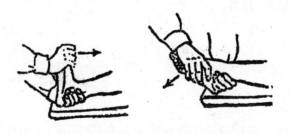

图 9-3　踝部扳法

(3)对踝关节手法治疗,依踝关节的骨质增生情况而定,一般多用中、重度手法,由于长时间疼痛致使关节周围组织产生粘连,功能受到影响,在做踝关节的手法时可施以牵引摇摆、摇晃屈伸等手法,以解除粘连,恢复功能(图 9-4)。

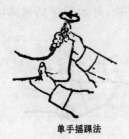 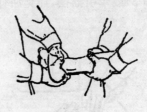

单手摇踝法　　　　　　　双手摇踝法

图 9-4　踝部摇法

3. 中药热熨疗法　见本书基础知识的中药热熨疗法。

4. 中药包热敷疗法　见本书基础知识的中药热敷疗法。

5. 中药液热敷疗法　见本书基础知识的中药热敷疗法。

6. 中药熏蒸疗法　见本书基础知识的中药熏蒸疗法。

7. 艾灸疗法　常用穴位阿是穴、大钟、照海、公孙、申脉、金门、丘墟、悬钟、中封。一般每日 1～2 次,10 次为 1 个疗程。常与体针疗法配合使用。

十、足跟部骨质增生

（一）病　因

　　足由多个小骨组成，结构复杂，生物功能特殊。足跟部是人体负重的主要部分，从解剖上看，跟下皮肤是人体中最厚的部位，因皮下脂肪致密而发达，又称脂肪垫。在脂肪与跟骨之间有滑液囊存在。跖筋膜及趾短屈肌附着于跟骨前方，形成内侧弓和外侧弓，另一方面，足的纵弓是由跟、距、舟、第一楔骨和第一跖骨组成，而维持纵弓的跖筋膜。起自跟骨跖面结节，向前伸展沿跖骨头面附着于5个足趾的脂肪垫上，再止于骨膜上。它们的关系如弓与弦，在正常步态中，跖趾关节背屈，趾短屈肌收缩、体重下压拉力，均将集中在跟骨跖面结节上。随着年龄的增长，机体素质的下降或长期慢性的劳损，以及某些持久的站立工种，行走的刺激，均可发生跟骨疼痛。

　　足跟部是人体负重生物着力点，当人体在直立或人体纵向负重全部落在了两足跟部，人在行走时，足呈扇形能分担重量，同时缓冲从上往下压力和冲击力，以及地球对人体和重物的吸引力。这样足是首当其冲，最直接的负重点。如果突然出现不平衡时足部肌肉通过神经反射来维持平衡，而此时地面出现不平，而人体在那一瞬间，身体的惯性向前，而足向前踩入地下失空致使足向内翻，轻者损伤踝足部软组织，重则损伤足部骨质。

　　多因外伤性多由长途跋涉，奔跑、跳跃，使跟腱周围受到反复牵拉、摩擦而引起滑囊炎。慢性劳损则是跟腱、滑囊的退行性改变，加之平时穿的鞋不适合脚，足底较硬，反复摩擦刺激，跟骨骨刺刺激滑囊,囊壁增厚,囊腔内积液诱发慢性炎症。

大多由于长期站立工作或长期从事跑跳等运动或本身属扁平足,以致跖筋膜长期处于紧张状态。

(二)临床表现

站立或行直时,足部(足底)下面疼痛,疼痛点可固定,也可沿跟骨内侧向前扩展到全足。尤其是早晨起床后,开始走路时疼痛更明显,活动一段时间后疼痛减轻,压痛点在跟骨负重点的稍前方跖筋膜处。

物理检查时可见足底跟骨前稍有肿胀,局部压痛明显。踝关节活动自如。

X线摄片检查在跖腱膜跟骨附着处可见明显的骨刺或骨质增生存在。

(三)西医治疗

1. 西药治疗　见本书基础知识的镇痛药物应用及注意事项。

2. 痛点注射　对足部骨质增生引起的足底部压痛较明显的或由其他原因引起的足部疼痛,都有较好的治疗效果。方法是选准压痛点进行常规消毒,待皮肤消毒已干,用1%普鲁卡因注射液1.5毫升加泼尼松龙或醋酸曲安奈德 0.5 毫升,做局部封闭。所用针头要细而长,要刺至痛点的深处,当患者感到剧痛时,才表示已达到正确的位置。封闭每 3 日 1 次,3～4 次为 1 个疗程。

3. 物理电疗法　局部磁场疗法选用磁片用胶布贴在疼痛点位置,3～5 日检查 1 次或更换部位粘贴。

4. 手术治疗　足跟骨质增生在某种因素影响下,出现疼痛,影响行走,给生活造成了一定的困难,站立负重,直立和行走时疼痛加重。对足跟部骨刺大或尖者,甚至长期足不能行走,引起下肢肌肉萎缩等,可以进行微创手术将其骨刺铲除即可。

(四)中医治疗

1. 中医辨证施治

(1)风寒湿型

主症:跟骨疼痛时轻时重,酸胀较重,拘急不舒,遇冷或阴寒雨湿加重,得温则舒,舌苔白腻,脉沉。

治法:疏风散寒除湿,温经通络。

方药:桑枝、赤芍、独活各15克,牛膝12克,防风12克,秦艽12克,当归12克,羌活10克,桑寄生、杜仲、补骨脂各9克,威灵仙、没药各6克,细辛3克。

用法:每日1剂,水煎分早晚服。

(2)湿热型

主症:跟骨疼痛,痛处伴热感,小便浑浊黄赤,口苦,舌苔黄腻,脉弦数或濡数。

治法:清热除湿,舒筋止痛。

方药:陈皮、牛膝各15克,木瓜、黄柏、苍术、络石藤各12克,木通、泽泻、红花、女贞子各10克。

用法:每日1剂,水煎分早晚服。

(3)气滞阻络型

主症:跟骨疼痛,疼痛走窜走不定,转侧困难,舌质暗红,舌苔薄白,脉涩。

治法:理气止痛,活血通络。

方药:当归20克,厚朴、香附、川芎、苍术各15克,陈皮12克,白芍12克,白芷12克,麻黄9克,炮干姜6克。

用法:每日1剂,水煎分早晚服。

（4）痰瘀互阻型

主症：跟骨酸胀或刺痛、隐痛，局部僵硬，舌质淡或紫暗，脉滑涩。

治法：温经散瘀，化痰通络。

方药：雷公藤、黄芩各 20 克，当归 15 克，威灵仙 12 克，青礞石、陈皮、赤芍、防风、桂枝各 9 克，甘草 6 克。

用法：每日 1 剂，水煎分早晚服。

（5）瘀血阻络型

主症：跟骨疼痛，痛有定处，足部僵硬，舌质紫暗有瘀斑，脉涩不利。

治法：活血化瘀，舒筋通络。

方药：当归 15 克，牛膝 15 克，赤芍 12 克，香附 9 克，五灵脂 9 克，红花、没药各 9 克，蒲黄、羌活各 9 克。

用法：每日 1 剂，水煎分早晚服。

（6）肝肾两亏型

主症：双膝酸软，多见于慢性或反复发作，久治不愈，劳累加重，卧位时痛减，喜按喜揉，畏寒怕冷，四肢不温，舌苔薄白，脉沉细。

治法：补肝养肾，兼以通络。

方药：熟地黄 20 克，山药 20 克，党参 15 克，云茯苓 15 克，续断 15 克，附片 12 克，泽泻、杜仲、狗脊、牡丹皮、苍术各 10 克。

用法：每日 1 剂，水煎分早晚服。

2. 中成药

（1）六味地黄丸：每次 1～2 丸，每日 2 次，口服。祛风散寒，活血止痛。孕妇忌用。

（2）金匮肾气丸：每次 1～2 丸，每日 2 次，口服。祛风散寒，活血止痛。孕妇忌用。

（3）知柏地黄丸：每次 1～2 丸，每日 2 次，祛风散寒，活血止痛。口服。孕妇忌用。

(4)补筋丸:每次 1～2 丸,每日 2 次,口服。祛风散寒,活血止痛。孕妇忌用。

3. 推拿疗法

(1)患者可每日法按摩足跟部,以促进局部血液循环,起到活血通络的作用。

(2)患者仰卧,下肢伸直,操作者先点阴谷、阴陵泉、三阴交、太溪、照海、然谷等穴。然后,以拇指点压、按、揉、捻痛点,再以擦法使足底发热为准。

(3)经常做踝关节摇晃法,左摇晃 36 次,右摇晃 36 次。

(4)每日双足趾抓地 200 遍,每日 2～3 次,尤其是在热水浸足时更要足趾抓盆 100 遍。

(5)双手搓热后,对准足相互搓 100～200 遍,再摇晃足部56 遍。

4. 中药热熨疗法　见本书基础知识的中药热熨疗法注意事项。

5. 中药包热敷疗法　见本书基础知识的中药包热敷疗法及注意事项。

6. 中药液热敷治法　见本书基础知识的中药液热敷疗法及注意事项。

7. 中药熏蒸疗法　见本书基础知识的中药熏蒸疗法及注意事项。

8. 药酒疗法　足跟骨质增生、关节疼痛的简易治疗方法,有效实用,物美价廉,随处可见随时可用。酒具有舒筋活血,活血化瘀,温经散寒,疏通经络的功效。配制中草药或加工后外用。酒内浸泡中药可使酒借药力,药助酒势对局部治疗能收到临床效果。本组药酒因针对外用配方,严禁内服。足跟骨质增生、脊柱骨质增生、关节疼痛、急(慢)性腰腿痛、肌肉疼痛等。

（1）全蝎祛风酒

原料：全蝎 100 克，蜈蚣（活蜈蚣最好）4 条，钩藤、防风、紫桑葚、鸡血藤各 300 克，酸木瓜 500 克，52°高粱酒（或白酒）2 000 毫升。

用法：上药浸酒 15 日，过滤取汁，用药酒外擦疼痛部位，边擦药边搓热局部皮肤，每日 3～5 次。最后擦足底部，治疗完后足部一定要保温。

功效：活血化瘀，舒筋止痛。适用于足跟部骨质增生。

（2）马红酒

原料：炙马钱子 200 克，红花、桃仁、苍术、秦艽、千年健、当归、透骨草各 500 克，地龙 50 克，52°高粱酒（或白酒）2 000 毫升。

用法：上药浸酒 15 日，过滤取汁，用药酒外擦疼痛部位，边擦药边搓热局部皮肤，每日 3～5 次。边擦药边搓热足底部，治疗完后足部一定要保温。

功效：温经活血，舒筋止痛。适用于足跟部骨质增生、肌肉疼痛，筋骨痛。

（3）祛风酒

原料：制草乌 100 克，独活、川芎、威灵仙、归尾、千年健、红花、乌梢蛇各 300 克，细辛 100 克，甘草 50 克，52°高粱酒（或白酒）2 000 毫升。

用法：上药浸酒 15 日过滤取汁，在疼痛部位外擦，边擦药边搓热局部皮肤，每日 3～5 次。

功效：温经活血，祛风止痛。适用于足跟部骨质增生、肌肉疼痛，筋骨痛。

（4）地皮瓜酒

原料：土鳖虫 100 克、牡丹皮、木瓜、大黄、乳香、没药、茄根、续断、伸筋草、白芍各 300 克，川芎 50 克，52°高粱酒（或白酒）2 000 毫升。

用法:上药酒浸15日,过滤取汁,浸酒疼痛部位外擦,边擦药边搓热局部皮肤,每日3～5次。

功效:温经活血,祛风止痛。适用于足跟部骨质增生、肌肉疼痛,筋骨痛。

(5)防风止痛酒

原料:生天南星100克,羌活、防风、独活各200克,当归、牡丹皮、厚朴、赤芍各250克,芙蓉叶300克,52°高粱酒(或白酒)2 000毫升。

用法:上药酒浸15日,过滤取汁,疼痛部位外擦,边擦药边搓热局部皮肤,每日3～5次。

功效:活血化瘀,祛风散寒。适用于足跟部骨质增生、肌肉疼痛、筋骨痛。

(6)舒筋活血酒

原料:土鳖虫、血竭各100克,杜仲、刘寄奴、黄芪各150克,乌药、莪术各200克,木香、土狗、枳壳、生大黄、桂枝各250克,52°高粱酒(或白酒)2 000毫升。

用法:上药酒浸15日,过滤取汁,疼痛部位外擦,边擦药边搓热局部皮肤,每日3～5次。

功效:温经活血,祛风止痛。适用于足跟部骨质增生、肌肉疼痛、筋骨痛。

(7)蜈虫防风酒

原料:土鳖虫、蜈蚣4条、马钱子各100克,防风、独活、茯苓、黄柏、黄芪、肉桂各200克,党参、防己、丹参、威灵仙250克,52°高粱酒(或白酒)2 000毫升。

用法:过滤取汁,用酒浸15日,过滤取汁疼痛部位外擦,边擦药边搓热局部皮肤,每日3～5次。

功效:活血通络,祛风止痛。适用于足跟部骨质增生、筋骨痛。

(8)生龙麻术酒

原料:生半夏、生草乌、生天南星、龙骨各 30 克,地龙、防风、赤芍、麻黄、苍术各 100 克,桑树根皮、紫花地丁各 150 克,52°高粱酒(或白酒)2 000 毫升。

用法:上药酒浸 15 日,过滤取汁,浸酒疼痛部位外擦,边擦药边搓热局部皮肤,每日 3～5 次。治完后足跟部一定要保温。

功效:温经活血,祛风除湿。适用于足跟部骨质增生、筋骨痛。

9. 偏方疗法

(1)粗麦麸 800～1 000 克,食用醋 100 毫升。先用锅将麦麸炒至发黄后,将醋慢慢倒入麦麸内,边炒边倒,炒至麦麸渐渐干爽即可装入布袋(30 厘米×15 厘米),足刚好踩在布袋上即可,至麦麸冷为止。每日 1～2 次至病愈为止。

(2)用砖放在灶里烧红后,拿出来滴上几滴食用醋,能起蒸气来,此时垫上厚棉垫,将足放在棉垫上,让其熏蒸至砖凉为止,每日 1～2 次。至病愈为止。

(3)新鲜艾叶 1 000 克(干品 400 克),放锅内,并放水 2 000 毫升,煮沸 5 分钟。待凉至 50℃～60℃时泡脚,药液凉后再加温,反复泡脚 30～50 分钟,每日 1～2 次,至病愈为止。

十一、类风湿关节炎

（一）病　因

类风湿关节炎是一种以关节滑膜炎症为特征的慢性全身性的免疫性疾病。表现为关节特征性的、进行性的关节滑膜炎症，继而导致软骨的破坏、侵蚀、功能障碍，造成关节畸形。类风湿关节炎的发病原因目前尚不明确，但专家们认为与下列因素有关。

1. 环境因素　受凉、潮湿、劳累、精神压力和创伤、营养不良、外伤等为疾病的诱发因素。

2. 细菌感染　白喉杆菌、梭状芽孢杆菌、支原体、风疹病毒等感染后发生的关节炎与类风湿关节炎相似。

3. 内分泌因素　由于类风湿关节炎多见于女性，怀孕期间症状可减轻，应用糖皮质激素能抑制本病，可以认为内分泌因素与本病有关系。

4. 遗传因素　类风湿关节炎在某些家族中发病较高。

5. 免疫因素　人们发现类风湿关节炎与体内免疫反应有关，类风湿因子的形成说明这一点。

（二）临床表现

1. 晨僵　病变的关节在静止不动后出现较长时间（30分钟至数小时）的僵硬，如胶粘着样的感觉。类风湿关节炎患者常在早晨起床后感到手部关节活动不利，尤其是手指各关节僵硬状态更为明显。晨僵持续时间和关节炎症的程度呈正比，常被作为观察本病活动性的指标之一。

2. 疼痛 关节疼痛是本病最早和最常见的症状。最常出现的部位为腕关节、掌指关节、指间关节，其次是足趾、膝、踝、肘、髋等关节，多呈对称性、持续性疼痛。疼痛关节往往伴有局部压痛。

3. 肿胀 关节肿胀的原因是关节腔内出现积液或关节周围软组织炎症引起组织渗出、水肿所致。病程较长者可因关节滑膜慢性炎症增生、肥厚而引起肿胀。常见肿胀的关节为腕关节、掌指关节、指间关节、膝关节等。关节肿胀常呈对称性分布。

4. 畸形 关节畸形多见于类风湿关节炎晚期患者。因滑膜的增生破坏了关节软骨和软骨下的骨质，造成关节的破坏，导致关节强直畸形。同时，关节强直和畸形使其周围的肌腱、韧带受损，使关节不能保持正常位置，出现手或足关节的脱位和偏斜。关节周围肌肉萎缩、痉挛则使畸形更为加重。

5. 功能障碍 关节肿痛、畸形必然造成患者关节的活动障碍。

6. 辅助检查

(1)血常规检查

①血红蛋白：正常参考值男性 120～160 克/升，女性 110～150 克/升。低于正常参考值为贫血，类风湿关节炎患者常有轻至中度贫血。

②血小板计数：正常参考值(100～300)×10^9/升。活动期类风湿关节炎患者血小板计数值常增高。

③白细胞计数：正常参考值(4～10)×10^9/升。类风湿关节炎患者白细胞总数及分类多正常。

(2)血沉：正常参考值男性(0～15 厘米/小时，女性 0～20 厘米/小时)。血沉是观察滑膜炎症的活动性和严重性的指标，本身无特异性。类风湿关节炎患者血沉可加快。

(3)C-反应蛋白测定：正常参考值 0～10 毫克。该蛋白是炎症过程中出现的急性期蛋白,增高说明类风湿关节炎处于活动期,对诊断有参考价值。

(4)类风湿因子试验:正常参考值<1:5滴度。70%类风湿关节炎患者血清中类风湿因子呈阳性,其滴度与本病的活动性和严重性呈正比例。类风湿因子数值或滴度越高,类风湿关节炎存在的可能性越大;类风湿因子数值或滴度越高,峰值出现越早,说明病变有加重的趋势。同时,该指标还可以作为判断治疗效果和预后的参考指标。

(5)免疫复合物和补体:70%类风湿关节炎患者血清中可检出各种类型的免疫复合物,尤其是活动期和类风湿因子阳性患者。急性期和活动期的患者血清补体均有升高,只有在少数合并有脉管炎的患者可出现低补体血症。

(6)关节液检查:类风湿关节炎患者的关节液中白细胞明显增多,可达到$(5\sim20)\times10^9$/升。其中中性粒细胞占优势,其黏度差,含糖量低(低于血糖)。关节液抽出后放置3~4小时,凝块体积占关节液体积的1/2~2/3,说明患者关节液中存在异常的纤维蛋白,使关节液出现中度或重度自发凝集现象。

(7)关节X线检查:关节X线检查对类风湿关节炎患者的诊断、关节病变分期、监察病情的演变均有重要价值,其中拍摄患者手指及腕关节的X线片最有价值。学者们将类风湿关节炎关节X线平片征象分为3期。

①Ⅰ期:早期关节滑膜充血、水肿、增生,关节积液,关节间隙增宽,伴关节轻度骨质疏松。

②Ⅱ期:滑膜形成的血管翳逐渐破坏关节软骨,关节间隙因软骨破坏而变狭窄,关节面出现多发囊性变,骨质疏松明显,部分患者可见肌腱钙化和骨化现象。

③Ⅲ期:关节软骨被完全破坏,关节从纤维强直逐渐发展为骨性强直。

(8)类风湿结节活检：其典型的病理改变有助于本病的诊断。

(三)诊断与鉴别诊断

1. 诊断

(1)诊断标准：对于类风湿关节炎的诊断，各国有不同的标准。1958年，美国风湿病学会提出了诊断标准，1987年又对该标准做了修订，现已被普遍采用。我国也采用这一标准。需具备以下4条或4条以上标准者即可确诊为类风湿关节炎。

①关节内及周围的晨僵时间至少1小时，≥6周。

②3个或3个以上关节部位的关节炎≥6周。

③腕关节、掌指关节或近端指间关节至少有1个关节肿胀≥6周。

④对称性关节炎≥6周。近端指间关节、掌指关节及跖趾关节受累可不对称。

⑤类风湿结节的存在。可观察到患者骨突起部位，伸肌表面或邻近关节区域出现皮下结节。

⑥类风湿因子检查阳性。应设有对照组，正常对照组的阳性率应<5%。

⑦手及腕关节X线摄片显示有骨侵蚀或有明确骨质脱钙的典型类风湿关节炎改变。

(2)类风湿关节炎病变分期

①急性活动期。以关节的急性炎症表现为主，患者出现晨僵、关节疼痛、肿胀及功能障碍显著，全身症状较重，常有低热或高热。血沉>50毫米/小时，白细胞计数超过正常，存在中度或重度贫血，血清类风湿因子检验阳性，而且滴度较高。

②亚急性活动期。表现为关节晨僵，肿痛及功能障碍，但全身症状多不明显，少数患者可有低热，血沉异常(但<50毫米/小

时),白细胞计数正常,存在中度贫血,血清类风湿因子阳性,但滴度较低。

③慢性迁延期。关节炎症状较轻,可伴不同程度的关节僵硬或畸形,血沉稍增高或正常,血清类风湿因子多为阴性。

④稳定期。关节炎症状不明显,疾病已处于静止阶段,可留下畸形并产生不同程度的关节功能障碍。

(3)关节功能分级标准

Ⅰ级:日常活动不受限。

Ⅱ级:有中等强度的关节活动受限,患者能满足日常活动需要。

Ⅲ级:关节有明显的活动受限,患者不能从事大部分职业或不能很好地照料自己。

Ⅳ级:丧失活动能力或被迫卧床或只能坐在轮椅上。

(4)X线片分期

Ⅰ期:正常或关节端骨质疏松。

Ⅱ期:关节端骨质疏松,有时有关节软骨下囊性破坏或骨侵蚀改变。

Ⅲ期:明显的关节软骨下囊性破坏,关节间隙狭窄,关节半脱位畸形。

Ⅳ期:除Ⅱ、Ⅲ期改变外,并有纤维性或骨性强直。

2. 鉴别诊断

(1)痛风性关节炎:痛风性关节炎起病突然,多发于男性,血尿酸水平增高,滑液检查可查到尿酸盐结晶。类风湿关节炎与痛风性关节炎的临床表现比较相近,都以滑膜炎症反应为主,侵犯四肢关节,骨质糜烂,晚期均可有关节畸形及功能障碍。痛风性关节炎通常先由第一跖趾单关节炎开始。同时,还应注意与骨关节病、牛皮癣性关节炎相鉴别。

(2)强直性脊柱炎:强直性脊柱炎主要侵犯骶髂关节及脊椎关

节,发病年龄在 15～30 岁,男性较多,有明显的家族倾向,提示与遗传有关,是一种以脊柱为主要病变部位的慢性炎性疾病。病变主要累及脊柱小关节和骶髂关节,引起脊柱强直和纤维化,造成人的活动受限,病情由下而上发展并可有不同程度的眼、肺、肌肉、骨骼的病变,也可有自身免疫功能的紊乱,所以强直性脊柱炎又属自身免疫性疾病。由于其临床病理及 X 线改变均与类风湿关节炎不同,故目前已公认其为一独立的结缔组织病。X 线摄片显示骶髂关节有异常改变,晚期脊柱呈竹节样强直。

(四)西医治疗

1. 西药治疗 类风湿关节炎至今尚无特效疗法,仍停留于对炎症及后遗症的治疗,采取综合治疗,多数患者均能得到一定的疗效。现行治疗的目的在于控制关节及其他组织的炎症,缓解症状;保持关节功能和防止畸形;修复受损关节以减轻疼痛和恢复功能。

(1)非甾体类抗炎药:又称一线药,主要用于减轻症状,消除炎症。使用后在数日内即可发生作用。

(2)慢作用抗风湿药:又称二线药,包括金制剂、青霉胺、柳氮磺吡啶、雷公藤总苷、环磷酰胺、甲氨蝶呤、硫唑嘌呤及环孢素等。包括改善病情抗风湿药及免疫抑制药。其特点为起效速度慢。除改善临床症状外,还可影响客观指标,如血沉、C-反应蛋白、类风湿因子等。可影响患者的自身免疫过程,阻止或延缓病情发展。

(3)糖皮质激素:有抗炎和免疫抑制双重作用。泼尼松每日5～10 毫克,可作为慢作用抗风湿药起效的桥梁治疗,起快速控制症状、改善病情的作用。

(4)生物制剂:目前,细胞因子的应用可调节机体免疫反应,抑制机体的炎症反应,对类风湿关节炎有一定疗效。

2. 物理疗法

(1)槽浴水杨酸离子导入疗法:将病变关节或疼痛肢体置于理疗槽中,槽中液体含 1‰ 水杨酸钠,接电极做理疗。根据患病关节,可采用单槽、双槽、四槽浴,每次 15~20 分钟,每日 1 次,20 次为 1 个疗程。有消肿、镇痛作用。

(2)直流电醋离子导入疗法:用 10 毫升醋均匀洒在布垫上,布垫放在病变关节部位,上方置电极。每周或隔日 1 次,20 次为 1 个疗程。有消炎、退肿作用。

(3)音频电疗法:每次 20 分钟,每日 1 次,20 次为 1 个疗程。具有消炎、镇痛、松解组织作用,并能促进局部血液循环,改善骨及软骨营养。

(4)直流电碘化钾离子导入疗法:碘离子有消炎、解除粘连等作用,有利于关节功能恢复,防止关节强直。每日或隔日 1 次,20 次为 1 个疗程。

(5)激光疗法

①氦氖激光器治疗。患者坐位或卧位,显露病变关节,并保持清洁。工作人员及患者戴好护目镜,打开电源开关。将激光束对准治疗部位,调节扩束镜,使光斑落到治疗关节部位。每次 5~10 分钟,每日 1 次,10~15 次为 1 个疗程。治疗结束时,将电压、电流调到最低档,然后关闭电源。

②二氧化碳激光器治疗。缓慢调整激光器,并用散焦光束照射病变关节部位。照射距离一般为 150~200 厘米,局部有舒适之热感为宜,勿使过热至烫伤。每次治疗 10~15 分钟,每日 1 次,7~12 次为 1 个疗程。

(五)中医治疗

1. 辨证施治　类风湿关节炎属中医学"痹证"范畴。中医根据主症、次症,将类风湿关节炎分为风寒湿证、风湿热证、寒热错杂证、瘀血阻络证、肝肾两虚证。可依据中医辨证,应用中成药进行治疗。

(1)风寒湿证:寒湿痹冲(片)剂、疏风定痛丸、塞隆风湿酒、追风透骨片(丸)、天和追风膏、麝香风湿胶囊、麝香祛风湿油、真菌竹黄胶囊、强筋英雄丸、复方雪莲胶囊、壮骨药酒、祖师麻片(膏药)、祖师麻关节止痛膏、国公酒、钻山风糖浆、虎力散(胶囊)及无烟灸条。

(2)风湿热证:湿热痹冲(片)剂、豨桐丸(胶囊)、三妙丸、雷公藤浸膏片、昆明山海棠片、二妙丸、风痛安胶囊、当归拈痛丸、豨莶丸、消络痛片。

(3)寒热错杂证:寒热痹冲剂、换骨丸、蛇胆追风丸、风漫灵仙液、华佗风痛宝片、风湿马钱片、痹祺胶囊。

(4)瘀血阻络证:瘀血痹冲(胶囊)剂、舒筋定痛酒、根痛平冲剂、通痹片、复方夏天无片、疏痛安涂膜剂、风湿定片、夏天无注射液(片)。

(5)肝肾两虚证:独活寄生合剂、健步强身丸、尪痹冲(片)剂、益肾蠲痹丸、寄生追风液、壮骨木瓜丸、骨仙片、骨龙胶囊、杜静壮骨丸、天麻祛风片、腰腿痛丸、山药丸、风湿液、伸筋活络丸。

2. 中药治疗法

(1)扶正蠲痹汤:人参 10 克,炙黄芪 30 克,羌活、独活、桂枝、当归、川芎、炙甘草、威灵仙各 10 克,桃仁 10 克,红花 10 克。偏风盛者,加防风、乌梢蛇各 15 克;偏寒盛者,加制川乌 10 克,细辛 5 克;偏湿盛者,加薏苡仁、苍术、木瓜;痰瘀阻络者,加穿山甲、土鳖虫、白芥子、胆南星。上药加水 500 毫升,小火煎煮 30 分钟,取汁300 毫升,分 3 次服,每日 1 剂,12~15 剂为 1 个疗程,疗程间隔 2 日。

(2)当归四逆汤:当归、桂枝、通草、地龙、胆南星、乳香、没药各

10 克,白芍 15 克,制川乌 6 克,大枣 10 枚。水煎 20 分钟,去渣取汁。每日 1 剂,分早晚服。

(3)娄氏清痹汤:忍冬藤 60 克,败酱草 30 克,络石藤 30 克,青风藤 30 克,土茯苓 30 克,老鹳草 30 克,丹参 30 克,香附 15 克。水煎,取浓缩药汁 300 毫升。每日 1 剂,分早晚服。12~15 剂为 1 个疗程,疗程间隔 2 日。

(4)娄氏通痹汤:当归 18 克,丹参 18 克,鸡血藤 21 克,海风藤 18 克,透骨草 21 克,独活 18 克,钻地风 18 克,香附 21 克。加水煎煮,取浓缩药汁 300 毫升。每日 1 剂,分早晚服。12~15 剂为 1 个疗程,疗程间隔 2 日。

(5)娄氏化瘀通络汤:当归 18 克,丹参 30 克,鸡血藤 21 克,制乳香 9 克,制没药 9 克,延胡索 12 克,香附 12 克,透骨草 30 克。每日 1 剂,水煎分早晚服。12~15 剂为 1 个疗程,疗程间隔 2 日。

(6)蠲痹汤加减:羌活、姜黄、防风、独活各 10 克,当归、黄芪、桂枝各 12 克,赤芍、威灵仙各 15 克,炙甘草 6 克,生姜 3 片。每日 1 剂,水煎分 3 次服。12~15 剂为 1 个疗程,疗程间隔 2 日。

(7)白虎桂枝汤加减:桂枝、防风、苍术各 12 克,知母、赤芍、乳香、没药各 10 克,石膏、忍冬藤各 30 克,炙甘草、粳米各 9 克。加水煎,取浓缩药汁 300 毫升,分 3 次服,每日 1 剂。12~15 剂为 1 个疗程,疗程间隔 2 日。

(8)桃红四物汤合二陈汤加减:半夏、橘红、熟地黄各 15 克,茯苓、川芎、当归、桃仁、红花各 10 克,炙甘草 6 克。每日 1 剂,水煎分 3 次服。12~15 剂为 1 个疗程,疗程间隔 2 日。

(9)八珍汤加减:熟地黄 25 克,白芍、茯苓、白术各 15 克,当当、川芎、炙甘草各 10 克,人参 6 克,生姜 3 片,大枣 6 枚。加水煎煮 20 分钟,去渣取汁。每日 1 剂,水煎分 3 次服。12~15 剂为 1 个疗程,疗程间隔 2 日。

(10)四妙散加味:苍术 15 克,黄柏 10 克,木瓜 15 克,防风 15

克,忍冬藤 15 克,豨莶草 15 克,虎杖 15 克,威灵仙 10 克。每日 1 剂,水煎分 3 次服。12～15 剂为 1 个疗程,疗程间隔 2 日。

(11)桂枝附子汤加减:桂枝 15 克,制附片 15 克,白术 20 克,防风 15 克,豨莶草 15 克,细辛 5 克,防己 15 克,羌活 10 克,独活 10 克,川芎 15 克,乌梢蛇 15 克。每日 1 剂,水煎分 3 次服。12～15 剂为 1 个疗程,疗程间隔 2 日。

(12)参苓白术散合金匮肾气丸加减:党参 20 克,茯苓 20 克,白术 15 克,薏苡仁 30 克,山药 20 克,制附子 10 克,山茱萸 20 克,杜仲 20 克,桑寄生 20 克,木瓜 15 克。每日 1 剂,水煎分 3 次服。12～15 剂为 1 个疗程,疗程间隔 2 日。

(13)六味地黄汤加减:生地黄 25 克,山茱萸 15 克,山药 15 克,牡丹皮 10 克,白芍 15 克,知母 15 克,枸杞子 15 克,地骨皮 15 克,酸枣仁 20 克,忍冬藤 15 克。每日 1 剂,水煎分 3 次服。12～15 剂为 1 个疗程,疗程间隔 2 日。

(14)五藤汤:雷公藤(先煎)、青风藤、海风藤、鸡血藤、络石藤、当归、羌活、独活各 10 克,甘草、川芎各 6 克,红花 5 克。每日 1 剂,水煎分 3 次服。12～15 剂为 1 个疗程,疗程间隔 2 日。

(15)化瘀通痹汤:当归 15 克,桃仁 10 克,红花 10 克,鸡血藤 20 克,桑枝 10 克,桂枝 15 克,威灵仙 10 克,防风 10 克,全蝎 6 克,蜈蚣 3 条,赤芍 10 克,千年健 10 克,黄芪 30 克,白术 10 克,制香附 6 克,甘草 6 克。每日 1 剂,水煎分 3 次服。12～15 剂为 1 个疗程,疗程间隔 2 日。

(16)宣络通痹汤:当归 15 克,熟地黄 15 克,苍耳子 10 克,蜂房 10 克,乌蛇 20 克,土鳖虫 10 克,全蝎 3 克,蜈蚣 2 条,穿山甲 10 克,上山龙 30 克,淫羊藿 20 克,鸡血藤 25 克,蜣螂 5 个,海桐皮 15 克。每日 1 剂,水煎分 3 次服。12～15 剂为 1 个疗程,疗程间隔 2 日。

(17)地黄合剂:生地黄 60 克,熟地黄 60 克,炒白术 60 克,淡干姜 12 克,制川乌 6 克,细辛 4.5 克,蜈蚣 3 条,生甘草 5 克。每日 1 剂,水煎分 3 次服。12～15 剂为 1 个疗程,疗程间隔 2 日。

(18)大羌活汤合乌头汤加减:羌活 30 克,独活 10 克,防风 19 克,细辛(先煎)5～10 克,生蒲黄 10 克,生地黄 30 克,黄芩 20 克,甘草 10 克,制川乌(先煎)15～30 克,炙麻黄 10 克,白芍 20 克,桂枝 5～10 克,秦艽 10 克,僵蚕 20 克,蜈蚣 2 条,忍冬藤 30 克,制何首乌 15 克。关节肿胀者,加葶苈子 30 克,泽泻 20 克,通草 10 克;皮下结节者,加胆南星 15 克;关节僵硬明显者,加葛根 30 克,威灵仙 20 克。先煎细辛、制川乌 30 分钟,再煎煮其余药物,取浓缩药汁 300 毫升。每日 1 剂,早晚饭后 30 分钟服。15 剂为 1 个疗程,疗程间隔 2 日。

(19)龙蛇散:地龙 250 克,蜂房 60 克,全蝎 20 克,白花蛇 4～6 条,乌梢蛇 60 克。将上药烘干,共研细末,过筛后装入胶囊。每次 4～6 粒,口服,每日 3 次。12～15 剂为 1 个疗程,疗程间隔 2 日。

(20)五虎除痹汤:全蝎 3 克,地龙 15 克,蜈蚣 2 条,僵蚕 10 克,黑蚂蚁 10 克,桂枝 15 克,附片 10 克,麻黄 6 克,熟地黄 20 克,酒白芍 30 克,当归 15 克,甘草 10 克。每日 1 剂,水煎分 3 次服。12～15 剂为 1 个疗程,疗程间隔 2 日。

(21)附子丁香汤:附子 6 克,公丁香 4 克,桂枝 4 克,干姜 6 克,生姜 3 片,羌活 6 克,独活 6 克,陈皮 6 克,苍术 9 克,白术 9 克,大枣 5 枚,党参 9 克,牛膝 9 克,紫苏叶 6 克,紫苏梗 6 克。每日 1 剂,水煎分 3 次服。12～15 剂为 1 个疗程,疗程间隔 2 日。

3. 中成药疗法

(1)雷公藤多苷片

组成:雷公藤提取物。

功效:利湿,调节免疫。适用于类风湿关节炎及其他免疫性疾病。

用法用量：每次 2～3 片，每日 3 次，口服。

注意事项：主要不良反应是性腺抑制导致精子减少，闭经和男性不育；对肝、肾功能有一定损伤作用，若长期服用应定期检查肝肾功能。孕妇及哺乳期妇女禁用。

（2）寒湿痹冲剂

组成：附子、制川乌、生地黄、桂枝、麻黄、白术、当归、白芍、威灵仙、木瓜、北细辛、蜈蚣、炙甘草等。

功效：温阳散寒，通络止痛。适用于类风湿关节炎、骨关节病、慢性腰腿痛等。

用法用量：每次 1～2 袋，沸水冲服，每日 2～3 次；小儿酌减。

注意事项：孕妇慎服。密闭贮藏。

（3）湿热痹冲剂

组成：防风、防己、地龙、萆薢、苍术、黄柏、薏苡仁、川牛膝、威灵仙、连翘、忍冬藤等。

功效：疏风清热，利湿通络。适用于类风湿关节炎等。

用法用量：每次 1～2 袋，沸水冲服，每月 2～3 次；小儿酌减。

注意事项：忌食辛辣油腻之物。孕妇慎服。密闭贮藏。

（4）益肾蠲痹丸

组成：生地黄、当归、淫羊藿、骨碎补、全蝎等。

功效：温补肾阳，蠲痹通络。适用于类风湿关节炎气血不足，痰瘀阻滞，关节肿大，屈伸不利，晨僵瘦削或僵硬畸形者。

用法用量：每次 8 克，每日 3 次，饭后温开水送服，疼痛剧烈时可服 12 克。

注意事项：服用后偶见皮肤瘙痒之变态反应和口干、便秘、胃脘不适等现象。

4. 针刺疗法 中医对类风湿关节炎辨证为痹证，而痹证又分为行、着、痛、热 4 种痹，根据辨证选择穴位。

(1)主穴

①行痹。选风门、肝俞、膈俞穴及痹痛局部穴(针、留针)。

②着痹。选脾俞、阴陵泉、足三里及痹痛局部穴(针、灸、拔罐)。

③痛痹。选肾俞、关元、合谷、阳陵泉及痹痛局部穴(针、电针、灸、拔罐)。

④热痹。选大椎、曲池、十二井及痹痛局部穴(针、皮刺、刺血)。

(2)配穴

①手部。选阳溪、阳池、阳谷、合谷、中泉、腕骨、八邪、合谷、后溪(针、灸)。

②足部:选解溪、丘墟、照海、申脉、太溪透昆仑及大陵、仆参、八风、足临泣、太冲(针、灸)。

(3)操作方法:以上主穴和配穴分成2～3组,每次1组,取一次性银针,穴位皮肤用75％酒精消毒后持针,边进针边询问患者有何感觉,一定要有酸、胀、麻感并有往上或往下串感,根据患者是虚者用补法,是热者用泻法进行治疗,并留针15～20分钟。每日1次,10～15次为1个疗程。

5. 外敷疗法　外敷疗法是将经过处理的中药研细,用适量酒或醋调成泥状,外敷于局部或穴位,外面再用塑料或油布覆盖中药上面。能起促进局部血液循环,散寒祛湿,消肿止痛的作用,以达到治疗疾病的目的。适用于类风湿关节炎。

(1)石菖蒲、小茴香各60克,食盐500克。将石菖蒲、小茴香、食盐混合,同在铁锅中炒热,装于布包中,置于关节处热敷。每次30～40分钟,每日3次,10日为1个疗程。治疗时如布包温度明显下降,可将药物倒出,重新加热后继续使用。

(2)石蒜、生姜、葱各适量。将蒜、生姜、葱捣烂,外敷于患病关节处,每次30～40分钟,每日1～2次。

(3)新鲜骨碎补 3～5 根,捣烂,敷于病变关节处,每日 2～3 次,每次 20～30 分钟即可见效。

(4)桃仁、白芥子各 6 个,鸡蛋清适量。桃仁、白芥子研成细末,再用蛋清调成糊,外敷于疼痛关节处,3～4 小时可止疼痛,每日治疗 1～2 次。

(5)将如意金黄膏涂患处,用纱布盖好,每日换 1 次。适用于类风湿关节炎关节红肿者。

(6)将仙人掌适量捣成泥,涂敷患处,每日换药 1～2 次。

(7)将鲜紫花地丁适量捣烂,外敷于疼痛关节处,每日换药1～2 次。

(8)蒲公英 120 克,加水煮 20 分钟,取浓缩药液。用药液浸透毛巾,趁热湿敷于患处。每次 20～30 分钟,每日 2～3 次。药液可多次加热。

(9)栀子末、飞罗面各等份。用沸水或醋、黄酒、蛋清将栀子末、飞罗面调成糊,外敷于疼痛关节处。每次 20～30 分钟,每日2～3 次。

(10)将绿豆粉和鸡蛋清混合,调成糊,外敷于疼痛关节部位。每次 20 分钟,每日 2～3 次。

6. 熏蒸疗法 熏蒸疗法对类风湿治疗分局部治疗和全身治疗两种。局部熏蒸治疗是指双手或双下肢进行治疗,全身熏蒸治疗除头部裸露外,身体都在熏蒸箱内进行熏蒸治疗,需根据患者病情、年龄、体质等具体情况而定。

(1)透骨草、伸筋草各 10 克,制川乌、白芥子各 6 克,细辛 3 克。上药加水煮沸,产生药物蒸气,将病变关节置于蒸气中进行熏蒸。每日 1 剂,每次 15～20 分钟,30 日为 1 个疗程。

(2)海风藤、徐长卿各 30 克,羌活、独活、姜黄、苏木、川芎各 20 克,防风、桂枝各 15 克,细辛 10 克,冰片 1 克。上药加水 1 000 毫升,小火煎煮药物,产生蒸气后对患者的病变关节进行熏蒸治疗,每次20~30分钟,每日1~2次,20日为1个疗程。

(3)威灵仙、生川乌、生草乌、伸筋草、透骨草、艾叶各30克,五加皮、乳香、没药、威灵仙、川芎、木瓜各15克。将上述药物装入纱布袋中,加水4000毫升,先浸泡30分钟,将其煮沸,改小火煎5分钟后,置病变关节于药液上方熏蒸,待水温降到适宜温度,即以药液淋洗或浸洗病变关节。浸洗40分钟后,再加热5分钟,捞出药袋,敷于患处20分钟。每日2次,10日为1个疗程。

(4)海桐皮、桂枝、海风藤、路路通、宽筋藤、两面针各30克。上药加水煎煮20分钟,利用其蒸气熏蒸病变关节,每次20~30分钟,每日1次,可连续治疗1个月。

(5)威灵仙、伸筋草、透骨草各60克,白芷、羌活、独活各50克,川芎、桂枝各30克,川乌、草乌各20克,细辛10克。上药加水煎煮,熏蒸疼痛的关节,每次20~30分钟,每日2~3次,5~10日为1个疗程。

(6)透骨草30克,艾叶、红花各9克,花椒6克。上药加水煎煮,熏蒸疼痛的关节,每次20~30分钟,每日2~3次,5~10日为1个疗程。

(7)苏木30克,寻骨风20克,土鳖虫12克,大戟6克。上药加水煎煮,熏蒸疼痛关节,每次20~30分钟,每日1~2次,5~10日为1个疗程。

(8)桑枝、柳枝、榆枝、桃枝各70克。上药加水煎煮,熏洗患处,每次30分钟,每日2~3次,10日为1个疗程。

(9)透骨草、追地风、千年健各30克。上药加水煎煮,熏洗患处,每次20分钟,每日2~3次,15次为1个疗程。

(10)威灵仙、透骨草、独活各30克,鸡血藤60克,延胡索、白芍、川牛膝、乳香、没药各20克,芒硝(另包)50克,食醋250毫升。将前9味药物放入锅内,加冷水3000毫升,浸泡60分钟,煎沸30分钟,然后过滤取汁,倒入盆内,加入芒硝、食醋搅匀。先用热气熏蒸关节,待水温下降时,将病变关节浸入盆内。每次熏洗50～60分钟,每日2次,20日为1个疗程。

(11)肉桂、威灵仙、川芎各40克,丁公藤、马钱子、羌活、独活各30克。上药用水浸泡50分钟,煮沸后熏蒸疼痛关节,每次30～40分钟,每日1～2次,20日为1个疗程。

(12)鸡血藤25克,威灵仙、海风藤、伸筋草、透骨草各20克,制川乌、制草乌、羌活、独活、防己、地龙各15克,全蝎5克,蜈蚣2条,乌梢蛇1条。风热偏盛者,加薏苡仁、栀子、金银花;寒湿偏盛者,加炮附子、细辛、桂枝;痰瘀痹阻者,加莪术、桃仁、红花。将上述药物用水浸泡50分钟,加热煎煮30分钟,熏蒸患病关节处,每次30～40分钟,每日2～3次,20日为1个疗程。

(13)艾叶120克,泽兰90克,独活50克,桂枝20克,樟脑60克。前5味药物研为细粉末,加入樟脑拌匀,置于瓶中备用。用时将药末装入熏壶,烧炭取烟,套上大小适当的出烟口,熏烤患处,或在压痛点附近进行熏烤,每次熏烤2～10分钟。患处经熏烤后有出汗现象,是效果好的表现。适用于类风湿关节炎属寒湿痹者。

(14)羌活20克,独活20克,防风15克,桂枝15克,细辛10克,川芎20克,海风藤30克,徐长卿30克,姜黄20克,苏木20克,冰片1克。上药加水1 000毫升,小火煎煮,产生蒸气后对患者的病变关节进行熏蒸治疗,每次20～30分钟,每日1～2次,20日为1个疗程。

(15)川乌、草乌各20克,白芷50克,羌活、独活各50克,细辛10克,川芎、桂枝各30克,威灵仙、伸筋草、透骨草各60克。上药加水煎煮,熏蒸疼痛关节,每次20～30分钟,每日2～3次,5～10日为1个疗程。

(16)艾叶、红花各9克,透骨草30克,花椒6克。上药加水煎煮,熏蒸疼痛的关节,每次20～30分钟,每日2～3次,5～10日为1个疗程。

(17)土鳖虫12克,苏木30克,大戟6克,寻骨风20克。上药加水煎煮,熏蒸疼痛关节,每次20～30分钟,每日1～2次,5～10日为1个疗程。

7. 穴位按摩疗法 后期是很适合用按摩手法治疗,以防止关节畸形和改善关节功能等。

(1)病变在关节

①取穴。指掌关节,取合谷、后溪、二间、中渚、劳宫、四缝穴;腕关节,取曲池、天井、小海、手三里等穴;肩关节,取肩贞、天宗、肩井穴;踝关节,取昆仑、丘墟、悬钟、解溪、商丘、太溪、申脉穴;膝关节穴取膝眼、阳陵泉、阴陵泉、委中、梁丘、丰隆、足三里穴;髋关节,取环跳、秩边、髀关、承扶穴;下颌关节,取下关、合谷、翳风、颊车、内庭穴;脊柱关节,取病变部位相应的督脉和膀胱经有关穴位。

②操作手法。推拿手法每日或隔日1次,30次为1个疗程。疗程间休息期内嘱患者进行关节功能锻炼。1个月后再进行下一个疗程治疗。

● 上肢关节病变。患者取仰卧或坐位,先用推法和一指禅推法,继用擦法、揉法,沿指、腕、肘反复施术,在受累关节处重点治疗。然后捻指间关节,按掐四缝、劳宫,点按阳溪、大陵、曲泽,拿合谷、曲池、肩井等穴位,再屈、伸、摇、搓、拔抻各受累关节。最后擦热患处,再施拍打诸法,使热透入病变关节。

● 下肢关节病变。患者取卧位,先用推法和一指禅推法沿足太阳经施推、揉、运诸法;拿太溪、昆仑、委中,点承扶、环跳、秩边,擦热关节处;再施拍打诸手法,使热透入关节。

(2)病变在四肢

①取穴。以病变关节为治疗重点。常取八邪、阳溪、阳池、阳谷、内关、外关、后溪、小海、天井、曲池、曲泽、肩贞、天宗、八风、商丘、解溪、丘墟、照海、昆仑、太溪、申脉、飞扬、承山、悬钟、阴陵泉、阳陵泉、膝眼、鹤顶、血海、梁丘、秩边、环跳、承扶穴。

②操作手法

●患者取坐位,操作者用㨰法在患肢手臂内、外侧施治,从肩至腕部,上下往返 3～4 遍。然后操作者循患臂上下循经用拿法,同时在肩、肘、腕部按揉曲池、曲泽、手三里、合谷等穴;指间关节做捻法,然后在病变关节施以按揉局部穴位以痛为宜。最后再用揉法施于患肢,并配合被动活动病变关节而结束上肢治疗,时间为10～15 分钟。

●患者仰卧,操作者一只手握住患者踝关节上方,另一只手以㨰法从大腿前部及内、外侧至小腿外侧施术,同时被动伸展活动下肢。随即在踝关节处以㨰法治疗,同时伸展内、外翻活动踝关节。再循髋关节、膝关节、踝关节上下按揉伏兔、梁丘、丘墟、八风等穴,时间 10～15 分钟。

●患者俯卧位,操作者法施于臀部至小腿后侧,并重点施术于髋、膝关节。然后再按揉环跳、秩边、承扶、承山、委中、飞扬、悬钟、太溪、申脉、昆仑等穴,时间为 5～10 分钟。

(3)病变在脊柱:每日治疗 1 次,10 日为 1 个疗程,疗程间休息 3～6 日。

①取穴。以脊柱两旁肌肉为治疗重点。常取夹脊、大椎、大杼、风门、肺俞、心俞、膈俞、肝俞、脾俞、肾俞、命门、志室、腰阳关穴。

②操作手法

●患者俯卧位,操作者在患者腰背部沿脊柱及其两侧用㨰法施术,并配合后抬腿活动,时间约 5 分钟。

●患者取坐位,操作者于患者背部用㨰法、拿法交替施于颈项两侧及肩部,同时配合颈部左右旋转及俯卧活动,再拿肩井,时间约 2 分钟。

●接上势,用按揉法从颈至腰臀部循经施于上述穴位,最后平推,以热为度,再按肩井结束治疗,时间约 10 分钟。

8. 药浴疗法

(1)松节 50 克,花椒叶 50 克。两药同放锅中,加足水量,煎取汁洗患处。适用于类风湿关节炎、膝关节滑膜炎或骨性关节疼痛患者。

(2)透骨草 20 克,延胡索 20 克,姜黄 20 克,当归 15 克,川椒 10 克,乳香 10 克,没药 10 克,羌活 10 克,白芷 10 克,苏木 10 克,五加皮 10 克,红花 6 克。上述药物研为细粉末,纱布包好,加水煎煮,过滤去渣后,趁热洗浴患肢,每次 30 分钟,每日 1 次,7~10 日为 1 个疗程。适用于类风湿关节炎寒邪重者。

(3)透骨草 20 克,延胡索 20 克,当归 12 克,姜黄 15 克,红花 6 克,桑枝 30 克,海风藤 30 克,络石藤 30 克,忍冬藤 30 克,鸡血藤 30 克。上述药物研为细粉末,纱布包好,加水煎煮,过滤去渣后,趁热洗浴患肢,每次约 30 分钟,每日 1 次,7~10 日为 1 个疗程。适用于类风湿关节炎湿热重者。

9. 热敷疗法

(1)狗脊 20 克,桑寄生 20 克,川牛膝 120 克,川续断 20 克,地龙 10 克,独活 20 克,当归 15 克,桂枝 10 克,五加皮 20 克,川乌 3 克,草乌 3 克。上述药物研为细粉末,用酒炒热,装入细长布袋内,缠缚于患肢,每日 1 次,5~7 日 1 剂。适用于类风湿关节炎属寒湿痹者。

(2)鹿衔草 30 克,伸筋草 30 克,透骨草 30 克,威灵仙 20 克,老鹳草 20 克,骨碎补 12 克,怀牛膝 15 克,木瓜 15 克,路路通 10 克。每日 1 剂,水煎服。药渣装纱布袋内,加少量黄酒,并加水煎,熏患处,配合按摩,温度适宜时用药袋热熨膝关节,每次约 20 分钟。适用于膝关节冷痛,关节肿胀患者。

10. 涂搽疗法

(1)川乌、草乌各 6 克,生半夏 10 克,生南星 10 克,肉桂 5 克,樟脑 5 克,40%酒精适量。上述药物研为细粉末,装瓶备用。用时以酒精条蘸药粉涂搽患处。适用于寒偏重的类风湿关节炎。

(2)干姜 60 克,干辣椒 30 克,木瓜 25 克,乌头 20 克。上述药物水煎取汁,趁热用毛巾蘸药液涂搽患处,每日早晚各 1 次,5～10 日为 1 个疗程。适用于类风湿关节炎属寒湿痹者。

(3)生半夏 30 克,栀子 60 克,生大黄 15 克,黄柏 15 克,桃仁 10 克,红花 10 克。上述药物水煎取汁,趁热用毛巾蘸药液涂搽患处,每日早晚各 1 次,5～10 日为 1 个疗程。在热敷前要用手试一下药液的温度,以免烫伤皮肤。适用于类风湿关节炎湿热痹者。

11. 蜂毒疗法 捕捉蜜蜂直接蜇刺皮肤表面,时间 3～5 分钟,其毒囊中的毒液排出,局部有剧烈的疼痛,再拔除蜇刺。或先用普鲁卡因行局部浸润麻醉。此法适用于类风湿关节炎等各种关节疼痛。蜂毒内含有多种蛋白质,注射后数分钟或数十分钟局部反应有红肿、瘙痒、疼痛,红肿直径在 1～10 厘米不需特殊处理,1～3 日能自行消退,如直径超过 10 厘米者,即不宜再行蜂毒治疗。若出现全身风疹块,或头晕、恶心、脉速、体温升高等,要住院观察。

12. 药酒治疗法

(1)木瓜牛膝酒:木瓜 120 克,牛膝 60 克,桑寄生 60 克,大曲酒 500 毫升。将上药浸入大曲酒中 7～10 日,每次 10 毫升,每日 2 次,口服。

(2)冯氏药酒:羌活、威灵仙、五加皮、丁公藤、桂枝、独活、青蒿子、麻黄、白芷、小茴香、当归、川芎、栀子、防己各 20 克,白酒 2 000 毫升。将上述药物浸泡于白酒中 20～30 日,过滤取汁,过滤取汁,每次 10 毫升,每日 1～2 次,口服。

(3)除湿酒:虎骨(狗骨代)、防己、云茯苓、杜仲、松节、秦艽、身脊、茄根各 12 克,续断、伸筋草各 9 克,独活、蚕沙各 6 克,木瓜、枸杞子、苍耳子各 12 克,桑枝 15 克,牛膝 12 克,白酒 2 500 毫升。将上药浸于白酒中 20～30 日,过滤取汁,每次 10 毫升,每日 1～2

次,口服。

(4)虎骨木瓜酒:制虎骨(牛骨代)、当归、川芎、续断、五加皮、川牛膝、天麻、红花、白茄根各 50 克,桑枝 200 克,秦艽、防风各 25 克,木瓜 150 克,高粱酒 10 000 毫升。将上药共研粗末,以绢袋包裹,浸入高粱酒 7 日,滤去渣,澄清后加冰糖少许,随量饮用。

(5)杜仲酒:杜仲(去粗皮、炙)50 克,淫羊藿 15 克,独活、牛膝各 25 克,附子(制)30 克,白酒 1 000 毫升。将上述药物切成薄片,置于容器中,加入白酒,密封,浸泡 7 日,过滤取汁,每次 10～20 毫升,每日 3 次,口服,坚持 6～12 个月。

(6)刺五加酒:刺五加 65 克,白酒 500 毫升。将刺五加切碎,置于容器中,加入白酒,密封浸泡 10 日,过滤去渣即成。每次10～20 毫升,每日 3 次,口服,坚持 6～12 个月。

(7)芝麻杜仲酒:黑芝麻(炒)、杜仲、怀牛膝各 13 克,丹参、白石英各 6 克,白酒 500 毫升。将药物捣碎,除芝麻外,余药入布袋,置容器中,加入芝麻和白酒,搅拌均匀,密封 7 日,过滤取汁。每次10～20 毫升,每日 3 次,口服,坚持 6～12 个月。

(8)全蝎祛风酒:全蝎、人参、紫桑葚、钩藤各 20 克,鸡血藤、木瓜、五加皮各 15 克,白酒 500 毫升。将药物切碎置容器中,加入白酒密封,浸泡 15～30 日,过滤去渣,装瓶备用。每次口服 10～20 毫升,每日 3 次;亦可将药酒涂搽于疼痛关节皮肤上,用手搓揉,在大关节部位用手掌拍打,皮肤发红即可;或腰背部涂药酒后,用红外线灯或 100 瓦白炽灯局部照射,每次 20～30 分钟,20～30 次为 1 个疗程。

(9)三蛇酒:乌梢蛇 1 500 克,大白花蛇 200 克,蝮蛇 100 克,生地黄、冰糖各 500 克,白酒 10 000 毫升。将 3 种蛇用酒先润,切短节,干燥;生地黄洗净泥沙,切碎备用。冰糖置锅中,加入适量水,置火上加热溶化,待糖液变成黄色时,停止加热,趁热用一层纱布过滤去渣,待用。白酒装入酒坛中,将配制好的 3 种蛇和生地黄倒入酒中,加盖密封,浸泡 10～15 日,每日搅摇振荡 1 次,到期后开坛过滤澄清,加入冰糖汁,充分拌匀,再滤一遍即成。每次 10～20 毫升,每日 3 次,口服,坚持 3～6 个月。糖尿病患者禁用。

(10)痹类灵酒:桃仁、苍术、秦艽、千年健各 8 克,威灵仙 18 克,红花 10 克,炙马钱子 3 克,桑寄生、桂枝、当归、山楂各 8 克,生地黄 16 克,穿山龙、党参、老鹳草各 13 克,白术 10 克,白酒 1 000 毫升,白糖 100 克。将药物切碎,置于容器中,加入白酒和白糖,密封,浸泡 7 日,过滤去渣即成。每次 10～20 毫升,每日 3 次,口服。糖尿病患者禁服。

(11)三乌酒:制川乌、制草乌、制何首乌、千年健、钻地风各 10 克,40°纯正米酒 800 毫升。将中药切碎,置于容器中,加入米酒,密封浸泡 15 日,过滤去渣即成。每次 10～20 毫升,每日 3 次,口服,坚持 3～6 个月。可将药酒涂搽于指、趾关节揉捏;较大关节涂搽药酒后拍打,至皮肤发红为止;腰背部涂搽药酒后用红外线灯照射,每次 20 分钟。对较大关节可采用三乌酒直流电离子透入,药酒浓度为酒 1 毫升,注射用水 9 毫升作为阳极,操作方法详见直流电离子导入法。

(12)追风酒:当归、川芎、白芍、熟地黄、杜仲、川牛膝、香附、羌活、独活、寻骨风、木瓜、桂枝、萆薢、干地龙、茯苓、大枣各 15 克,水蛭、土鳖虫、生三七、红花、生川乌、生草乌、全蝎、蝉蜕各 9 克,枸杞子 5 克,马钱子(制)4 克,乌梢蛇 30 克,蜈蚣 16 克,白酒 1 000 毫升,白糖 100 克。将上述药物研成粗末,装入布袋,置于容器中,加入白糖、白酒,密封浸泡 20 日,过滤去渣即成。每次 10～20 毫升,每日 3 次,口服,坚持 3～6 个月。

(13)蛇虫酒:金钱白花蛇 1 条,蕲蛇、乌梢蛇各 30 克,蜈蚣 3 条,全蝎 9 克,僵蚕 12 克,蜣螂 9 克,羌活、生地黄、熟地黄、忍冬藤各 30 克,木防己 15 克,枸杞子 12 克,当归、牛膝各 9 克,陈皮 6 克,甘草 3 克,大枣 4 枚,白酒 1 000 毫升。将上述中药切碎,置于容器中,加入白酒,密封浸泡 15 日,过滤去渣即成。每次10～20毫升,每日 3 次,口服,3 个月为 1 个疗程。

(14)复方雷公藤酒:雷公藤 250 克,生川乌、生草乌各 60 克,当归、红花、桂皮、川牛膝、木瓜、羌活、杜仲、地骨皮各 20 克,白酒500 毫升,白糖 250 克。将药物切碎,加水 2 500 毫升,用小火煎60～90 分钟,过滤去渣,加入白糖,溶化冷却后,加入白酒,拌匀过滤即成。每次 10 毫升,每日 3 次,口服,坚持饮用3～6个月。

(15)追风止痛酒:白花蛇 1 条,制川乌、制草乌各 10 克,川芎10 克,防风 10 克,麻黄 10 克,细辛 10 克,制乳香、制没药各 10克,鲜姜 10 片,白酒 500 毫升。将药物浸入酒中 10～14 日,滤出备用。每次 10 毫升,每日 3 次,口服。

(16)蜈蛇酒:白花蛇 30 克,蜈蚣 12 克,细辛 20 克,当归、白芍、甘草各 60 克,白酒 2 000 毫升。将上述中药共研细末,置容器中,加入白酒,密封,浸泡 10 日,过滤取汁。每次 10～20 毫升,每日 3 次,口服,3 个月为 1 个疗程。

13. 醋疗法

(1)热醋外敷方:食醋 300 毫升。将食醋倒入盆中,加热水1 000毫升。将毛巾浸上食醋水,热敷患病关节及疼痛局部,每次30 分钟,每日 2 次,30 日为 1 个疗程。

(2)乌头醋方:生乌头 25 克,醋 300 毫升。将生乌头捣碎成粉状,加醋调成糊,入砂锅内熬至酱色即成。治疗时将醋药糊摊于布上,贴于发病关节处,每日换药 1 次,每剂中药可用 5～7 天,30 日为 1 个疗程。

(3)小麦秤醋方:小麦秤 1 000～1 500 克,老陈醋 500～1 000毫升。将以上原料拌匀共炒,趁热装入布袋内扎口。热敷于病变关节处,凉后再炒,每次 30～60 分钟,每日 2 次。

(4)南星醋调方:天南星 1 个,米醋适量。将天南星去脐、皮,研成细末,加入米醋调成膏。将药醋摊于纱布上,烘热贴于病变关节处。每次 30～60 分钟,每日 2 次,30 日为 1 个疗程。

(5)威灵仙醋敷方:威灵仙 300 克,米醋适量。将威灵仙研成细末,用米醋调成糊。治疗时将药摊于纱布上,外敷疼痛关节部,干后加醋再调糊外敷,每次 60 分钟,每日 2 次,30 日为 1 个疗程。

(6)热痹醋糊方:生半夏 30 克,生栀子 60 克,生大黄、黄柏各 15 克,桃仁、红花各 10 克。将上述中药研为细末,用醋调成糊。治疗时将醋糊摊于纱布上并敷于疼痛关节,干后再加醋调敷,每次 60 分钟,每日 2 次,30 日为 1 个疗程。

(7)醋炒炭灰方:木炭灰 500 克,蚯蚓粉 300 克,红花 20 克,醋 500 毫升。将上述药物混匀,加醋拌炒,混合分装成 2 包。治疗时加醋轮流敷患处,每次 60 分钟,每日 2 次,30 日为 1 个疗程。

(8)川乌草乌醋敷方:生川乌、生草乌、樟脑各 90 克,食醋适量。将上述药物共研细末,每次取适量药末,加入食醋调糊。治疗时将药糊均匀地敷于患处,药层厚 0.5 厘米,外用消毒纱布包裹,再用热水袋热敷 30 分钟,每日 1～2 次,30 日为 1 个疗程。

(9)芥子醋敷方:白芥子 120 克,醋适量。将白芥子研为细末,用醋调成糊。治疗时将药敷于患处,用红外线灯照射 30～40 分钟,每日 1～2 次,30 日为 1 个疗程。

14. 医疗体操

(1)转颈:站立位,两脚分开,与肩同宽,微屈膝,身体保持正直,自然呼吸,注意力集中于颈部运动。颈先向左旋转,转到最大限度后再抬头到最大限度;如法再做右侧。动作要缓慢,幅度要达到尽可能大,开始左右方向各做 5～10 次。经过 1 个月练习后,如果无不良反应,可增加到 15～20 次,老年人,尤其有高血压者,不宜做快速的旋转动作,以免发生头晕、晕厥等。

(2)攒拳:站立位,先两臂前平举,掌心向下,各指尽可能分开。然后两手握拳,拳心向上,屈肘于体侧,再用力向前打出。随后松拳,掌心向下,各指尽可能分开,反复做 30～50 次。

（3）挺胸：站立位，头略后仰，胸部尽可能挺起，同时两上臂稍外展并尽力后伸；背部肌肉用力夹紧，使更能用力挺胸。挺胸时吸气，还原时呼气。动作要缓慢，呼吸要深长，要用腹式呼吸，挺胸要达到最大幅度，重复30～50次。

（4）伸腰：站立位，两手托腰，尽可能做腰后伸动作，包括髋关节活动。动作要缓慢，幅度要渐大，后伸时吸气，还原时呼气，重复10～20次。

（5）旋转：站立位，两手叉腰，两脚分开与肩同宽，脚不移动，把上身先向左旋转，一转一回做3遍，旋转幅度要一次比一次大。然后再做右侧动作，重复10～20次。

（6）转膝：站立位，两脚靠拢，微屈膝，两手扶膝盖处，使膝绕环转动，先左后右，左右各转动30～50次。

（六）预　防

迄今为止，对类风湿关节炎尚无特效治疗方法，所有治疗均以对症治疗为主，所以积极预防是关键。根据其发病的原因，提出以下相应的预防措施。

1. 加强普查与宣传教育　虽然类风湿关节炎的致残率高，但如能获得早期诊断及早期正确治疗，仍可控制其发展，甚至可能治愈。因此，临床医师应对本病保持足够的警惕性，加强普查和宣传教育，不断提高诊断水平，控制本病的发展。

2. 预防感染　感冒、发热、咽炎、扁桃体炎等，有轻度风湿热活动时，应及早应用抗生素或抗病毒药治疗，防止疾病进一步发展而引起类风湿关节炎或复发。

3. 根治感染性病灶　根治病灶性扁桃体炎、副鼻窦炎、慢性胆囊炎、慢性中耳炎、子宫附件炎和龋齿等。应加强抗感染治疗，对抗炎无效者可采取手术治疗，以免留下引起类风湿病的祸根。

4. 加强锻炼，增强身体体质 经常参加各种力所能及的体育锻炼，如做保健体操、打太极拳等。

5. 多在户外晒太阳 在户外晒太阳要注意戴帽子，防止紫外线损伤眼睛，以四肢裸晒为最好，同时还要与周围同事多交流。

6. 保持良好的心理状态 有些患者是由于精神受刺激，过度悲伤，心情压抑等而诱发本病。在患病后，情绪的波动往往使病情加重。因此，保持心情舒畅对预防类风湿关节炎有重要意义。

7. 病因预防 根据中医学理论，风、寒、湿、邪是引起类风湿关节炎的主要因素，重点在病因预防上。避免受凉、受冻（尤其是冻疮及冻伤）、受风、受潮。避免精神紧张、过度劳累、失眠、性生活过度、出汗后受风、产后及经期接触冷水。改善居住环境，应保持室内通风、干燥。注意不要长久使用电风扇、空调等。

8. 预防手指变形 类风湿关节炎急性期的患者，应尽可能早期开始关节功能锻炼，这对避免手指关节因破坏、融合而强直、畸形的残疾是有益的。

当因疼痛不能坚持关节功能锻炼时，要忍痛和内服镇痛药后坚持进行。如关节活动已受限，也可由他人帮助在温热和按摩下进行适当的被动运动，要持之以恒。

（1）保持手指功能位置：正确的做法是手指各关节呈握鸡蛋样，但有时指关节不易做到。需借助可塑夹板固定，尤其夜间休息时肌肉处于松弛状态，容易加重畸形。每晚临睡时，可以让家属帮助绑上夹板，早晨醒来先卸掉夹板，在床上适当做些活动，日常梳洗、早餐后，再把夹板绑上，但每日应放开 4～5 次，让关节适当地活动。

（2）手指屈伸练习：紧握铅笔或稍大棍棒。伸指，使手掌和手指平贴桌面。用两枚大小适中的太极球在掌、指间滚。拉胡琴或其他乐器，既锻炼手指，又使精神愉快。两手掌相对，成合掌姿势，用一手压另一手使两手腕伸屈，反复进行，要快速有力，还可手握哑铃,使手腕屈伸活动。

以上练习每次可做 10～20 遍,每日至少 2 次。此外,患者可对有病的关节和附近的肌肉施行自我按摩,以减轻肌肉疼痛和关节肿胀,预防手指变形或减轻残疾程度。

9. 预防气候变化引起的关节痛 90%的类风湿关节炎患者对气候变化敏感。刮风、下雨、下雪及寒潮来临等天气变化时,常出现关节疼痛或疼痛加重。因此,病变关节竟成了天气预报的“气象台”。

气温下降,气压降低,湿度增大是造成类风湿关节炎患部疼痛加重的主要原因,其中湿度的改变起着主要作用。湿度的改变对关节周围组织影响很大,可使血管扩张,关节囊充血,关节神经的敏感性增强。寒冷时血流缓慢,血中或关节滑液中的纤维蛋白原增多及血内肾上腺素含量升高,球蛋白凝集等,使滑液的黏度增高,加大了关节活动时的阻力,使关节疼痛加重。气压降低时,可使关节组织间隙液体积聚,导致细胞内压力升高,出现关节疼痛剧烈和肿胀。因此,类风湿关节炎患者对气候的变化十分敏感。

气候变化可引发类风湿关节痛,患者应顺应自然,注意起居。遇有突然降温或阴雨天气变化时,应及时做好保暖等预防工作,避免受凉和病变关节的寒冷刺激,并可辅以适当的理疗,以减少或减轻关节疼痛的发生。

当然,天气变化仅是促使发病的一个条件,只要患者的抗病能力增强,也可以不出现关节疼痛。因此,体育锻炼在预防类风湿关节痛中同样有很重要的意义。

10. 夏秋季预防措施 夏季炎热酷暑,雨水较多,闷热难当,提倡洗温水澡,以清洁皮肤,消暑防病。炎热天气,不可过于贪求凉快,不可在室外潮湿阴冷之处露宿或坐冷石、冷地,不可在过道、风口处乘凉,以免风寒湿邪乘虚侵袭。衣服应勤换勤洗,不穿湿衣或刚晒干的衣服。最好在清晨或傍晚较凉爽时进行体育锻炼,但不宜参加过于剧烈的运动,以免汗多损伤阳气。出汗较多时,适当饮用淡盐开水或盐绿豆汤,但不可饮用大量冷的白开水,也不要在运动后用冷水沐浴、洗头,以免引起寒湿痹证。应注意劳逸结合,合理安排工作,睡眠要充足,饮食要卫生。随着社会的进步,空调设备普及千家万户,给人们的生活带来了一个较舒适的环境,然而空调温度过低,或室内外温差过大,易使人体抗病能力减低,易外感风寒。因此,使用空调时应加以注意。夏季居处地势低而潮湿时,更应注意防湿,如在睡床下放干炭、石灰吸潮,或用抽湿机抽湿等。衣被要晾晒,保持干燥,防止潮湿气袭体。

秋季气候由热转凉,应适当增加衣服以防秋凉。秋天也是肠炎、痢疾等病的多发季节,要搞好环境卫生,饮食卫生。坚持用温水洗脸、热水泡足,促进血液循环,增强机体的免疫功能,预防类风湿关节炎的发生。

11. 冬春季预防措施 类风湿关节炎的发生与体弱受风寒湿邪有关,类风湿关节炎的第一次发作多在冬春季节。因此,冬春季应加强对类风湿关节炎的预防。

冬季天气寒冷,寒邪之气极易损伤人体,故应注意保暖,慎防冻疮,尤其脚的保暖。俗话说"寒从脚下起",双脚一旦受凉,极易引起感冒及其他疾病,外出要穿好鞋袜,套好耳套及戴手套,避免受冻得冻疮。冬季亦是麻疹、白喉、流感、腮腺炎等病的好发季节,应加以预防,可选用板蓝根、大青叶、鱼腥草、兰花根等药物煎水饮。年老体弱者可选食补、药补,也可坚持足底按摩,足三里穴位按摩等方法,促进新陈代谢,增强抗病能力。坚持锻炼身体,但应避免在大风、大雪、大寒、大雾中运动,以免受风寒侵袭,可做室内运动,增强体质。

春季温暖,温热毒邪开始滋生,致病微生物生长繁殖,流感、麻疹、肺炎、猩红热、流脑、急性支气管炎等病多有发生。应多开窗户,让空气流通。加强锻炼,提高机体免疫力,可用食醋熏蒸法或室内置薄荷油,或口服板蓝根冲剂等预防疾病。另外,春季天气忽冷忽热,不要急于脱掉棉衣,免得遇上刮风下雨,身体突然着凉而患病。

对于类风湿关节炎患者,冬春季天气变化无常,更应注意防寒保暖。饮食以清淡为主,不宜过食辛辣、煎炸燥热之品。还可用金银花 10 克,岗梅根 30 克,桑枝 15 克,板蓝根 20 克水煎服,为作预防性用药,以防病情进展或反复。

12. 中老年人预防类风湿关节炎　人到中年以后,免疫器官及其功能渐趋衰退,造成老年人容易患病;女性患者比男性多,女性中又以 30～40 岁及 45～55 岁年龄段的中年妇女为最多。尤其是下列中老年人群更易患类风湿关节炎:饮食习惯不良,挑食、偏食,食物单调的人中,患病率约占 50%。患有胃炎、胃溃疡、肠炎等影响营养吸收与消化的患者中,患病率约占 15%。有急性与慢性咽炎、扁桃体炎、副鼻窦炎及易感冒患者中,患类风湿关节炎约占 10%。工作及生活环境阴暗、潮湿或温差太大,受风、受凉及有雨淋史者占 60%。

(1)保持良好的心理状态,乐观和积极向上的生活情趣,及时调整自己的心态,排除不良心理的影响。

(2)生活要有规律,饮食、起居、运动、休息、娱乐要有科学的安排,平时经常参加体育锻炼,提高机体抵抗力,顺应四季进行养生保健。日常生活中应注意保暖,防止受寒、受潮湿,预防呼吸道感染。改善饮食结构,增加营养,控制食盐摄取量,每日进食新鲜蔬菜、水果、鸡蛋、牛奶等富含维生素、钙质的食物,并防止身体肥胖等,均有助于预防发病或防止病情发展。

(3)尽量避免本病的诱发因素受凉、潮湿、劳累、精神创伤、营养不良、关节扭伤、骨折、感染等。

13. 青少年预防类风湿关节炎　患类风湿关节炎并非成年人的"专利",儿童、青少年患病者也不少。患病会对青少年的生长、发育产生不良影响,甚至遗留关节畸形及终身残疾,给青少年的身心造成极大的伤害。因此,应重视青少年对本病的预防。

(1)加强儿童、青少年的保健和卫生宣传教育工作,开展体育锻炼,增强体质。做好各种疫苗接种工作,提高抗病的能力。注意居室卫生,因地制宜地做好防寒、防潮工作,积极预防上呼吸道感染。在饮食方面应适当增加营养,改变不良的饮食习惯,不挑食、偏食等,以增强抗病能力。

(2)青少年患有感染性病灶,如扁桃体炎、副鼻窦炎、慢性中耳炎、龋齿等慢性炎症者,应加强抗炎治疗,对抗感染无效者必要时可采取手术治疗,以免留下引起类风湿关节炎的祸根。

(3)对青少年患有猩红热、急性扁桃体炎等应予积极彻底治疗,抗生素以青霉素为首选。

(4)警惕各种不明原因的发热,并及早诊断与治疗。

14. 孕产妇预防类风湿关节炎　妊娠期间,血中糖皮质激素、雌激素、孕酮明显增高,可减轻类风湿关节炎的严重程度,甚至可防止发病。分娩后雌激素和糖皮质激素等水平降低,产妇分娩时因长久猛烈用力,造成肌肉组织和关节韧带过劳,加上失血,可导致气血两虚,周身毛孔张开,身体各系统的功能都在恢复中,机体抵抗力极低,易受湿气侵袭,致使类风湿关节炎恶化或诱发。因此,产后是预防类风湿关节炎的关键时期。此时,应避免受凉风吹,接触冷水。为避免感冒,产妇应避开风口,穿着应舒适、柔软、保暖,居住的房间要温暖、通风、向阳,床上被褥要轻软、平整,勿在风口处睡卧或久坐,出汗多者,应及时擦干或更换衣服,避免受凉。产褥期不要用冷水洗刷东西,更不能去洗冷水澡。洗漱要用温水,每晚用热水泡脚15分钟以上,促进血液循环。避免产褥期感染,产后应勤换衣、勤洗澡,保持口腔、皮肤、会阴的清洁,产后2个月内应禁止性生活及盆浴,以免上行感染。另外,产妇的消化能力差,最好不吃生冷食物,饮食应富有营养及足够的热能和水分,增强自身的抗病能力,保证产后免受病邪侵袭。产后应做好心理调适,保持心情舒畅,根据自身情况,及早开始产后恢复锻炼,生活要有规律,注意劳逸结合,睡眠要充足,每日应保证 8 小时的睡眠,白天午睡 1～2 小时,使体力尽快恢复,对预防类风湿关节炎同样重要。

(七)类风湿关节炎的预后

本病的病程长短,病情轻重及预后差别很大。从大量病例资料分析类风湿关节炎的预后大致如下。

(1)15％～20％的患者发作 1 次以后缓解,至少 1 年之久或不再复发。

(2)10％～15％的患者预后很差,病情进展迅速,对各种治疗均无反应,最终出现程度不同的关节畸形和功能受损。

(3)70％的患者表现为一种慢性过程,呈反复性、周期性发作。在经过合理、长期的治疗后,炎症会逐渐减轻、消退。但病程越长,对关节功能的影响也越大。

(4)有类风湿结节及高效价类风湿因子,发病年龄大,有关节外表现者,预后多不佳。自发缓解者,病程多限于 2 年之内,2 年后病情仍活动者多难自愈。少年型类风湿关节炎一般预后良好,治疗后 70％以上患者可获完全缓解。

(5)类风湿关节炎晚期可并发干燥综合征,淀粉样变,尤其累及重要器官(如心、肺、肾)者,预后不良。

(6)一般而言,类风湿关节炎不会直接致人死亡。据统计,患者的平均寿命较正常人缩短 5 年左右,主要因为机体抵抗力较差,容易受到感染,但大多数患者仍能安享天年。

十二、痛　风

（一）病　因

痛风是人体内蛋白质代谢过程中的嘌呤代谢产物——尿酸在体内过量沉积，在关节内形成结晶，引发的一种无菌性炎症。尿酸在人体内约有 1.2 克，主要分布在肝、肾、关节、软骨、滑膜及结缔组织等部位，每日生成和排泄 0.7 克左右。

（1）尿酸来源于蛋白质代谢，体内嘌呤物质、核酸分解及摄入食物中嘌呤物质分解代谢而成。体内的尿酸 3/4 由肾排出，血清尿酸浓度达 413 微摩/升时为饱和状态，若继续增高，则尿酸盐与血浆白蛋白、α_1 球蛋白、α_2 球蛋白的结合减少，使尿酸盐沉淀为无定形微小结晶；同时，关节组织中血管少，运动后容易发生阻塞、缺氧，加速糖的分解形成乳酸，pH 值降低，使尿酸在体内沉积增加；加之基质中黏多糖类含量丰富，使尿酸易沉淀。尿酸盐沉淀后被白细胞吞噬，引起细胞死亡而释放溶酶体酶类，作用于关节组织，激发炎症激肽释放，引起急性关节滑膜炎症。

（2）嘌呤代谢酶系遗传性缺乏，可导致原发性高尿酸血症，与遗传有关者占 7.8%～20%。凡是能引起肾功能损害者，如铅中毒、甲状旁腺功能亢进等，都可使尿酸蓄积形成高尿酸血症。痛风的主要并发症为肾疾病，有人统计发生率为肾小球肾炎 14%，肾结石 20%～50%，肾硬化症 14%，肾衰竭 33.3%，肾性高血压 31%～40%。

（3）大部分患者为嗜高脂肪饮食及肥胖型痛风，高脂肪饮食引起血尿酸增高、血丙酮酸增高。丙酮酸与尿酸有共同的肾小管排泄机制,丙酮酸排泄增加,竞争性地抑制了尿酸的排泄。

(4)此病可因酗酒、饥饿、外伤、手术、劳累、精神刺激而引发。一些治疗血液病或癌症的抗嘌呤类药、抗叶酸类药、抗结核药、噻嗪类药、磺胺类药、柳酸盐、胰岛素等药均可促使此病发作。在关节病变中首先侵犯骨端,继而引起关节腔内滑膜炎反应;久之,有滑膜增厚,软骨面变薄、消失、骨端破坏吸收,边缘骨质增生,最终形成纤维性强直。尿酸盐沉积过量处易形成痛风石。

(5)痛风是因长期嘌呤代谢紊乱致血尿酸增高引起的一组疾病。临床特点为高尿酸血症、特征性急性关节炎反复发作,痛风石沉积,通常易累及肾。患者多数肥胖,通常伴有高脂血症、高血压、糖尿病、动脉硬化及冠心病等。

(6)大部分痛风发病年龄在 30～40 岁,男性占 95％左右,中年肥胖的男性脑力劳动者痛风发病比较多,随着年龄增长其发病逐渐增加,女性在闭经以后才发生。痛风通常首发于酒宴之后,常常在半夜里突然脚趾关节剧烈疼痛、红肿发热。第一次发作侵犯足第一跖趾者 60％,也可累及其他关节并反复发作。有家族遗传史,病程漫长者可达 10～20 年。

(7)中医学将痹证中的"痛痹"与"行痹"并列称之为痛风。中医学认为,形成痛风的主要原因是因为先天性脾肾功能失调,脾之运化功能有缺陷,则痰浊内生,肾司二便功能失调,湿浊阻滞,导致痰浊内聚,此时感受风寒湿热之邪、劳倦过度、七情所伤,或酗酒食伤,或关节外伤等,则加重并促使痰浊流注关节、肌肉、骨骼,气血运行不畅而形成此病。根据其临床表现,以急、慢性关节炎为主要表现时,当属于中医学的"痹证"范畴;若以尿路结石、肾结石为主要表现时,则属于"虚劳""水肿""关格"等范畴。

（二）临床表现

1. 痛风的特点 发作之前无任何征兆，一旦痛起来却很严重，可以说是关节病中最痛的一种。多数人半夜痛醒，感觉像刀割或撕裂一样疼痛。局部温度高，对触摸、震动极为敏感，甚至周围的风微微吹动，痛得就更加剧烈；若稍微活动关节，立即哇哇大叫；不能碰到任何东西，晚上睡觉连被子都不能盖，非得把脚或手伸到外面。

至于痛的部位，起初只侵犯一个关节，多数是脚的跖趾关节，后来逐渐发展到全身关节，跖趾、指、腕、踝、膝关节都会发生。病变关节明显肿胀、充血、皮肤发红、按之发烫。有些人还有发麻、针刺感、灼热感、跳动感等。发病时，大部分患者无法忍受，只有依靠药物镇痛维持。

痛风是形容来也快，去也快，来去如风。痛风发作，多无先兆症状，通常于夜间突然发作。痛来如山倒，但消退也快，一般会在数日或1周后自行消失。

2. 临床分期

（1）第一期（痛风潜伏期）：长期高尿酸血症而无临床症状，其中15％日后发展成关节炎，有时在发作前有肾绞痛、高血压或蛋白尿。

（2）第二期（急性痛风性关节炎期）：85％患者在夜间骤然发病，多发于手足小关节，多从单关节开始，特别是第一跖趾关节占75％～85％。可能因足部静脉回流差、易受挤压或创伤致缺血，负重可促进尿酸沉积。关节呈红、肿、热、痛，数小时内发展迅猛，24～48小时达高峰，1～2周脱皮消退，1年内数次，以后可增加，初次发作越早，复发频率越多，消退时间越延长。虽然累及踝、足、髋、肘等多数关节，但多数关节同时急性发作很少，这时通常提示已有机体系统性损害存在。当血尿酸浓度＞295微摩/升时为可疑痛风;女性在295～354微摩/升,男性在354～413微摩/升即为高尿酸血症;若伴有骤发关节肿痛时,即可确诊为痛风性关节炎;如肌酐清除试验降低、尿素氮测定升高,表示肾功能障碍。

(3)第三期(慢性痛风性关节炎期):约50％患者在数年后进入慢性期,在此前的间歇发作期关节也仍然肿胀,正常关节轮廓逐渐改变,最后出现畸形。10％～45.7％患者出现痛风石,多发于血液供应不足及间叶组织,如耳缘、足背、背部皮下、肘关节滑液囊、关节、心瓣膜等。痛风石通常在初发后10～12年出现,发病25年者有71％出现痛风石,少数在关节炎发生之前出现痛风石,大者可压迫皮肤致坏死,形成窦道,流出白粉笔末样或牙膏状物,镜检为针状尿酸盐结晶。痛风患者并发尿路结石者占10％～20％,因此出现肾绞痛、蛋白尿、血尿、感染等,使肾功能逐渐减退,发生慢性肾衰竭及肾型高血压。

(4)第四期(肾脏病变期):患者关节畸形及功能障碍日益严重,痛风石增多,体积增大,易破溃流出白色尿酸盐结晶。由于痛风造成关节畸形,影响了日常学习、工作和生活,给患者带来极大的痛苦。如尿酸盐不断沉积到肾里,形成肾结石,可出现水肿、少尿、蛋白尿、高血压、贫血等现象,提示患者肾功能受到损害。如果病情进一步发展,则出现不易逆转的肾衰竭而危及生命。肾病变期患者主要表现为痛风石造成的肾损害。

①慢性尿酸性肾病。患者夜尿增多,尿比重下降,出现间歇或持续性的蛋白尿,尿液中出现白细胞或红细胞。如病情进展,部分患者可出现肾衰竭。

②急性尿酸性肾病。由于血中尿酸水平急剧升高,大量尿酸由肾排出过程中造成肾小管梗阻,表现为患者突然出现少尿、无尿、水肿等急性肾衰竭的表现。

③尿酸结石。较小的结石可随尿液排出体外,常为浑浊尿或

砂石尿,一般无明显不适;较大的结石可阻塞尿路,引起肾绞痛、血尿或泌尿系统感染。

3. 多伴随的疾病

(1)肥胖症:痛风患者平均超重 18%～30%。最近研究表明,血清尿酸盐含量随着人体体表面积的增加而升高。痛风和肥胖并存与摄食超量有一定联系。普查资料证实,高尿酸血症与肥胖呈正相关。

(2)高脂血症:痛风患者中有 75%～84%合并高三酰甘油血症。三酰甘油升高程度与血清尿酸含量升高呈正相关。

(3)高血压:痛风患者有 40%～50%合并高血压,多数患者则伴有波动性高血压。通常多在急性痛风性关节炎发作后血压开始升高,年龄通常在 40 岁以后。高血压患者中高尿酸血症患病率明显高于一般人群,在未治疗的高血压患者中约占 58%。

(4)糖尿病:痛风合并显性糖尿病者占 3%～35%,糖耐量降低者占 21%～73%。在糖尿病患者中有 1%～9%患者有痛风性关节炎,2%～50%患者有高尿酸血症。国外学者认为,肥胖可诱发高尿酸血症及高血糖,因此将肥胖、痛风、糖尿病定为三联症。然而,流行病学调查结果显示,血糖浓度与血清尿酸盐浓度不相关。

(三)诊断与鉴别诊断

1. 西医诊断标准　痛风性关节炎是根据美国风湿病协会 1977 年确定的诊断标准,主要有以下 3 条。

(1)滑囊液中有特异性尿酸盐结晶。

(2)痛风石经化学方法或偏振光显微镜检查,证实含有尿酸钠结晶。

(3)具备下列临床表现、实验室及 X 线征象 12 项中的 6

项者。

①1 次以上的急性关节炎发作。

②炎症表现在 1 日之内达到高峰。

③单关节炎发作。

④患病关节皮肤颜色为暗红色。

⑤第一跖趾关节疼痛或肿胀。

⑥单侧发作累及第一跖趾关节。

⑦单侧发作累及跗关节。

⑧有可疑的痛风石。

⑨高尿酸血症。

⑩X 线摄片显示关节非对称性肿胀。

⑪X 线摄片显示骨皮质下囊肿不伴有骨质侵蚀。

⑫关节炎症发作期间关节液微生物培养阴性。

2. 中医诊断标准　痛风的中医诊断标准主要采用国家中医药管理局发布的《中医病证诊断疗效标准》中的"痛风的诊断依据、证候分类、疗效评定"标准，其中诊断依据如下。

(1)多数以单个足趾关节猝然红、肿、疼痛，逐渐痛剧如虎咬，昼轻夜重，反复发作。可伴发热、头痛等。

(2)多发于中老年男子，可有痛风家族史。通常因劳累、暴饮暴食、吃含高嘌呤饮食、饮酒及外感风寒等诱发。

(3)起初可单关节发病，以第一跖趾关节为多见。继则足踝、足跟、手指及其他小关节，出现红、肿、热、痛，甚则关节腔可有渗液。反复发作后，可伴有关节周围及耳郭、耳轮和趾、指骨间出现"块瘰"(痛风石)。

(4)血尿酸、尿尿酸增高，发作期白细胞总数会升高。

(5)必要时做肾 B 超扫描、尿常规、肾功能等检查，以了解痛风后肾的病变情况。X 线摄片检查可见软骨缘邻近关节骨质有不整齐的穿凿样圆形缺损。

3. 鉴别诊断

（1）风湿性关节炎：风湿性关节炎的特点是发病缓慢，疼痛性质不如痛风剧烈；而痛风多是突然发病（多是夜间），并伴有发热或关节疼痛前后都有发热。血液化验有血沉、抗"O"、C-反应蛋白等阳性反应。

（2）骨性关节炎：骨性关节炎的疼痛多因受寒凉、潮湿而发病，多发生在膝关节，疼痛不像痛风如此剧烈，发病也不骤然等。

（3）丹毒：丹毒发病局部多有破损，起病缓慢，即发病时不会呈撕裂样疼痛，病变范围广；痛风的疼痛性质完全不同，呈撕裂样疼痛。

（四）西医治疗

1. 药物治疗

（1）急性期治疗：关节炎的急性发作期应尽早使用抗炎镇痛药物，禁用降尿酸药物及影响尿酸排泄的药物，注意休息，多饮水，维持饮食治疗。药物治疗主要是非甾体抗炎药与秋水仙碱，必要时配用糖皮质激素。

①秋水仙碱。有抗炎消肿作用，对急性痛风性关节炎有特效，口服后 48 小时及静脉注射 12 小时即可取得镇痛效果，临床已经使用多年，现在仍为治疗痛风的首选药物。由于大部分患者无法耐受传统剂量所带来的胃肠道不良反应，故现在多建议使用较小剂量（1～2 毫克），同时可配合使用非甾体抗炎药。若患者合并有消化道出血或不能进食，可用秋水仙碱注射剂 1～2 毫克，溶于生理盐水 20 毫升中，于 5～10 分钟缓慢静脉注射。注意切勿外漏，6～8 小时后可根据病情再注射，一般 24 小时极量为 4 毫克。除了胃肠道不良反应外，还有肝功能异常、神经异常等。

秋水仙碱的主要作用是干扰吞噬尿酸盐的中性粒细胞及滑膜

细胞的趋化性,阻止或减少化学因子的分泌,终止急性发作或防治发作。在急性发作的早期用药效果良好,延误治疗时机常会造成迁延不愈。过去将秋水仙碱列为治疗痛风性关节炎急性发作的首选药物,但由于不良反应较大,且治疗剂量与中毒剂量很接近,容易发生中毒,通常导致明显的胃肠道反应、白细胞降低或骨髓抑制、肝肾功能损害,某些个体还有严重的变态反应,有时甚至造成生命危险,因此对痛风性关节炎急性期的治疗不必非用秋水仙碱不可。但对部分难治患者,不排除秋水仙碱有效的可能性。当有急性发作趋势时,立即给予秋水仙碱,每日 0.5～2 毫克,常可免受发作之苦。

②非甾体抗炎药。因秋水仙碱的毒性较大,而且与非甾体抗炎药具有相同的疗效,因此目前通常尽早给予非甾体类抗炎药,常用的药物有舒林酸、萘丁美酮、阿西美辛及双氯酚酸等,都有较迅速的抗炎镇痛作用,而且不良反应较少。具体用法:舒林酸 0.2 克,口服,每日 2 次;萘丁美酮 1.0 克,每日 1 次,晚饭后服;双氯酚酸 25～50 毫克,每日 3 次,饭前服;阿西美辛 90 毫克,每日 1 次,口服。

以上药物只需选用一种,不应同时服用两种或更多,否则疗效不增加,反而会出现不良反应。通常抗炎镇痛药物在 1～2 日可起效,症状消失即停用,大部分患者的疗程不超过 2 周。

③糖皮质激素。当关节炎反复发作,症状较重,以及对上述药物无效或产生不良反应时,可考虑使用糖皮质激素。泼尼松每日 10～20 毫克,分 2 次口服,症状改善后应及时减量或停用。一般短期应用皮质激素是安全的。

(2)间歇性及慢性期的药物治疗:治疗的目的是防止急性发作,降低血尿酸,减少痛风石的形成及预防肾功能损害。降低血尿酸水平的药物有两类:促进尿酸排泄的药物,抑制尿酸生成的药物。

降低血尿酸药物总的应用原则应从小剂量开始,根据测定的血及尿尿酸水平调整药物用量,摸索出最小有效剂量维持治疗,保持血尿酸在正常范围,以减少关节炎发作和治疗痛风石及结石。小剂量逐渐递增给药法可以减少药物不良反应,避免过量尿酸盐沉积到肾小管及间质,引起急性尿酸性肾病,同时也可避免血尿酸水平急剧降低而诱发痛风性关节炎的发作,以及宜于发现药物不良反应。另外,在肾功能正常或轻度损害时,以及尿酸排出量降低或正常时,如用促进尿酸排泄药,可导致尿酸石形成,加重肾脏的损害。

①丙磺舒。开始剂量为每次 0.25 克,每日 2 次,2 周后增至每次 0.5 克,每日 3 次,每日最大剂量在 2 克以下。5%左右的患者有皮疹、发热、胃肠道刺激感、肾绞痛及诱发急性发作等不良反应。

②苯溴马隆。开始剂量为每次 25 毫克,每日 1 次,逐渐达100 毫克。毒性作用轻微,对肝肾功能无影响。但可能有胃肠道不良反应,很少有皮疹、发热、肾绞痛及转移性急性痛风发作。

③磺吡酮。是保泰松的衍生物,排尿酸作用较丙磺舒强。开始剂量为每次 50 毫克,每日 2 次,逐渐增至每次 100 毫克,每日 3次,最大剂量为每日 600 毫克。与丙磺舒配合使用有协同作用。该药比丙磺舒不良反应小,少数对胃肠道黏膜有刺激,因此有溃疡病者慎用。个别有皮疹、药物热的报道。

④酮保泰松。也是保泰松的衍生物。由于不良反应多,作为降尿酸药已很少使用。每日 200～400 毫克,分 2～4 次口服。

⑤水杨酸类药物。水杨酸类药物也有降尿酸作用,包括水杨酸、阿司匹林、二氟尼柳等。阿司匹林每次 1～1.5 克,每日 3～4次,有降低血尿酸的作用。因此类药物的不良反应较大,加之现在又有作用更强的促尿酸排泄药物,因此已不再作为降低血尿酸的主要药物。

2. 物理疗法

(1)电疗:有中波电疗法、短波电疗法、超短波电疗法、间动电疗法、微波电疗法、直流电药物离子导入疗法、干扰电流疗法等。当高频率的电流或声波通过组织时可以产热,集中在深层组织,不会引起皮肤灼伤或变色。具有热效率高,松弛肌肉的功能,因而可用于深部组织热疗。对于痛风的局部治疗具有消炎、消肿及镇痛的作用。

(2)石蜡疗法:石蜡是从石油中蒸馏出来的一种热容量很大的副产品,其经过加热后作为导热体,涂敷于患处以达到治疗目的。蜡疗对于痛风关节炎的慢性期特别有效。每次 30 分钟,每日 1次,至本次病愈为止。

(五)中医治疗

1. 辨证施治

(1)湿热蕴结型

主症:下肢小关节猝然红肿、疼痛,拒按,触之局部灼热,得凉则舒,伴有发热口渴,心烦不安,尿黄,舌红,苔黄腻,脉滑数。

治则:清热除湿,活血通络。

方药:宣痹汤。防己、栀子、赤小豆、连翘、杏仁、法半夏、薏苡仁、蚕沙、滑石。

用法:每日 1 剂,水煎服。

(2)瘀热阻滞型

主症:关节红、肿、刺痛,局部肿胀变形,屈伸不利,肤色紫暗,按之稍硬,病灶周围或有块状硬结,肌肤干燥,舌质紫暗。

治则:活血化瘀,化痰通络。

方药:身痛逐瘀汤。秦艽、川芎、桃仁、红花、甘草、羌活、没药、香附、牛膝、地龙、当归、五灵脂。

用法：每日 1 剂，水煎服。

（3）痰浊阻滞型

主症：关节肿胀，重则关节周围水肿，局部酸麻疼痛，或见块状硬结不红，伴有目眩，面浮足肿，胸脘痞满，舌质胖紫暗，苔白腻，脉弦或弦滑。

治则：化痰祛湿。

方药：二陈汤。姜半夏、茯苓、陈皮、甘草。

用法：每日 1 剂，水煎服。

（4）肝肾阴虚型

主症：病久屡发，关节疼痛如虎咬，局部关节变形，昼轻夜重，肌肤麻木不仁，步履艰难，筋脉拘急，屈伸不利，头晕耳鸣，颧红口干，舌质红，少苔，脉弦细或细数。

治则：补益肝肾，除湿通络。

方药：杞菊地黄丸（枸杞子、菊花、熟地黄、山茱萸、山药、茯苓、牡丹皮、泽泻）和独活寄生汤（独活、杜仲、牛膝、北细辛、秦艽、茯苓、肉桂心、防风、川芎、人参、甘草、当归、芍药、桑寄生、干地黄）。

用法：每日 1 剂，水煎服。

2. 中药疗法

（1）四妙汤加味：黄柏 25 克，生薏苡仁 100 克，苍术 15 克，膝 15 克，防己 10 克，萆薢 15 克，赤芍 15 克，金钱草 30 克，地龙克，全蝎 5 克，泽泻 10 克。脾胃虚弱者，加生黄芪、白术、山药、茯苓；肝肾不足者，加独活、续断、桑寄生、知母、生地黄；肿甚者，加滑石、土茯苓。每日 1 剂，水煎分 2 次服；病情较重者，每日 2 剂，水煎分 4 次服，15 天为 1 个疗程。

（2）祛湿逐瘀汤：山茱萸、青皮、威灵仙、萆薢各 10 克，苍术、怀牛膝、土茯苓 15 克，生黄芪、薏苡仁各 30 克，丹参 20 克。每日 1 剂，水煎分 2 次服，15 剂为 1 个疗程。

（3）排酸解毒汤：黄柏、苍术、牛膝、滑石、莱菔子各 15 克，薏苡仁、败酱草各 30 克,制附子 6 克,地龙、威灵仙各 20 克,甘草 10 克。关节红肿者,加忍冬藤、连翘各 30 克;疼痛严重者,加延胡索 20 克,细辛 3 克;夹瘀者,加桃仁、三棱各 10 克;结石者,加金钱草、海金沙 30 克。每日 1 剂,水煎分 2 次服,7 日为 1 个疗程。

(4)泄浊除痹汤:土茯苓 30 克,草薢 10 克,生薏苡仁 10 克,威灵仙 10 克,木瓜 10 克,山慈姑 10 克,泽泻 10 克,泽兰 10 克,王不留行 10 克,牛膝 10 克,生蒲黄 12 克,车前子 10 克。每日 1 剂,水煎分 2 次服。

(5)桂芍知母汤:桂枝 15 克,白芍 15 克,麻黄 10 克,苍术 15 克,防风 12 克,知母 10 克,川乌、草乌各 15 克,干姜 6 克,甘草 6 克,细辛 3 克,马钱子(油炸)1 个,川芎 15 克,延胡索 15 克。每日 1 剂,川乌、草乌先煎 60 分钟,再一起煎煮其他药物 20 分钟,取汁 200 毫升,分 2 次服。

(6)茵陈五苓散加味:土茯苓 60 克,猪苓 15 克,泽泻 20 克,茵陈 20 克,防己 15 克,黄芪 30 克,川草薢 30 克,滑石 15 克,白茅根 30 克,牛膝 15 克,延胡索 12 克,白芍 30 克,甘草 6 克。热甚者,加忍冬藤、连翘、黄柏;津液耗伤者,加生地黄、玄参、麦冬;关节肿痛者,加乳香、没药、秦艽、络石藤、海桐皮;关节红肿者,加生地黄、牡丹皮、赤芍;下肢疼痛者,加木瓜、独活;上肢疼痛者,加羌活、威灵仙、姜黄。每日 1 剂,水煎分 2 次服,10 日为 1 个疗程。

(7)祛风定痛汤:独活 10 克,川桂枝 5 克,细辛 5 克,秦艽 10 克,威灵仙 10 克,制川乌 10 克,制草乌 10 克,蕲蛇 10 克,炙穿山甲片 10 克,炙地龙 10 克,全当归 10 克,大丹参 30 克,炙黄芪 20 克,怀牛膝 10 克,炙马钱子 1 克,炙甘草 5 克。下肢麻木者,加老鹳草 10 克,木瓜 10 克;湿热内阻者,加藿香、佩兰各 12 克,黄柏 12 克,生薏苡仁 30 克,忍冬藤 30 克;疼痛剧烈者,加全蝎 5 克,蜈蚣 2 条;肾阴亏损者,加制何首乌 12 克,制黄精 12 克,鳖甲 10 克;肾阳亏损者,加仙茅 12 克,巴戟天 12 克,鹿角胶 10 克。每日 1

剂,水煎分 2 次服,30 日为 1 个疗程。

(8)济生益气汤:熟地黄 25 克,山茱萸 15 克,山药 20 克,茯苓 20 克,牡丹皮 8 克,泽泻 15 克,制附子 6 克,桂枝 6 克,牛膝 20 克,车前子 15 克,党参 20 克,白术 6 克,桔梗 5 克,砂仁 5 克,薏苡仁 20 克,海金沙 30 克,金钱草 30 克,大黄 15 克,丹参 30 克,甘草 5 克。小便赤者,去桂枝、制附子,加小蓟 20 克,石韦 20 克;伴恶心呕吐者,加竹茹、姜半夏各 15 克,黄连 3 克;关节肿痛者,加络石藤、青风藤、威灵仙各 15 克。每日 1 剂,水煎分 2 次服,20 日为 1 个疗程。

(9)清利活血汤:青风藤 20 克,秦艽 20 克,萆薢 30 克,黄柏 20 克,薏苡仁 30 克,泽泻 20 克,大黄 10 克,虎杖 30 克,车前草 25 克,川牛膝 25 克,防己 15 克,当归 10 克。每日 1 剂,水煎分 2 次服。

(10)龙胆泻肝汤加减:龙胆草 15 克,栀子 12 克,黄芩 15 克,柴胡 15 克,木通 10 克,车前子 10 克,泽泻 30 克,当归 15 克,生地黄 30 克。局部红肿者,加豨莶草、白茅根;疼痛剧烈者,加田七末、七叶莲、防己、桑枝;发热者,加羚羊角(代)、生石膏;便秘者,加大黄、虎杖。每日 1 剂,水煎分 2~3 次服,15 日为 1 个疗程。

(11)萆薢解湿汤:川萆薢 30 克,薏苡仁 15 克,黄柏 15 克,牡丹皮 10 克,茯苓 10 克,泽泻 10 克,滑石 15 克,通草 6 克。湿热蕴结者,加石膏、知母、忍冬藤;瘀热阻滞者,加生地黄、赤芍、延胡索;痰浊阻滞者,加土茯苓、白术、山药。每日 1 剂,水煎分 2 次服。

(12)四妙白虎汤:生石膏 30 克,知母 10 克,牡丹皮 15 克,制南星 10 克,龙胆草 10 克,桃仁 10 克,红花 8 克,大黄(后下)10 克,黄柏 15 克,炒苍术 15 克,薏苡仁 30 克,土茯苓 30 克,山慈姑 15 克,川萆薢 15 克,灯盏花 15 克,赤芍 10 克,川牛膝 10 克,甘草 3 克。每日 1 剂,水煎分 2 次服,10 日为 1 个疗程。

(13)加味白虎汤:石膏 30 克,知母 9 克,忍冬藤、祖师麻、蒲公英、丹参、赤小豆各 30 克,雷公藤、青风藤、赤芍、桃仁、红花、僵蚕各 10 克,蜈蚣 2 条,甘草 6 克。关节疼痛者,加细辛 9 克,乳香、没药各 10 克;肿胀者,加穿山甲 10 克;痰浊者,加白芥子、法半夏各 10 克。每日 1 剂,水煎分 3 次服,7 日为 1 个疗程。

(14)痛风排毒汤:土茯苓 60 克,生薏苡仁、萆薢、虎杖各 30 克,泽泻、百合、赤芍各 15 克,生地黄 20 克,炙土鳖虫 10 克,生甘草 5 克。每日 1 剂,水煎分 2 次服。

(15)五味消毒饮加减:金银花 15 克,野菊花 15 克,蒲公英 30 克,紫花地丁 20 克,金银花藤 30 克,金钱草 30 克,防己 10 克,车前草 15 克,生地黄 15 克,牡丹皮 12 克,延胡索 10 克。关节肿胀者,加土茯苓 30 克,薏苡仁 30 克;疼痛明显者,加乳香 10 克,没药 10 克;上肢疼痛者,加桑枝 30 克;下肢疼痛者,加苍术 10 克,黄柏 10 克,川牛膝 10 克。每日 1 剂,水煎分 2 次服。

(16)热痹蠲痛汤:薏苡仁 30 克,苍术 15 克,豨莶草 15 克,海桐皮 12 克,山慈姑 10 克,丹参 15 克,赤芍 12 克,川牛膝 15 克,金银花藤 30 克,甘草 6 克。每日 1 剂,水煎分 3 次服,4 周为 1 个疗程。

(17)慈茯草苡汤:山慈姑 20 克,土茯苓 30 克,萆薢 30 克,薏苡仁 20 克,威灵仙 15 克,秦艽 15 克,牛膝 15 克,全蝎 3 克,蜈蚣 2 条,甘草 5 克。湿热者,加黄柏 15 克,忍冬藤 30 克;瘀血疼痛者,加乳香、没药各 10 克;痰瘀重者,加半夏 15 克,白芥子 10 克;肝肾虚弱者,加杜仲 15 克,桑寄生 15 克。每日 1 剂,水煎分 2 次服,30 日为 1 个疗程。

(18)清络祛风汤:生地黄 25 克,知母 20 克,牡丹皮 10 克,金银花 20 克,连翘 12 克,山慈姑 20 克,苍术 10 克,虎杖 15 克,土茯苓 20 克,薏苡仁 30 克,独活 20 克,炒白芥子 15 克,车前子 10 克,甘草 6 克。每日 1 剂,水煎分 2 次服,7 日为 1 个疗程。

(19)三金三妙汤加减:金钱草、海金沙、金银花各 30 克,车前子、威灵仙、忍冬藤、土茯苓各 20 克,牛膝 15 克,苍术、黄柏、泽泻、薏苡仁、防己各 10 克。关节疼痛者,加牡丹皮 15 克;舌苔黄腻者,加厚朴 12 克;有尿酸盐结晶者,加半夏 9 克,夏枯草 15 克。每日 1 剂,水煎分 3 次服。

(20)黄熟寄生汤:黄芪 30 克,桑寄生、熟地黄各 20 克,牛膝、当归各 15 克,独活、白芍各 12 克,秦艽 10 克,炙甘草 9 克,乌梢蛇、乳香、没药各 6 克。阴虚者,加黄柏、知母各 10 克;阳虚寒盛者,加黑附片 6 克,仙茅 9 克;疼痛剧烈者,加罂粟壳 5 克。每日 1 剂,水煎分 2 次服,30 剂为 1 个疗程。

(21)秦蜂汤:秦皮 12 克,蜂房 12 克,蚕沙 12 克,威灵仙 12 克,山慈姑 30 克,黄柏 10 克,苍术 12 克,牛膝 15 克,木通 9 克,徐长卿 15 克,连翘 15 克,当归 15 克,桂枝 6 克。湿热型者,加丹参 20 克,赤芍 15 克;湿毒型者,加白花蛇舌草 30 克,蒲公英 15 克;瘀毒型者,加制大黄 10 克,七叶一枝花 30 克。每日 1 剂,水煎分 3 次服。

(22)当归拈痛汤:羌活、茵陈、炙甘草各 15 克,猪苓、泽泻、防风、当归各 9 克,升麻、葛根、苍术、白术、苦参、人参、黄芩、知母各 6 克。每日 1 剂,水煎分 2 次服,30 日为 1 个疗程。

(23)延胡定痛汤:延胡索 10 克,金钱草 30 克,车前子 10 克,泽泻 10 克,防己 10 克,黄柏 10 克,萆薢 10 克,生薏苡仁 30 克,虎杖 10 克,忍冬藤 10 克,山慈姑 10 克,赤芍 10 克。伴发热者,加生石膏 30 克;关节疼痛者,加桑枝 10 克,牛膝 10 克;关节屈伸不利者,加伸筋草 10 克;病程较长者,加海藻 10 克。每日 1 剂,水煎分 2 次服,30 日为 1 个疗程。

(24)防己茯苓汤:防己 15 克,土茯苓 20 克,桂枝 9 克,细辛 15 克(先煎 1 小时),豨莶草 18 克,车前草 18 克,白花蛇舌草 18 克,威灵仙 12 克,甘草 9 克。每日 1 剂,水煎分 3 次餐后 2 小时服。

(25)乌头白虎汤:制乌头 10 克,生石膏、薏苡仁各 30 克,白芍、川牛膝各 15 克,知母、桂枝、当归各 10 克,甘草 6 克。热重者,加生石膏至 60 克,忍冬藤、桑枝各 30 克;便秘者,加生大黄 30 克;湿重者,加防己、苍术各 10 克;偏寒者,加附子 10 克,细辛 5 克;脾胃虚弱者,加白术、炮鸡内金各 10 克,炒谷芽、麦芽各 15 克;气虚者,加黄芪、党参各 15 克;夹瘀者,加桃仁、炮穿山甲各 10 克。每日 1 剂,先煎制川乌、生石膏 30 分钟,然后加入其他药物再煎,去渣取汁,分 2～3 次服。

(26)附红汤加减:熟附子 10 克,桂枝 15 克,当归 12 克,红花 9 克,延胡索 15 克,苍术 15 克,炙甘草 9 克,防风 9 克,薏苡仁 15 克,牛膝 9 克,白芍 6 克。每日 1 剂,水煎分 2 次服,30 日为 1 个疗程。

(27)三土汤:土茯苓 30 克,土牛膝 15 克,土贝母 10 克,川草薢 30 克,苍术 15 克,黄柏 9 克,威灵仙 12 克,生甘草 6 克。每日 1 剂,水煎分 2 次服,14 日为 1 个疗程。

(28)大黄(后下)、柴胡、黄芩、枳实、赤芍、苍术、牛膝、黄柏各 14 克,山慈姑 20 克,姜半夏 6 克,甘草 6 克,忍冬藤 20 克,大枣 4 枚。每日 1 剂,水煎分 2 次服,30 日为 1 个疗程。

(29)健脾祛瘀汤:黄芪 30 克,白术、丹参各 20 克,陈皮、半夏、山楂、土茯苓、车前子(包煎)、滑石、草薢、桃仁、红花、地龙各 15 克,大黄 5 克,川芎 10 克。每日 1 剂,水煎分 2 次服,10 日为 1 个疗程;亦可将药物研成细末,每次服 10～15 克,每日 2 次。

3. 针刺疗法

(1)方法 1

①穴位。全身取足三里、阴陵泉、三阴交、大椎、脾俞、天枢、丰隆穴。第一趾跖关节部位肿痛者,取太白、太冲穴;跖跗关节部位肿痛者,取商丘、冲阳、内庭穴;踝关节部位肿痛,取丘墟、太溪、商丘穴;膝关节部位肿痛者,取双膝眼、鹤顶穴。

②刺法。温针灸足三里穴，阴陵泉、脾俞、三阴交穴用捻转补法，大椎穴刺络放血，丰隆、天枢穴提插泻法。局部穴位都用温针灸，每日1次，10日为1个疗程。

（2）方法2

①穴位。取双侧支沟、筑宾、太冲、足三里、三阴交、阳陵泉穴。

②刺法。太冲、阳陵泉穴用泻法，支沟穴用平补平泻，足三里、筑宾、三阴交穴用补法，留针30分钟，每日1次，15次为1个疗程。

（3）方法3

①穴位。取曲池、血海、关元、肾俞、三阴交、膈俞穴，结合局部相应腧穴。

②刺法。全身腧穴都用毫针针刺，针行常规消毒后刺入，得气后施用捻转泻法，肾俞、关元穴针用平补平泻法，趾、指小关节局部采用毫针点刺。每日1次，10次为1个疗程。

（4）方法4

①穴位。主穴取合谷、太冲、足三里。踝关节疼痛者，加照海、丘墟、申脉穴；手及腕关节疼痛者，加阳池、阳溪、外关穴；膝关节疼痛者，加膝眼、鹤顶、血海穴。

②刺法。主穴采用平补平泻法，配穴采用泻法，每次留针30分钟，每日1次，15次为1个疗程。

（5）方法5

①穴位。取曲池、足三里、大椎、肾俞、膀胱俞、阴陵泉穴、阿是穴及相应经穴。

②刺法。使用毫针，常规消毒皮肤后，快速进针，待患者有酸胀感时，留针30分钟，每隔10分钟捻针1次，每日1次，7日为1个疗程。

4. 中成药疗法

（1）虎潜丸

药物组成：龟甲、熟地黄、黄柏、知母、狗骨、锁阳、干姜、陈皮等。

功效主治：补益肝肾。适用于肝肾不足，筋骨痿软者。

用法用量：酒或粥糊为丸，每次 6 克，每日 3 次，温开水送下。

注意事项：方中原为虎骨，现改用狗骨代替，有同样的治疗效果。

（2）知柏地黄丸

药物组成：知母、黄柏、熟地黄、山茱萸、牡丹皮、山药、茯苓、泽泻。

功效主治：补肾阴，清虚热。适用于痛风病情稳定后，关节疼痛，日轻夜重，步履艰难，心烦不适，潮热盗汗，手足心热，口干咽痛，小便短赤者。

用法用量：大蜜丸每次 1 丸，水蜜丸每次 8 克，每日 2 次，于饭后用温开水送下。

注意事项：若出现食欲减退、胃脘不适、大便溏稀时，即当停药。忌辛辣、生冷、油腻、海鲜及酒类食物。

（3）参苓白术丸

药物组成：人参、茯苓、陈皮、莲子、桔梗、白扁豆等。

功效主治：健脾益气。适用于脾气虚弱，腰背酸痛，双膝行走无力，重则轻微运动可引起腰背剧痛，纳少腹胀，饭后尤甚，便溏，肢体倦怠，少气懒言，舌淡苔白者。

用法用量：每次 9 克，每日 3 次，温开水送服。

（4）祛风止痛丸

药物组成：老鹳草、草乌、威灵仙、独活、红花、桑寄生、续断等。

功效主治：祛风止痛。适用于痛风游走性疼痛。

用法用量：每次 2～4 片，每日 3 次，口服。

注意事项：痛风反复发作，气阴不足，体质虚弱者慎用。

（5）痛风定胶丸

药物组成：黄柏、秦艽、赤芍、车前子等。

功效主治:清热祛风除湿,活血通络定痛。适用于痛风属湿热内盛,症见关节红肿热痛,伴有发热,汗出不解,口渴喜饮,心烦不安,小便黄,舌质红,苔黄腻,脉滑数者。

用法用量:每次 4 粒,每日 3 次,饭后温开水送下。

注意事项:孕妇慎用。忌辛辣、生冷、油腻、海鲜及酒类食物。

5. 敷贴疗法

(1)葛根 80 克,白芍 30 克,独活 20 克,当归 20 克,延胡索 20 克,威灵仙 12 克,秦艽 10 克,天麻 10 克,制川乌 5 克,蜈蚣 3 条。上述药物研细粉末,用醋调成糊状,敷贴患处,每日 1 次。适用于痛风局部疼痛剧烈者。

(2)芙蓉叶、生大黄、赤小豆各等份。上药共研细粉末,按4:6加入凡士林,调和成膏,外敷患处,每日 1 次。适用于湿热痹阻型痛风者。

(3)煨姜 20 克,赤芍 20 克,天南星 20 克,草乌 6 克,白芷 10 克,肉桂 10 克。将上述药物加工成粉末,过筛后,加 4 倍量的凡士林调匀成膏,外敷患处。适用于瘀血型痛风者。

(4)侧柏叶 30 克,大黄 80 克,黄柏 15 克,薄荷 10 克,泽兰 15 克。上药共研细粉末,加蜂蜜适量,再加水调糊,外敷。适用于痛风属湿热蕴结,内热重者。

(5)莪术、五灵脂、川乌、草乌、制马钱子各 10 克,冰片、生南星各 20 克,大黄 50 克。上药研粉过 80 目筛备用。用时将适量蜂蜜与药末调为糊状,根据病变范围大小将药摊于油纸或纱布上,一般厚 3~5 毫米,贴于局部,外用绷带或胶布固定,每日更换 1 次。要求皮肤无严重破损或感染者方可贴用。

6. 熏洗疗法

(1)苍术 30 克,薏苡仁 30 克,红花 20 克,川乌 15 克,威灵仙 15 克,艾叶 20 克,木瓜 20 克,牛膝 20 克,茯苓 20 克。取上药使用熏蒸机熏蒸患部,每日 2 次,疗程 1 周。

（2）苍术 20 克,生半夏 20 克,制南星 20 克,艾叶 20 克,红花 15 克,王不留行 40 克,大黄 30 克,海桐皮 30 克,葱须 3 根。取上药使用熏蒸机熏蒸患部,每日 2 次,疗程 1 周。

7. 足浴疗法

（1）透骨草 30 克,海风藤 30 克,络石藤 30 克,寻骨风 30 克,土茯苓 30 克。上述药物加适量水,浸泡 1 小时后煎取汁浴足。每次 30～40 分钟,每日 1～2 次,连用 4～6 日。痛风急性发作时,局部炎症表现为红肿热痛,宜用冷水浸泡;痛风稳定期,或有小腿冷痛者,用温水浸泡。

（2）麻黄 6 克,黄芪 18 克,当归 15 克,透骨草 18 克,海风藤 18 克,黄柏 10 克,川牛膝 15 克。上述药物加适量水,浸泡 1 小时后煎取汁浴足。每次 30～40 分钟,每日 1～2 次,连用 4～6 日。痛风反复发作者宜于采用。

（3）樟木屑 1 500 千克,放锅中,加水烧沸,趁热浸洗患处,每次 40 分钟,每日 1～2 次,连洗 7～10 次。本方出自明代医家经验,主治痛风关节疼痛。使用时在桶上盖一块毛巾,不要让热气熏蒸损伤眼睛。

（4）木瓜 10 克,红花 10 克,制川乌 6 克,制草乌 6 克。上药加水 2 500 毫升,煎成 2 000 毫升,浸洗患处。每次 30～40 分钟,每日 1～2 次,连用 4～6 日。适用于瘀血阻络型痛风者。

（5）柳树花 30 克,金银花 30 克,蒲公英 30 克,土茯苓 30 克,紫花地丁 30 克,生大黄 30 克。上药加水适量,煮沸后约 30 分钟浸洗患处。每次 30～40 分钟,每日 1～2 次,连用 4～6 日。适用于湿热痹阻型痛风者。

8. 热熨治疗法

（1）白芍 60 克,鸡血藤 30 克,桑寄生 30 克,续断 15 克,木瓜 12 克,牛膝 12 克,威灵仙 12 克。上述药物研为细粉末,用醋将药末调湿后装布袋中,蒸热后敷疼痛部位。每日 1～2 次,敷至痊愈。

（2）当归尾 20 克，桑枝 30 克，没药 10 克，生川乌 5 克，生草乌 5 克，川芎 5 克，上述药物研为细粉末，用醋将药末调湿后装布袋中，蒸热后敷疼痛部位。每日 1～2 次，敷至痊愈。

9. 涂搽疗法

（1）当归 12 克，生川乌 5 克，生草乌 5 克，白芷 10 克，肉桂 6 克，红花 10 克，白酒 500 毫升。将上述药物浸泡酒中 24 小时，去渣后再加入 10 瓶风油精，用时涂搽于痛处，每日数次，10 日为 1 个疗程。适用于痛风关节疼痛。

（2）鲜烟叶 100 克，放锅中炒热，冲入黄酒 50 毫升，再炒至热，然后取烟叶在病痛关节处涂搽。每日数次，10 日为 1 个疗程。适用于痛风红、肿、热、痛症状不明显者。

10. 验方疗法

（1）马齿苋汤：马齿苋 30 克，冰糖适量。马齿苋洗净，加水浸30 分钟，煮沸半小时，弃渣留汁，加冰糖，饮用；如有新鲜马齿苋可取 150 克，洗净后加食盐煮熟，放点味精调味食用。清热解毒。适用于痛风热毒重、肿痛显著者。

（2）萆薢杜仲汤：萆薢 30 克，杜仲 30 克，地骨皮 15 克，枸杞子 12 克，生地黄 15 克，炒黄柏 10 克，怀山药 20 克，陈皮 3 克。将上述药物同放砂锅中，加水浸泡 1 小时，连煎 2 次，合并煎汁，分 2 次于饭后 1 小时温服。适用于痛风久病屡发，肝肾阴虚，关节痛如虎咬，局部关节变形，昼轻夜重，肌肤麻木不仁，步履艰难，筋脉拘急，屈伸不利，头晕耳鸣，颧红口干者。

（3）上中下痛风方：制南星 15 克，苍术 12 克，酒黄柏 10 克，川芎 15 克，白芷 10 克，神曲 10 克，桃仁 10 克，威灵仙 10 克，羌活 10 克，防己 10 克，桂枝 6 克，红花 10 克，龙胆草 3 克。上药加水浸泡 1 小时，连煎 2 次，合并煎汁，分 2 次于饭后 1 小时温服。各种类型的痛风患者，均可以本方为基本方法采用。

（4）趁痛散：川牛膝 15 克，桃仁 10 克，红花 10 克，当归 10 克，五灵脂 10 克,羌活 10 克,香附 10 克,地龙 10 克,乳香 6 克,没药 6 克,生甘草 6 克。上药研为细粉末,过筛取粉,每次 10 克,每日 3 次,于饭后用温开水送下。活血化瘀,祛风止痛。适用于痛风证属瘀热阻滞,表现为关节红肿刺痛,局部肿胀变形,屈伸不利,肤色紫暗,按之稍硬,病灶周围或有块垒硬结,肌肤干燥,皮色暗鳖者。

(5)羚羊角散:土茯苓 20 克,鸭跖草 20 克,威灵仙 15 克,苍术 12 克,黄柏 10 克,苍耳子 10 克,白芥子 10 克,羚羊角粉(代)3 克。上药研为细粉末,每服 5 克,每日 2 次,黄酒调下。适用于痛风证属湿热蕴结,表现为下肢小关节猝然红肿疼痛,拒按,触之局部灼热,伴有发热口渴,心烦不安,尿短赤者。

(7)山楂杜仲炭:山楂炭 50 克,杜仲炭 50 克。将山楂炭、杜仲炭研为细粉末,每次 6 克,每日 3 次,用温开水送下;也可将山楂炭、杜仲炭装在空心胶囊中,按每日 18 克的量,分 3 次用温开水送下。

11. 穴位按摩疗法

(1)掐擦解溪穴:拇指按放在踝关节前面的横纹中央,在第二足趾直上两筋内的解溪穴,用指端甲缘着力按掐,一掐一松,连做 7～14 次;用拇指指腹点按解溪穴,一按一松,连按 21 次;两手掌在踝关节处搓擦,连续擦动 3 分钟。解溪穴在足背与小腿交界处的横纹中央凹陷中,即踝关节前面的横纹中央,第二足趾直上两筋内。一般骨节相连接处称为"骱","骱"与"解"相通;肌腱的凹陷处似溪,因此取名为解溪。刺激解溪穴有助于防治踝关节疼痛、下肢痿痹等足部病症,对于痛风的防治有一定的效果。

(2)掐擦昆仑穴:一手指端按放在足外踝后方,在外踝尖与跟腱间凹陷处的昆仑穴用指端甲缘按掐,一掐一松,连掐 21 次;用指腹擦昆仑穴,连续擦动 1 分钟;用指腹按揉昆仑穴,和缓地揉动 3 分钟。昆仑穴在足外踝后方,当外踝尖与跟腱间凹陷处。取穴时,从足外踝尖向后移 0.5 寸,跟骨上、跟腱前的凹陷处即是。昆仑穴位于踝关节部位,对于防治足踝肿痛、跟腱损伤等足踝病变有一定效果,痛风可取该穴位按摩。

(3)掐揉商丘穴:拇指按放在足内踝前下方凹陷中,当舟骨结节与内踝尖连线的中点处用指端部点按,一按一松,连按21次;使用拇指指腹推擦商丘穴,连续擦动1分钟;用拇指或食指指腹按揉商丘穴,和缓地揉动1分钟。商丘穴在足内踝前下方凹陷中,当舟骨结节与内踝尖连线的中点处。另一定位法:以足内踝前缘直线与内踝下缘水平线的交叉点定位。刺激商丘穴对因扭伤引起的足踝疼痛有治疗效果,痛风足踝关节疼痛症状显著者宜于配合按摩。

(4)掐按足三里穴:取坐位,先用拇指(双侧)掐按两侧的足三里穴,再用食指或中指轮换掐按至小腿持续有酸胀感为止,每日坚持2次。足三里是足阳明胃经穴,具有健脾和胃,消积化滞,调理气血,疏风化湿,通经活络,扶正培元的功效。

12. 健身操疗法 痛风急性发作期,宜卧床休息,疼痛消退,病情稳定后,进行健身操锻炼,有利于增强体质,延缓再次发作时间。对于肥胖的痛风患者,更应加强锻炼,对于减肥、防治痛风都有好处。

(1)背对墙壁约一臂距离,正身站好,身体缓缓前屈,两手下垂,手指尽量接近地面或足背。然后上身抬起,双手上举,身体后仰,手指尽可能接触到墙壁而止。反复做7次。

(2)两手叉腰站好,先用左腿着力支撑身体,右腿微屈,脚尖踮地,转动踝关节1分钟。然后,改用右腿着力支撑身体,左腿微屈,脚尖踮地,转动踝关节1分钟。两腿交替,连做7遍。

(3)两腿并拢站立,上身下屈,两手分别按放在两膝上,带动膝部转动膝关节,按顺时针方向和逆时针方向各转动21次。

(4)全身放松,做散步锻炼,步幅要大,活动速度快慢交替,连续走10分钟。

（六）饮食调养

1. 食物选择　痛风性关节炎是人体内嘌呤代谢紊乱所致的疾病，而通过饮食摄入是痛风性关节炎患者外源性嘌呤和尿酸的主要来源。尿酸主要是从饮食中核苷酸分解而来，如果患者血尿酸和嘌呤水平高，就容易形成痛风。因此，痛风的治疗和预防都与所摄入的食物有明显联系。

（1）嘌呤含量少或不含嘌呤的食品：精白米、玉米、精白面包、馒头、面条、通心粉、苏打饼干、卷心菜、胡萝卜、芹菜、黄瓜、茄子、甘蓝、莴苣、南瓜、番茄、萝卜、山芋、马铃薯、泡菜、咸菜、龙眼、各种蛋类、牛奶、炼乳、酸奶、麦乳精、各种水果及干果类、糖果、各种饮料包括汽水、茶、巧克力、咖啡、可可等，各种油脂、花生酱、花生、杏仁、核桃、果酱等。

（2）每 100 克中嘌呤含量＜75 毫克的食品：芦笋、菜花、四季豆、青豆、豌豆、菜豆、菠菜、蘑菇、麦片、鲱鱼、鲥鱼、鲑鱼、金枪鱼、白鱼、龙虾、蟹、牡蛎、鸡、火腿、羊肉、牛肉汤、麦麸、面包等。

（3）每 100 克中嘌呤含量 75～150 毫克的食品：扁豆、鲤鱼、鲈鱼、梭鱼、鲭鱼、贝壳类、熏火腿、猪肉、牛肉、牛舌、小牛肉、鸡肉、鸭肉、鹅肉、鸽子肉、鹌鹑肉、野鸡肉、兔肉、羊肉、鹿肉、火鸡肉、鳗鱼、鳝鱼。

（4）每 100 克中嘌呤含量 150～1 000 毫克的食品：动物内脏 825 毫克，凤尾鱼 363 毫克，沙丁鱼 295 毫克，牛肝 233 毫克，牛肾 200 毫克，动物脑组织 195 毫克，肉汁 160～400 毫克。

2. 饮食调养注意事项

（1）控制饮食：要低糖、低盐、低脂肪，每日嘌呤摄取量应在 150 毫克以下，尤其应该限制摄取富含嘌呤的食物。痛风患者禁止食用动物内脏、骨髓、海味、发酵食物、豆类等食物。由于蛋白质在体内具有特殊作用,摄食过量蛋白质也可使内生性尿酸增加,因此也应适当限制。要了解食物的嘌呤含量,进食时有意识地避开含嘌呤高的食物,食用含量低的食物。

(2)大量喝水:每日应喝水 2 500～3 000 毫升,保证每日有 2 000 毫升左右的尿量,以促进尿酸排泄。为了防止夜间尿浓缩,在睡前或半夜适量饮水,当更适宜。因为尿酸主要由尿液排出体外,当出汗量大时,排尿量相对减少,会影响尿酸排出,更应补充水分。饮水当以普通白开水、茶水、矿泉水等为宜。茶叶碱或咖啡碱在体内代谢成甲基尿酸盐,不沉积在痛风石里,不会生成痛风结石。最近,科学家从茶叶中提取一种叫茶色素的物质,能够在短期内有效降低尿酸,促进关节炎症吸收,从而缓解痛风患者症状。因此,适量饮茶、喝咖啡,对痛风防治有益。但是,要注意浓茶、浓咖啡有兴奋自主神经系统作用,从这一角度来看,可能会引起痛风发作,因此应当避免大量饮用。

(3)多食碱性食物:糖类能促进尿酸排出,患者可食用富含糖类的米饭、馒头、面食等。含有大量钠、钾、钙、镁等元素的食物,在体内氧化生成碱性氧化物,如蔬菜、马铃薯、甘薯、奶类等称为碱性食物。水果如柑橘等,经体内代谢后留下丰富的碱性元素钾,故亦为碱性食物。增加碱性食物摄取,可以降低血清及尿酸的酸度,甚至使尿液呈碱性,从而增加尿酸在尿中的可溶性。

(4)补充营养:可以根据体重,按照比例来摄取蛋白质,1 000克体重每日应摄取 0.8～1 克的蛋白质,并以牛奶、鸡蛋为主(酸奶因含乳酸较多,对痛风患者不利,故不宜饮用)。合理的烹调方法,可以减少食物中含有的嘌呤量,如将肉食先煮,弃汤后再行烹调,避免吃炖肉或卤肉。鸡精一类的高蛋白浓缩补品也不适合经常食用。补充维生素,摄入适量的维生素 C 和 B 族维生素,有利于组织中淤积的尿酸盐的溶解。